医院卓越服务
体系建设与管理实践

主编　朱丽琴　祝益民

人民卫生出版社
·北京·

图书在版编目（CIP）数据

医院卓越服务体系建设与管理实践 / 朱丽琴，祝益
民主编. — 北京：人民卫生出版社，2023.10
　ISBN 978-7-117-35482-0

　Ⅰ.①医…　Ⅱ.①朱…　②祝…　Ⅲ.①医院 – 医疗卫
生服务 – 体系建设 – 研究　Ⅳ.①R197.1

中国国家版本馆 CIP 数据核字（2023）第 198927 号

人卫智网	www.ipmph.com	医学教育、学术、考试、健康， 购书智慧智能综合服务平台
人卫官网	www.pmph.com	人卫官方资讯发布平台

医院卓越服务体系建设与管理实践
Yiyuan Zhuoyue Fuwu Tixi Jianshe yu Guanli Shijian

主　　编：朱丽琴　祝益民
出版发行：人民卫生出版社（中继线 010-59780011）
地　　址：北京市朝阳区潘家园南里 19 号
邮　　编：100021
E - mail：pmph @ pmph.com
购书热线：010-59787592　010-59787584　010-65264830
印　　刷：北京瑞禾彩色印刷有限公司
经　　销：新华书店
开　　本：710×1000　1/16　印张：21
字　　数：355 千字
版　　次：2023 年 10 月第 1 版
印　　次：2023 年 11 月第 1 次印刷
标准书号：ISBN 978-7-117-35482-0
定　　价：69.00 元

打击盗版举报电话：**010-59787491**　　E-mail：**WQ @ pmph.com**
质量问题联系电话：**010-59787234**　　E-mail：**zhiliang @ pmph.com**
数字融合服务电话：**4001118166**　　E-mail：**zengzhi @ pmph.com**

《医院卓越服务体系建设与管理实践》
编写委员会

主　任　龚跃平　刘景诗

主　编　朱丽琴　祝益民

副主编　杜其云　柴湘平　钱招昕　孙传政
　　　　　秦月兰　卢秀兰　朱丽辉　谢爱清

编　委　（以姓氏笔画为序）
　　　　　丁宗峰　中南大学湘雅医院
　　　　　于微微　中南大学湘雅医院
　　　　　王莎亚　中南大学湘雅三医院
　　　　　仇铁英　中南大学湘雅二医院
　　　　　卢秀兰　湖南省儿童医院
　　　　　朱丽琴　湖南省妇幼保健院
　　　　　朱丽辉　湖南省肿瘤医院
　　　　　刘　良　湖南省妇幼保健院
　　　　　刘美华　湖南省儿童医院
　　　　　刘彩霞　湖南省妇幼保健院
　　　　　刘蒲英　湖南省妇幼保健院
　　　　　许泽华　中南大学湘雅三医院
　　　　　孙传政　中南大学湘雅三医院
　　　　　杜其云　湖南省妇幼保健院

前言

习近平总书记指出，没有全民健康就没有全面小康，要坚持以人民为中心的发展思想。保护生命、健康和安全是医院为患者提供服务的目标，医疗服务从优秀走向卓越，不仅是满足人民日益增长的美好生活需要的重要实践，也是医院高质量发展的内生需求。

党的二十大报告指出，高质量发展是全面建设社会主义现代化国家的首要任务。《国务院办公厅关于推动公立医院高质量发展的意见》（国办发〔2021〕18号）要求，不断引导公立医院坚持功能定位，彰显公立医院公益性，发挥医疗服务主体作用和保护人民身体健康、践行新时期医疗改革的主力军作用。卓越服务是以"服务对象为中心"理念的诠释，是攀登向上文化内涵的根植，是在优质服务的基础上，给予服务对象超预期、"完全满意"的非凡体验。将卓越服务理念引入到现代医院管理和高质量发展体系中，不仅将彻底改变医院管理层不适应服务对象需求的传统观念，激励医院管理层改变管理方式，同时也将为医院及员工提供种种富有创意的技巧和方法。

作为现代医院管理的一个崭新课题，《医院卓越服务体系建设与管理实践》一书参考国内外关于服务与服务管理相关文献，以人民生命健康为中心，探索人民至上（people）、生命至上（life）、健康至上（health up）和安全至上（safe）的

Patiant-PLUS 医院卓越服务新模式，系统阐释了卓越管理、卓越医疗、卓越护理、卓越人文四个方面的建设途径，详细介绍了"让患者更安全、让诊疗更有效、让患者更舒适、让医患更忠诚"的卓越服务体系，打造让患者满意、职工幸福、社会赞誉的卓越医院，为人民群众享有高质量的医疗服务提供有力保障，为建设健康中国做出贡献。

本书分为总论与各论两部分共十四章，从医院卓越服务概念、目标、地位、特征与内涵构建详细阐述了卓越服务体系建设，从 10S 管理、维护患者十项权益、门诊、急诊、住院、行政、后勤保障、志愿者服务等方面阐述了医院卓越服务开展的具体实践。作者结合国内外大量文献与工作感悟，从理论到实践，精心策划，全面整理，既有观点，更有方法，可为各级医疗保健机构更新服务理念和开展卓越服务提供参考和指导。

本书的编写得到了各级卫生健康行政管理部门和各医院的大力支持，在此表示衷心感谢！由于时间和经验有限，存在许多不足之处，敬请广大读者在阅读、学习和实践中不吝批评与指正，提出宝贵建议，以便我们后期持续改进。

编者

2023 年 5 月

目录

第二篇　**各论**

总论

第一篇

第一章

概　述

第一节　医学的本质

　　医学一词的英文为"medicine"，是处理人类健康定义中人的生理处于良好状态相关问题的一类科学，以治疗预防生理疾病和提高人体生理机体健康为目的。医学的本质是救护、是实践、是抚慰，同时还来自德艺双馨的医者。我们追溯医学的起源，方可初步探寻医学本质与意义。

一、医学的本质源于救护

　　丘卫平的《医学的起源与形成辨析》、李廷安的《中外医学史概论》表示医学起源于动物本能，由此可窥见，医学的诞生与趋利避害，救护生命相关联，因而在探究众多与医学相关的精神、追寻医学的本质时，救死扶伤总是排在前列。

二、医学的本质源于实践

　　人类先古通过劳动制造出利器，从而产生了砭石、骨针等医疗器具；埃及很早就使用催吐、下泄、利尿、发汗等治疗方法。随后循证医学、再生医学、系统医学、精准医学等不断兴起。《自然辩证法》指出"劳动创造了人本身"。祝长坦、祝大中指出促进动物本能的救护行为向人类有意识的医学转化，与促使古代类人猿向人转化来自同一的作用——劳动。基于医学起源于劳动这一观点，医学的本质与不断的实践密不可分。

三、医学的本质源于抚慰

　　《山海经》里记载有"巫彭""巫抵""巫阳"。古埃及医师运用念咒、画符和草药治病。在 20 世纪 30—40 年代。余云岫、范行准等就提出过医学

"源于巫"的看法。1994 年马伯英提出"巫术医学"的名词，认为"与医学最初起源关系最多的是原始思维的形成和发展，原始思维产生的第一个有价值的理论和实践成果恰恰是巫术医学。"人类学家马林诺夫斯基曾说："巫术使人在困难情形之下而保持心理平衡与完整。"

综上，可以看出医学的治疗不仅仅是药品、药物、运动等内容，还包括了心理意识层面的抚慰。

四、医学的本质源于德艺

世界各民族的古代传说，多把医药的发明、医学理论的形成归功于神灵或神化了的远古英雄，国外的如阿波罗、海吉娜、伊姆霍特普、阿斯克勒庇俄斯，我国的有伏羲、神农、黄帝等。周世明的《医药起源新解》中认为是几个圣人、先贤所起的巨大作用推动了医学的产生。何谓圣人？"才德全尽谓之圣人"。从中可以看到医学的内涵不仅仅是救治的技术、方法，更是医者本身，他不但需要有渊博的知识，精湛的技艺，更需要有良好的美德。孙思邈在《备急千金要方·治病略例》中说："人命至重，贵于千金，一方济之，德逾于此。"

第二节　医疗的特性

医疗（medical treatment）是在医学理论、技术与经验指导下的医治，是治疗疾病及使机体有效功能恢复的实践阶段。人类在与疾病长期斗争的过程中，不断积累经验，形成了完整的医学知识体系，只有在医学理论和技术经过有效验证后才可用于医疗。简单来讲，医疗就是救死扶伤，并体现人文关怀。

健康中国建设作为国家战略，是经济社会不断发展的体现，健康不仅是个人的资产，同时也是社会的资产。将健康融入所有政策，改善医疗健康服务永无止境，医疗卫生健康事业的长足发展以及医疗服务的有效提升都建立在对医疗特性深刻把握的基础上。

一、社会责任重

医疗卫生健康事业是社会和谐稳定的重要基石，医疗卫生机构是为人民群众提供医疗救助的地方，其所承担的社会责任非常重大。第一，与生命打交道，不容许有半点懈怠。医疗卫生行业与生命健康紧密相关的性质，从根本上决定了医生的职责就是救死扶伤。生命珍贵不可亵渎，容不得一丝懈怠，需要认真对待。第二，医方占据主导，不能随意搪塞患者。医疗行业的专业性强，医患之间所获取的信息不对等。在医疗过程中，如果医方没有履行好他们的社会责任，患者往往发现不了，这也决定了医疗从业者要具备极高的道德素质，要始终坚持患者利益至上。第三，需方处于弱势，无故不能拒绝接诊。医疗行业的社会责任还体现在不能拒救、拒收患者。

二、服务范围广

医疗卫生行业服务覆盖面广，内容囊括从日常生活到政策法规、国家发展战略等众多方面。第一，医疗卫生行业需提供疾病控制和预防、临床诊断、治疗、康复等专业化的服务。第二，由于寻求医疗救助的人员往往身患疾病，医疗卫生机构需要提供要求更高的清洁、消毒和配餐服务。第三，医疗卫生机构需要向患者提供关怀、安慰等社会性服务。此外，部分医疗卫生机构往往还承担着科研教学任务、参与省级或国家级重要政策的制定出台等。

三、成长周期长

医学是一门实践性很强的学科，医学毕业生需要经过较长时间进行系统学习和训练（见习、实习、规培、进修），才能完成向一名合格医生的进阶。医疗卫生从业人员特别是临床医生需要更多的经验积累，这些经验的堆积最终使得医生逐渐掌握包括临床专业技能与医疗服务能力、职业精神与素养、与患者沟通交流能力、团队协作能力、疾病预防与健康促进、医学知识与终生学习能力、信息与管理能力、学术研究能力这八大核心能力。

四、工作负荷大

调查显示，近 80% 的医生一周工作超过 50 个小时，此外，还存在着门诊医生一天接诊患者数量过多、外科医生平均每天手术时长在 8 小时以上、值夜班频繁等情况。高负荷的工作、高智力的投入、高体能的消耗、极大的心理压力导致 80% 左右的医务工作者存在睡眠障碍，甚至出现疾病。

五、职业风险高

首先，医患关系不对等，医患矛盾仍然突出。主要原因包括患者就医期望值过高、缺乏医学常识、某些媒体的负面报道等。近年来，由于医患矛盾而导致的暴力伤医事件频发，医护人员生命安全存在着极大的隐患。其次，一线的医务人员在从事诊疗、护理活动过程中经常会接触到有毒、有害物质或细菌、真菌、病毒等病原体，职业暴露风险高。此外，在人们一贯的理念中，主动将患者归为弱势群体，针对其制定了一系列保障权益的规章制度，但针对医务工作者的保障机制却有待完善，医务工作者难以维护其正当权益。

六、知识更新快

《中华人民共和国医师法》规定国家实行医师定期考核制度，明确"对考核不合格的医师，县级以上人民政府卫生健康主管部门应当责令其暂停执业活动三个月至六个月，并接受相关专业培训。暂停执业活动期满，再次进行考核，对考核合格的，允许其继续执业。"医学知识更新迭代快，为跟上医学知识更新的步伐，医务工作者需要重视继续教育和终身教育，进行不间断的学习、进修。而开展医学继续教育和终身教育所需投入的时间、精力以及资金成本，反过来又加重了医务人员的工作负担和医疗卫生机构的运营成本。

第三节 医院的功能

医院的英文"hospital"源自拉丁文，原意为"客人"。最开始是给人提供避难的场所，还有休息间，备有娱乐节目，使来者感到舒适，有招待的意图。后来，才逐渐发展为满足人类医疗需求、提供医疗服务的专业机构，成为收容和治疗患者的服务场所。现代的医院是以诊治患者、照护患者为主要目的的医疗机构，是具备一定数量的病床与设施，通过医务人员的集体协作，对患者及特定人群进行治病防病、健康促进的场所。

长期以来，我国推行以疾病治疗为中心的医疗卫生路线，特点是重治疗轻预防。随着人口老龄化、疾病谱的改变以及全民健康意识不断提升，健康锻炼、医养结合等健康需求不断增加，我国现实行的"以三级医院为核心提供急性期治疗的医疗服务体系"已无法实现为人民群众提供全方位全周期健康服务的目标。

新时代的发展对现有健康服务模式带来巨大挑战，新技术的发展推动着医疗服务体系和模式重构。要求医院构建与时俱进的健康服务模式，为全人民提供所需要的、有质量的、可负担的预防、治疗、康复、健康促进等全生命周期健康服务，从而有力落实"健康中国"建设战略规划。

一、预防

医院要开展预防保健工作，成为人民群众健康保健的服务中心。应主要以健康教育和普及卫生知识为主，有计划开展社区医疗和家庭服务，通过对基层医务人员进行指导，向大众提供急救自救互救知识、健康咨询和疾病普查工作，倡导院前急救、健康的生活行为和加强自我保健意识。

二、治疗

秉承新时代医疗卫生"敬佑生命、救死扶伤、甘于奉献、大爱无疆"的职业精神，医院最基本的功能包含救死扶伤，治病救人，遵循以患者为中心的宗旨，医院以救治和护理两大业务为主体，与医技部门密切配合形成医疗整体为患者提供服务。同时承担起突发公共卫生事件应急救治的责任。

三、康复

康复是指综合地、协调地应用医学、教育等职业的各种方法，使病、伤、残者（包括先天性残）已经丧失的功能尽快地、最大可能地得到恢复和重建。康复不仅针对疾病，而且着眼于整个人，从生理上、心理上、社会上进行全面康复。

在医院，康复贯穿治疗过程的始终，基于"康复前移、全程协同、康复与治疗融合"，努力促进康复机构体系构建。同时，以社区康复为基础、以预防做导向，借助针灸等传统医学手段实现综合与个体化相结合，体现人格化、连续性照顾。

四、健康促进

健康促进是指通过激发个人、家庭、社区和社会的健康潜能，降低发病的危险因素，改变人们对健康的态度，激发其对自身健康的责任感，掌握健康的知识和自我护理的技能，实施健康的生活方式和行为，促进大众健康的提高。

医学模式的转变，通过健康教育、生活方式与行为干预开展健康促进已成为当代医院诊疗环节中重要的组成部分，对于改善患者预后、提升医院员工以及整个社会居民的健康水平具有重要意义。健康促进是医院和社区互动的工作，应采取政府领导、社区搭台、医院唱戏的方法，充分利用各种媒体宣传，调动社会各方力量开展宣传教育，促进大众对健康教育的认知、认可。

第二章

医院服务

服务的概念

一、服务的定义及特点

（一）服务的定义

"服务"作为一个学术上概念，最早关注的是经济学家，但至今为止还没有一个一致认同的定义。1960 年被美国市场营销协会（American Marketing Association，AMA）定义为：服务是一种经济活动，是消费者从有偿的活动或从所购买的相关商品中得到的利益和满足感。这一定义在很长时期里被学者们普遍采用。AMA 在 1984 年又重新修改服务定义为：服务是可被区分界定的，主要为不可感知，却可使欲望得到满足的活动，而这种活动并不需要与其他产品或服务的出售联系在一起。

《辞海》中定义服务为：一是指为集体或为别人工作；二是指"劳务"，即不以实物形式而以提供活动的形式满足他人的某种特殊需要。

许多学者给服务下了定义，按照时间顺序仅列举如下五个：①直接提供满足（交通运输、房屋租赁）或者与有形商品或其他服务（如信用卡）一起提供满足的不可感知活动（Regan，1963）。②服务是指或多或少具有无形特征的一种或一系列活动，通常（但并非一定）发生在顾客同服务的提供者及其有形的资源、商品或系统相互作用的过程中，以便解决消费者的有关问题（Gronroos，1990）。③服务是一种涉及某些无形性因素的活动，它包括与顾客或他们拥有财产的相互活动，它不会造成所有权的更换。服务产出可能或不可能与物质产品紧密相连（Adrian Payne，1993）。④服务是行为、流程和绩效（Valarie Zeithaml 和 Mary Jo Bitner，1996）。⑤服务是一种顾客作为共同生产者的、随时间消失的、无形的经历（James Fitzsimmons，2001）。

从这些定义中可以看出，服务的实现具有三个基本要素：服务的消费方、提供方及服务接触。服务接触是服务的本质特征，无论服务的提供方和消费方是直接或间接的接触，它都是存在且不可或缺。如学生在课堂上接受老师的教育是直接的服务接触，而通过网络进行教育可视为间接接触，但他们都有交互，如提出问题、解答问题、批改作业、师生及同学间的各种交流等。服务有两层基本含义，一是指为集体或为别人工作；二是作为一个政治经济学术语，亦称"劳务"，是指不以实物形式而以提供活动的形式满足他人某种需要的活动。服务是以满足服务对象的需求为其宗旨，因而不仅包括提供有形技术和无形"技术"的过程，还包括提供软、硬技术相整合而形成的服务过程。在 AMA 对服务定义中提到服务本质上不可感知和不涉及实物所有权转移，但可区分、界定和满足欲望的活动。

综合分析诸多对服务的定义，其定义包括了以下内涵：①服务目的：服务的目的性很强，就是要促进顾客或消费者重复购买。这种重复购买不仅限于同一产品，还包括了同一品牌或厂商的重复交易。对医疗服务来说，再就医就是医疗服务的目的。②服务的任务：构建消费者对品牌忠诚，是服务的任务。作为服务提供者达成的任务，与消费者任务是对应的，体现了"达人达己"的社会逻辑。也决定了服务所提供的内容与范围。③服务的内容：服务的是围绕消费者任务为特定功能产品免费提供专业的解决方案。根据最新的产品与服务的功能研究结果，产品与服务都是一种解决方案，而他们之间的边界就是某种权益的获得是否需要列明对应货币交易。某一产品需要额外提供解决方案，就是基于产品较强的专业性、功能延伸性、边界性等的存在。④服务的策略：服务的体验策略，也可以说是一种途径。消费者服务的体验策略，就是要给消费者提供一种良好的场景体验以及文化价值体验。

（二）服务的分类

一般来说，服务可以分为三类：商业服务、政府服务和非营利服务。商业服务是指由企业提供给其他各种用户的有偿服务，以有形和无形的一系列活动提供给多方钱物交换，如餐饮服务、房地产服务等。政府服务是指政府部门为了满足公民、企业和社会的需求，提供的有偿或无偿的服务，如医疗服务、教育服务等。非营利性服务多指那些以营利无关的公益性服务，如社会慈善服务等。各类服务都可以满足人们多方面的需求，有效提升人们的生活品质，推动社会进步。

1. 商业服务的分类有生产类和消费类服务，其中生产类包括生产辅助服务、营销服务和技术服务，消费服务则包括餐饮服务、住宿服务、观光服务、电影服务等，它们能够提高消费体验，满足消费者的需求，促进经济发展。

2. 政府提供的服务主要分为公共服务类和政府性商品类服务，其中公共服务诸如提供公平的教育服务和保证每个公民获得充分医疗保障服务，从而有效改善公民的生活质量。另外，政府性商品类服务主要是提供生活必备品和文化产品，如衣食住行、休闲娱乐以及体育等，它能够更好地满足公众的全面发展需求。

3. 非营利性服务的类别诸多，其中一个比较明显的就是社会慈善服务，以慈善实践为主要特点，如捐赠财物、慈善义诊、志愿帮助活动、文化传播服务等，从而调动社会力量，共同消除贫困、消除致贫因素，促进社会公平和谐。

（三）服务的特点

由于服务的特殊性，带来人们对服务定义的不一致性，因此也就决定了服务特点的多样性和不确定性。概括起来，大致具有以下显著特点。

1. **无形性** 服务不同于一般商品，除非服务包含在商品当中，否则，服务便是无形的，这是服务具有的最主要的特性。可以从两个方面来理解：一是与有形的消费品或工农业产品比较，服务的空间形态基本上是不固定的，在很多情况下人们不能触摸到，或不能用肉眼看见它的存在；二是有些服务的实用价值或效果，往往在短期内不易感受到，通常要等一段时间后，使用或享用服务的人才能感觉到服务所带来的利益，比如教育服务，一种品牌作为无形资产的价值等。服务是一种执行的活动，由于它的无形性，服务在被购买之前，无法像有形产品一样被消费者看到、尝到或感觉到，这正是服务与有形产品之间的差异所引起的。所以顾客在购买服务时，有时因为难以确定其品质而要承受不确定的风险。因此，服务提供者尽可能使无形的服务有形化，即在某些情况下服务提供者的生产形式是"物化服务"。"物化服务"就是把服务物质化，一种情况是服务生产者改变了一些人或者他们所拥有的商品的状态以后，服务就被认为是"物化"了，这种改变对个人或商品所有者是有实际价值的，如学生受益于教师的物化服务，患者受益于医生的物化服务，一种品牌的无形资产经评估形成价格等；另一种情况是用现代化手段实现物化服务，比如把乐队演奏或演员演出的全过程录音录像，制成录音带或唱片；把计算机程序编成软件等，这就实现了服务的物质化。

2. **即时性**　服务的即时性主要表现在两个方面：一是不可分离性。即服务的生产与消费过程通常是同时发生的，它不像有形产品那样，在生产、流通、消费过程中，一般要经过一系列的中间环节，因而生产与消费过程一般都具有一定的时间间隔，而服务产品与其提供来源大多是无法分割的。也就是服务提供给消费者时，也正是顾客消费服务的时间，两者在时间上是同时进行的。由于服务的不可分割性，使得大多数情况下，顾客必须介入生产流程，使得服务的提供者与顾客之间的互动极为密切，购买服务者对于服务品质也有相当的影响。正因为如此，两者均会影响服务产出的结果，顾客与其接触的服务者之间的互动，也影响顾客所认知的服务品质。服务的这种特性还表明，顾客在很多情况下，只有而且必须加入到服务的生产过程中才能最终消费到服务。二是不可储存性。多数服务无法如一般有形产品一样，在生产之后可以存放待售，它是不能被储存的。消费者在大多数情况下，亦不能将服务携带回家保存起来。也就是说，服务的生产和消费必须在同一时间同一地点进行，例如，美容美发、餐饮服务、宾馆、旅游及医疗服务等。当然，有些服务是利用一定的设备进行的，这些设备可能会提前准备好，但生产出来的服务如不及时消费，也会造成损失，只不过这种损失不像有形产品的损失那样明显。因此，由于服务的易逝性而无法被储存，使得服务业对于需求的波动更为敏感。应当指出，随着以计算机和通信技术为基础的新兴信息服务业的出现，服务不可储存和运输的传统特性正在发生变化。

3. **异质性**　服务具有高度的异质性，即使是同一种服务，受到提供服务的时间、地点及人员等因素的影响很大；尤其是必须有人员接触的服务，其服务的品质异质性就相当大。通常视服务人员、接触顾客的不同而有所差异，服务的构成成分及其质量水平经常变化，甚至每天都有变化。在当前，即使在发达国家，虽然工业和农业已实现了机械化和自动化，但其服务业仍然是以"人"为中心的产业，由于人类个性的存在，使得对于服务的质量检验很难有统一的标准。原因一是服务提供者自身因素的影响，同一种服务也会因人而异，即使同一服务人员在不同时间不同地点提供的服务也可能会有不同的水准；二是由于顾客直接参与服务的生产和消费过程，而顾客本身的因素，如知识水平、兴趣和爱好等，也会直接影响服务的质量和效果。因此，同一种服务的一般与特殊的差异是经常存在的。服务的这个特点，决定了服务的质量和效果要受到生产者和消费者两方面的影响。这样，服务质量就有很大的弹性，这既为服务行业创造优质服务开辟了广阔的空间，也给劣质服务留下了活动的余地。

4. **结合性**　在现代市场经济体系中，特别是随着知识经济的到来，服务与商品存在一定的替代性和统一性。在不少情况下，替代性表现在服务可以替代商品，如运输服务可以替代工农业生产者的自备运输工具，到餐馆就餐可以替代消费者的活动。反过来，商品也可以替代一部分服务，如自动售货机的出现等。另外，在当前，人们对于商品和服务的需求都是通过货币购买来实现的，而且一部分服务与商品已连为一体，不可分离，这充分体现了两者的统一性。特别值得注意的是，现代服务有一个重要的特征，就是提供有用效果往往和实物产品相结合，只提供非实物形态的"纯服务"越来越少。现代服务业提供的既是非实物形态的服务，往往同时也是物质生产性的劳动，在当代发达的市场经济条件下，服务与物质生产相结合表现得更为明显。比如现代化的快餐店，既提供快餐食品，又提供店堂休闲及其他附加服务；现代文化服务企业，既可以提供现场演出，也可以运用现代的影视技术，将演出制成光盘等以有形的产品出售；至于家用电器等日常用品，售后服务更是成了不可缺少的内容。这表明，物质性生产成分的扩大及其与提供有效的服务相结合，是当代生产力发展条件下现代服务的显著特征。

5. **知识性**　近年来，在发达国家和新兴工业化国家，产业结构呈现"由硬变软"的趋势，实质是传统的物质生产为主的经济发展模式向新兴的信息生产为主的经济发展模式转换，也就是从物质经济到知识经济的转换。在发达国家和新兴工业化国家，信息服务业已成为服务业中的主要产业，以至于有人把信息服务业称为第四产业，而信息服务业的主要特征就是知识性。此外，在当代，随着科学技术的发展，服务行业产生了质的变化，使得服务业迅速扩大，服务项目迅速增加，一跃成为社会经济中的主要部门。在这一过程中，许多服务行业从制造业分离出来，形成独立的经营行业，其中以技术、信息、知识密集型服务业发展最快，其他如金融、管理咨询等服务业，由于运用了先进的技术手段，包括硬件和软件技术的应用，也很快在全世界范围内扩展，即使是传统的服务业，如运输、贸易、旅游、饮食、建筑等也借助于先进的科学技术知识手段，加速生产设备的更新换代，大大提高了劳动生产效率。可以说，当代服务业明显体现了知识经济的特征。

当然，对于服务的以上特性应当辩证认识，这是因为：第一，随着当代科学技术的进步，上述服务的特点不一定适用于每个服务行业，比如信息产品；第二，在现代通信与信息技术的支持下，传统服务的生产与消费的同时性的特点正在改变；第三，商品与服务在交易时的区别也在逐步消失，现代交易品实行商品与服务的捆绑式销售，如一台个人电脑常常与各种软件捆绑交易；第四，在技术变革的背景下，企业的产品也逐步融合，传统的商品生产企业同时从事服务的生产，这种趋势非常明显。特别是飞速发展的科技进步，使得服务的内涵不断融入了科技的含量。因此，服务的任何特点也都只能是相对的和暂时的。

二、医疗服务的概念及特点

（一）医疗服务的概念

医疗是指医务人员运用医学科学技术进行诊断和治疗疾病的职业活动，包括疾病的预防、诊断、治疗和康复等综合性医学活动。医疗是一个纯粹的职业行为和专业技术实施过程，主要用于解决患者的生理问题。

医疗服务是一种活化劳务，特指以无形方式在患者与医务人员、有形医疗资源与服务系统之间发生的，可以解决患者问题的一种或一系列行为。指医疗服务机构对患者进行检查、诊断、治疗、康复和提供预防保健、接生、计划生育等方面的服务，以及与这些服务有关的提供药品、医用材料器具、救护车、病房住宿和伙食的业务，是医疗和服务的有机融合以及医疗活动的重要载体和外在形式，伴随着疾病的预防、诊断、治疗、康复、预后等医疗活动全过程，既包括疾病诊断、治疗等职业技术过程，又包含满足人类生理和心理素质需要的服务过程。医疗服务是通过知识、智慧服务，把无形的知识转化成现实的患者需求价值，是医院及医务人员以实物和非实物形式满足患者需求的一系列行为。

（二）医疗服务的内容

作为一种特殊服务产品，医疗服务具体来说包含以下三个层次的内容：第一个是核心医疗服务。它是医疗服务的最基本层次，明确了医疗消费者前往医疗卫生机构就医的目的是为尽快解除身体上的病痛、获得康复，这也是医疗消费者购买医疗服务的核心。第二个是形式医疗服务。即医疗服务的呈现形式是医疗消费者购买的医疗服务的实体或外在质量，如医疗服务的项目、医疗卫生机构设备新旧、医务人员的专业技术水平以及疾病的治疗效果等。第三个是附加医疗服务。它是医疗服务各种附加利益的总和，是常规医疗服务的延伸，例如在得到第一个层次和第二个层次医疗服务的同时，获得医学知识的普及、病情咨询服务及其他保障服务等，能给医疗消费者带来更多的利益和更高层次的满足。

（三）医疗服务的特点

1. 以患者为中心　中外近代医学，受到资本主义上升时期的政治经济影响，提倡独立人格，倡导人的自由，主张满足人的需求和欲望，强调个人的生存价值和生存权利，反映了医学界"以人为本"的医学价值观。随着科技进步和现代医学的发展，人既是研究对象，又是服务对象，更是赖以生存和发展的对象。医疗是以人为对象，以研究、治疗患者，维系人类健康为宗旨，在人类社会生活中发挥着重要作用的应用性学科，也体现了"一切以患者为中心"的医学伦理。

对于医务人员来说，"救死扶伤，防病治病，实行人道主义"是医务人员的天职。新医改中提出"坚持以人为本，把维护人民健康权益放在第一位。坚持医药卫生事业为人民健康服务的宗旨，以保障人民健康为中心，以人人享有基本医疗卫生服务为根本出发点和落脚点。"对于医务人员来说，要把患者的生命看作是第一宝贵的，患者的利益高于一切；坚持以患者为本，从患者的角度出发，树立以患者需求为导向的服务观，推行人性化服务，真正将"以患者为中心"的理念落实到医疗服务的各个环节之中。尊重患者的生命价值，视患者为亲人，时时处处为患者着想，花时间去接触患者，花心思去了解患者，以最优、最佳的治疗方案、最短的时间、最低的费用，使患者享受到高品质的医疗服务，让患者满意。

2. 安全有效　医疗机构运用医学知识和技术准确可靠地为患者服务，必须要确保医疗服务能治愈疾病、减轻患者痛苦，恢复患者身心健康，满足法规性和安全性的要求。医疗服务有效性是指医疗服务的及时和快捷程度以及患者接受医疗服务所达到的效果，包括在服务过程中医务人员办理业务的工作效率，患者的等候时间以及当患者遇到问题时，医疗机构的响应速度和响应效果等。在服务过程中，患者得到所需要的服务或功能而耗费的时间应该越短越好。医疗服务的规范性可以提升服务效率，从而确保患者在就诊时得到优质的服务，增加患者对医疗机构服务质量的信心。

3. 方便快捷　方便快捷是现代服务理念的体现，是针对现实医疗服务过程中群众就医的诸多不便或服务质量不高而提出的。方便服务的实质蕴含着对人类生命权、健康权和人格的尊重，是对生命及其价值尊严的维护。方便快捷服务是医疗服务整体的一部分，是减少烦琐的服务过程，以最短的时间提供最优质的服务，使服务过程变得快捷与方便，患者能随时随地享受便捷的医疗服务。方便快捷服务是一个整体的服务理念，包括时间、空间、医患间人际关系、患者生活、服务文化、服务经济和服务哲学等方面，是围绕患者就医进行的一系列体现医院服务效率和服务文化的管理哲学。

4. 敬畏生命　医学自诞生的那天起，就自始至终以维护人的生命、增强人的健康为宗旨。医者以护佑人的性命，救治人的伤残为己任。医学的根本任务就是救人活命。医学职业的特殊性，是使人们关心人的生命，尊重人的生命，维护人的生命，捍卫人的生命的职业行为，上升为具有道德意义的行为，并以道德的形式加以固定、提倡和规范，从而形成了一系列以患者的生命利益和健康利益高于一切的医学道德规范。

5. 连续不间断　医疗服务贯穿于健康全过程、生命全周期。其一，医疗服务是从出生到死亡的生命全过程、无缝隙的医疗卫生照顾；其二，在特定的医疗保障制度下，患者在不同医疗机构间转诊所获得的医疗服务是相互衔接、无缝隙的；其三，患者的就诊、接受诊断和治疗均属于医疗服务不可缺少的环节，全程连续、不间断。推广和实施医疗服务的连续性战略，有利于贯彻落实预防为主的方针、适应医学模式转变、合理配置医疗资源、控制医疗成本水平、改善疾病治疗效果、规范医疗服务行为、增强居民健康意识等，进而有利于为人民群众提供安全、有效、方便、价廉的医疗卫生服务。

6. 差异性　医疗服务可视为医务人员与患者间的人际接触、合作与互动过程，服务的提供者和接受者均为独立的个体，服务内容、形式等难以标准化。此外，服务过程和结果的不可逆转、医务人员专业能力和态度的参差、患者主观感受的差别等各种原因均会导致医疗服务差异的出现。医疗服务差异性的存在使其质量缺乏统一的评价标准，医疗卫生机构难以保证医疗服务质量的同质性，预测医疗服务的最终效果。为积极应对医疗服务的差异性，医疗机构应尽可能推出标准化的、程序化的服务项目，如自动检测仪器代替人工检验、电脑挂号智能分诊、自动化的输液配置中心等，使服务更加规范、科学。此外，医务人员应不断提升自身专业能力和技术水平，打造自身的核心竞争力，提高医疗服务质量。

7. 医患信息不对称　在医疗关系中，医方凭借其服务领域的专业性和特殊性，凭借其在市场中的地位和管理运行机制，处于医学信息的绝对优势地位，而患方则处于劣势地位。因此，医务人员在为患者提供医疗服务的过程中要注意知情告知，将所掌握的实际情况尽可能以明了、简洁易懂的方式向患者阐明，争取患者的配合，因为良好医疗效果的取得与和谐医患关系的形成均建立在医患双方友好沟通、互相配合上。

第二节 优质服务的概念及特点

一、优质服务的概念

优质服务是指在符合行业标准或部门规章等通例的前提下，所提供的服务能够满足服务对象的合理需求和适时期许值，保证一定的满意度。优质服务不但体现在得到满意的产品或良好技术服务上，也体现在对消费者、顾客、服务对象的沟通态度上，即能够尊重影响服务对象主观感受的因素，如性别、性格、社会地位、教育背景、身份职业、文化习俗等。

二、优质服务的特点

优质服务是物质过程（physical process）、人际行为（people behavior）和专业特定（professional judgment）服务交互作用达到协调的结果。国外学者 1978 年认为优质服务包括 6 个构成因素，即安全性、一致性、态度性、完整性、硬件品质、软件品质、即时反应、心理品质。英国剑桥大学三位教授于 1985 年和 1988 年提出优质服务包括可靠、敏感、便捷、能力、礼貌、沟通、可信、安全、移情、有形性。有些学者提出市场经济要素中开展技术服务、温情服务、知识服务、文化服务、特色服务、个性服务、网上服务。对于优质服务中需要有核心服务、便利服务、辅助服务，这些服务中，具有 5 个优质服务的重要特征：不可感知性、不可分离性、品质差异、不可存储性、所有权的不可转让性。

归纳优质服务具有以下 16 个主要的特点和重要特征：①诚信：企业和医院诚实经营，讲究信用，信赖程度高，患者把自己的生命交给医院诊治放心。②安全：不让患者承担太大的风险，让患者免于风险的不确定因素，心里有安慰感。③方便：患者随时能获得所需要和想要的服务。患者有在家一样的感觉是方便的标准。④态度：员工具有良好、和善、与人为善的态度。患者愿意与员工接触是态度好的表现。⑤及时：员工能在患者期望的时间内完成必要的服务，能按时、准时、随时为患者提供服务。⑥沟通：患者与服务提供者之间的双向交流以及亲密的伙伴合作关系。⑦能力：服务人员具有患者需要的服务知识、技能、技巧和艺术。员工有能力为患者提供一切优质服务。⑧主观：员工对患者服务的自我认识能力和主动服务的程度。服务是主动的而不是被动的。⑨忍耐：员工遇到患者不满意的气度、风格和姿态。⑩经济：患者服务后对价格和价值的认可程度，能用合理的价格达到患者最大的价值；⑪连续性：员工对患者提供连续不断的服务，长期连续。⑫差异性：针对不同患者提供的个性化服务，个性化服务，是现代化市场竞争在个性化服务水平的体现。⑬瞬间性：真实瞬间服务，也是关键时刻服务，患者总是被服务者，特别是患者迫切需求的、对单次急需求的服务是终生难忘的，这就是对服务起决定作用的真实瞬间服务。⑭职业性：服务是一种职业，是发展的职业，服务经济也被广泛认可，从事服务业的人员被传统观念束缚。不再是低等工作，而是和高尚的人之间的交往经历。服务要有标准、有上岗证，争创服务明星、服务名牌，这是服务品质的追求。⑮艺术性：服务不断延伸，不断提升服务品质，服务是塑造，是持续改造。⑯数字服务性：网上沟通已成为现实，网上服务范围更广、内容更多，也将更加普及。

三、优质医疗服务的特点

优质的医疗服务，企业为医院，员工为医务工作者，患者为服务对象，服务的内容则是患者的生命，因此除了需要满足优质服务如上的 16 个特征外，也有针对医疗行业特殊的服务特点。

（一）需要合理配置资源

从经济学角度看，医疗服务资源和社会所有资源医院存在稀缺性和区域差异，涉及的人力、设备、器械、药品、水、电、气等资源总是有限的。优质的服务是可以通过医疗服务管理，对各个单位在管理、指挥、后勤、通信等部分的管理体系和技术支撑完全一样，各部分无缝对接，有效合作，实现有限医疗服务资源的最佳配置，有效提高医疗服务资源利用效率。

（二）需要不断创新

随着医学科学的飞速发展，医疗技术具有更强的替代性，某一种疾病的诊断和治疗方法也呈现出多样化选择，可以相互替代；另一方面，服务理念的不断更新也促使医院对服务内容、服务空间和服务模式进行完善和延伸，因此优质的医疗服务需要不断完善医疗服务管理模式，加快医疗服务手段的创新力度，巩固原有优势，寻找新的医疗服务"亮点"和创新点，凸显自己的优势和特点。

（三）需要适应社会

在提倡优质服务的当下，医院之间具有激烈的竞争性。每家医院都运用自己不同的医疗服务特色和医学技术来吸引患者，形成了自己的竞争优势，但是同时也面临其他医院新特色的挑战。医院可通过更优质的服务，更佳的医疗服务管理，不断推出名、特、优的医疗服务产品，不断提升医院的竞争力。

（四）需要兼顾公平与差异

无论患者的性别、年龄、经济状况、社会地位如何，医院都要一视同仁，提供相同的诊疗和服务。医疗服务的形式和内容多种多样，医院对不同的患者采用不同的医疗服务方式；同时不同患者对医疗服务也会产生多种选择；在不同患者身上实施同一医疗服务措施，在同一患者身上实施不同医疗服务措施所产生的效果会千差万别；患者对医疗服务的满意程度也各有不同。因此优质的医疗服务可以探索最优、最公平的基础服务需求，也可以提供个性化的医疗服务，增强医院的吸引力。

（五）需要借助信息技术

医疗服务信息具有不对称性，医疗服务主体也就是医务人员具有较高的医学科学知识，而作为医疗服务客体的患者一般对于医学知识的认识有限，因而在医疗服务过程中会有信息传导障碍或信息分布不均匀。医院可通过对医疗服务经营的管理，有利于信息广泛传播，使患者能够更加及时、更加准确地接收相关信息，更易于理解和接受医疗服务，从而提高医疗服务的效果。

（六）需要与时俱进

良好的医疗服务是医院文化和精神的体现，医院文化和精神引领职工的思想和行为。医院文化和精神一旦深入人心，成为医院内部的群体共识，并被自愿践行时，就会为医院发展提供强大的精神动力和智力支持，外化为推进医院发展的物质能量，使医院进入"无为而治"的文化管理境界，因此不仅可以进一步对医疗服务起到积极促进作用，也对医院文化的其他内容起制约和引领作用。

第三节 卓越服务的理念

一、卓越服务的概念

（一）定义

卓越是非凡、超越一般的意思。卓越并非一种成就，而是一种永不满足的追求出类拔萃的进取性精神，卓越服务理念的核心是永远不满足现状，在工作中不断进取，同时不知足，通过努力不断改进，以获取更高的品质。卓越服务是在优质服务的基础上，持续不断地满足并超越服务对象的期望。卓越服务亦可理解为服务者为服务对象提供超越常规的服务内容或额外的服务项目，超越服务对象预期，做到极致，给服务对象带来深刻的印象，服务对象得到"完全满足"的非凡体验，得到价值升华的服务感受。卓越服务就是将卓越服务理念引入到医院现代管理体系中，彻底改变医院管理层的不适应患者需求的传统观念，激励医院管理层改善管理方式，同时也为医院及员工提供种种富有创意的技巧和方法，以适应不断变换的医药卫生服务新环境。医院服务理念的具体内容包括医院使命、经营思想、行为准则。在医院服务理念中，医院使命是原动力，是医院的最高原则，并由此决定经营思想，而经营理念又制约规范员工的行为准则。三者相辅相成，共同形成一个整体。

医院卓越服务理念包含4个基本点：一是构建医院理念识别的目的是增强医院发展的实力，提升医院形象，参与市场竞争，满足广大人民群众对医疗服务的需求并最终实现"医患双赢"；二是医院理念识别的基本特点，体现自身特征，以区别于其他医院；三是广为传播，以使社会公众普遍认同；四是医院理念的基本内容是医院经营管理思想、宗旨、精神等一整套观念性因素的综合，构成医院价值观体系。医院经营理念的完善与坚定，是医院形象系统基本精神之所在，也是整合医院形象系统运作的原动力，可以影响医院内的动态、活动与制度，组织的管理与教育，并扩展对社会公益活动、就医患者及相关群众的参与行为规划；四是医院信息形成组织化、系统化、统一化，塑造医院独特的形象，达到医院识别的目的。

（二）功能

1. **导向功能** 医院卓越服务包括了医院的使命、目标、价值取向、文化特质、经营思想等一系列理论体系，是医院所倡导的价值目标和行为方式，引导员工追求和奋斗目标。医院理念不仅反映医院的过去和现在，而且还要指示医院的未来和发展。因此，强有力的医院理念，不仅可以长期引导员工为之奋斗，也是医院发展的导向力。医院卓越服务的导向功能主要表现在可以直接引导员工的人格、心理和行为。良好的医院理念，可以使员工潜移默化中形成共同的价值理念，并通过医院理念的认同，共同向一个确定的目标努力，保持医院的长久发展势头。

2. **激励功能**　医院理念既是医院的经营宗旨、经营方针和价值追求，也是医院员工行为的最高目标和原则。因此，医院理念与员工价值追求上的认同，就构成员工心理上的极大满足和精神激励，具有物质激励无法达到的持久性和深刻性。

3. **凝聚功能**　医院卓越服务理念中包括的医院使命、宗旨、精神等内涵，是对医院员工进行导向、教育的重要内容，通过影响、教育、感染，使员工增强主人翁责任感。卓越服务理念中可以通过精神上、视觉形象上的努力，把医院员工群体组织成一个有机的团结的整体，展现出共同的理想、共同的意志和共同的追求，使医院整体内外、上下都保持一致的协调，使员工对医院产生信赖感、归属感。员工价值观和奋斗目标统一于医院发展目标，强调医院员工之间的吸引力、凝聚力和员工对医院的向心力。

4. **辐射功能**　医院卓越服务一旦确定，被广大员工认同，就会辐射到医院整体运行的全过程，医院行为系统和形象表征系统得到优化，可以极大地提升医院的整体素质。同时，卓越服务还会产生巨大的经济效益和社会效益，向更广泛的社会领域辐射，变成一笔巨大的社会财富。例如松下精神、三菱精神、海尔精神等，不仅属于本企业、本民族，也属于全人类。这些优秀的企业精神和理念具有强大的辐射力，可以使更多优秀的企业走向实际，取得瞩目的业绩和成就。

5. **稳定功能**　医院卓越服务具有强大的导向力和惯性力，可以保证一个医院绝不会因内外环境的某些变化而使医院衰退，使医院具有持续而稳定的发展能力。医院的稳定功能，是通过全体员工对医院经营宗旨、经营方针和价值观的内化形成的，并通过自我控制和自我约束来实现。因此保持医院服务中的连续性和稳定性，强化医院理念的认同感和统摄力，是增强医院稳定力和技术发展的关键。

6. **规范功能**　医院卓越服务的规范功能主要依靠医院的精神、文化内外自律力，是一种无声的命令对员工的行为加以调节、规范。如果员工在富有精神蕴涵的文化氛围中，无时不受到这种环境的熏陶和制约，随着长期的影响，潜移默化，使员工能够自觉地调节自己的心态、行为。医院理念是对医院发展、医院经营环境及其内部成员的行为方式，以及对医院成功的经营策略等因素的概括、提炼和升华。同时医院必须诉诸员工的情感，规范员工的行为，激发员工追求事业成功，为医院做出贡献的巨大热情和献身精神。

（三）结构

卓越服务是为医院员工所共享的一种价值取向、生活信念和文化观念。其结构包括三个层面：内层、中层和外层。内层是现代医院卓越服务的核心层。中层是现代医院卓越服务的管理层，外层是卓越服务的外环境层。

1. 内层包括社会思潮、价值观念、文化背景，是医院理念的直接影响层。价值观念是在一定社会政治经济、物质发展水平和社会思潮中形成的，尤其与社会经济发展密切相关。随着物质水平的不断提高，患者价值观大致分为"量的满足时代""质的满足时代"和"情感的满足时代"。从"量"到"质"，再到"情感"，反映了消费者的消费行为从"温饱型"到"富裕型"，再进入"享受型"的发展变化。社会风尚、价值观念、社会思潮都对医院理念有着直接影响。所以医院提炼自己的医院服务理念时，在要求相对稳定的同时，要以各种策略加以调节，使之更加合乎时尚，保持与时代相吻合。

2. 中层包括医院经营方针、经营意识，为医院管理的关键部分。它受到不同民族、不同地域、不同传统、不同社会环境和不同意识形态的影响，形成有着鲜明个性并被社会公众传媒传播的识别内容。经营方针和经营意识是医院精神的象征，体现了医院的思想、风格和特征，表现形式灵活多样，一般为高度概括性的简洁的一句话，便于传播，便于患者接受和肯定。

3. 外层是社会政治经济、科技进展、社会心理、历史传统、民族、宗教等。这些虽然不是影响医院卓越服务理念的直接因素，但其影响不容忽视。外层中很多因素对医院理念的影响比中层来得更深广、更持久。医院卓越服务理念也会受到社会文化、民族心理和政治经济的影响。

（四）原则

医院卓越服务是医院经营宗旨、方针和医院精神与价值观的提升，目的是增强医院理念的识别力，因此制订卓越服务的原则可考虑以下几点。

1. **个性化原则** 医院卓越服务理念策划应展示医院独特风格和鲜明个性，从而体现医院与其他医院之间的理念差距。医院卓越服务理念系统是医院的灵魂，是医院的精神支柱，也是医院个性的集中表现，是医院精神的凝炼和提升，不仅可以体现医院的个性化，也可以提升医院的识别力。

2. **简洁性原则** 简洁性原则就是医院卓越服务理念策划应遵循简洁明了和高度概括的原则。医院卓越服务理念只有简洁明了，富有辨识力，才能让员工和患者铭记在心，有利于行，从而对医院的经营与发展起到重要的精神支柱和战略导向作用。

3. **传统性原则** 医院在进行理念系统策划中，需要充分考虑到民族精神、传统习惯、传统特点，体现传统价值形象。中华民族崇尚仁义、人和、中庸、诚信、勤俭、忍让、谦恭、进取等民族精神和特征，不仅可以激励中华民族发奋图强，也是医院传统精神和理念设计不可脱离的深厚的民族文化土壤。

4. **多样化原则** 医院卓越服务理念表达方式多样化，只有多样化才能反映个性化，才能体现传统思维的形象创造力。卓越服务的多样化表现在语言结构、表达方式，以及围绕理念传达、宣传上的丰富多彩，比如：标语、口号等富于思辨色彩，不能淡而无味；使理念系统真正传统化、个性化，真正成为医院理念、医院灵魂，真正发挥医院卓越服务的功能。现代医院卓越服务意识最基本的要求是先做好服务，解决患者的实际疾病诊治问题，工作人员的规定、报酬和责任，应该放在服务之后来解决；为患者服务的目标是让患者满意，其次才是医院员工的薪酬和医院发展。

（五）目的

卓越服务是现代医院管理的一个崭新课题，已成为医院建设和发展追求高质量的标志。医院卓越服务坚持以"人民至上、生命至上、健康至上、安全至上"目标，强化"患者至上"的服务理念，构建"让患者更安全、让诊疗更有效、让患者更舒适、让医患更忠诚"的卓越服务体系，打造患者满意、职工幸福、社会赞誉的卓越医院，努力让人民群众享有高质量的医疗护理服务，为建设健康中国提供保障。

1. **以患者为本** 患者为本是卓越服务的关键目的。医院的存在是为了患者，因为任何事情最初及最终考虑的都是患者。了解患者需要、期望和潜在需求，以富有创意的方式做出回应。医院在制定服务战略时考虑患者的因素，在制定服务标准时考虑患者的需求，这样才能真正做到以患者为本。不同的服务项目用于满足不同的患者需要，不同的患者对同一服务可能有不同的需要，同一患者在不同的时间或空间对同一服务可能有不同的需要，患者的需要是在不断地变化和发展中，随时间、环境及患者自身的需求的变化而变化。

2. **以员工为本** 员工是医院的第一资源，员工是医院卓越服务践行者，没有员工就没有医院，更没有为患者服务的机制和因素。从医院发展来看，先有员工后有患者。只有满意的员工，才有满意的患者，只有善待员工的医院，才能善待患者。这就要求医院领导特别是高层领导高度重视员工，各级领导要依照自己的职责帮助员工设计好职业生涯，使员工具备以患者为先的知识技能，同时奖励他们卓越的服务表现。要尊重员工，尊重员工的创新精神。

3. **不断自我发展** 医院的存在是要保持持续发展，要卓越经营，质量优先，患者满意，员工满意，才能获取合理的最大发展。满意的患者是对医院好的环境和条件形成综合印象的结果。凡不能保证自我发展的医院，都不能满足日益增长的患者变化的需求，不变的服务不能满足日益挑剔的患者。提升患者满意度，改善就医环境，优化医疗资源等举措都是医院自我发展道路上必备的措施，只有不断突破，不断完善，才能成为享誉全国的综合性医疗体。

4. **发挥卓越领导** 卓越领导有助于制定卓越服务战略并贯彻到服务工作中去。医院高层主管必须重视各项战略实施，必须有明确的远见卓识、具体目标、清晰界定的制度和达成目标的方法。卓越领导的基本思路是，站在组织领导高度的角度把视野放在合适的持续发展方向和位置上。组织的目标有客观性，即让患者至高无上；质量优秀，品牌卓越；人才为先，能培养和保留组织所需要的高层次、技术、管理、服务和研究人才；充分发挥信息技术作用，为医院的可持续发展服务。

5. **筑牢系统支持** 卓越领导必须制定形成长效的卓越服务制度、措施、规定，既包括组织长远发展规划、中期规划，又包括切实可行的短期目标系统。要形成系统工程，而不是零打碎敲式的规定。要从全面、系统的角度设计组织的配套运行机制，包括人、财、物、时间、信息、设施、器材、环境、政策程序、方法及沟通等流程。

6. **促进持续改进** 持续改进是组织的永久动力，不能持续改进的组织是停滞不前的组织。任何组织、任何规划、任何服务都有开始、发展、饱和、衰落的时候，如果没有持续改进机制，组织就不会有策略，服务就不能满足患者日益变化的需求。改进必须成为组织策划中永久的焦点，使医院的任何活动都在持续不断的改进中。持续改进的过程永不终止，使之成为员工的生活习惯，工作会有终结，而改进永无止境。在激烈的医疗市场竞争中，卓越服务者应永远记住患者是医院的最大资产，由不断流转的患者承担着医务人员薪金和医院建设发展基金，同时患者依赖着他所钟爱的医院，医院和员工必须成为患者心中最佳的选择。

7. **树立卓越文化**　卓越服务文化是医院文化的核心，医院文化是医院建设和发展追求的永恒主题。因此，深入研究并分析医院卓越文化建设的基本点及实践路径具有现实意义。医院文化是在全体职工中培养和树立的共同理想，使每个人的精神要求得到满足，从而激励职工发挥积极性、主动性和创造性，形成强大的力量。树立卓越文化，需要继承发扬优良的文化传统，凝炼核心价值观，将愿景、使命和价值观延伸至医院的发展战略和长远目标，创新医院文化载体，打造多元文化活动品牌，提升医院文化内涵。

二、卓越服务的特点

卓越服务的特点是随患者的需求变化而变化的，也是随着社会的发展而发展的，在不同的组织有不同的特点。卓越服务以患者需求为导向，与患者的终极需求最靠近。随着时代的发展，绝大多数医院必须调整策略，适应患者要求，必须开展多方面的不同层次的卓越服务，以满足不同层次患者的需求。

（一）基本特点

1. **功能性**　基本功能是设施、设备、人才、任务、功能、技术、财务、物资、信息、时间、服务制度、管理和环境。

2. **安全性**　医院的第一是安全，健康的第一是安全，安全诊疗，安全护理，安全用药，安全检查，安全保健。

3. **标准性**　是卓越服务组织的重要内容，要从制定标准、实行标准化的服务、规范医院服务行为等基础工作做起。没有服务标准，卓越服务就无从谈起。

4. **便利性**　简便、简单、快捷的服务是每个人所向往的，患者更盼望便利快捷的服务。卓越服务要重新审视服务流程，以简约、便利和有效为准则。

5. **可靠性**　可靠性在医院较其他服务单位更重要，主要指一切服务于患者必须是安全可靠的，容不得半点马虎。

（二）适应特点

1. **舒适性**　符合人性化情感性的院内休养环境，病房内床位管理，诊疗心理等都做到舒心、安心、放心。舒适度是患者对医院、科室、员工满意度的重要内容。

2. **主观性** 医患双方的主观认识，即患者对卓越服务或接受服务的认可程度，患者满意是服务的最高标准。

3. **职业性** 服务业是一个专业性很强的工作，特别是医院服务，职业性是卓越服务的重要特性。

4. **直接性** 卓越服务组织与员工要直接面对患者，而且是有思维的人，直接面对面地交流、沟通、服务，这就给服务提出更高要求。

5. **方向性** 卓越服务的一切活动都是向不健康到健康方向努力；向患者不满意到满意方向努力；向患者从"看病难"到"看病简单、容易、不难"的方向努力；向提高人民群众生活质量方向努力；向延长人民群众寿命方向努力。

（三）文明特点

1. **礼仪性** 现代医院卓越服务文明、礼仪、礼貌、得体、共识、认可、满意、和谐是文明性的重要内容。

2. **经济性** 经济性也有多维性，一是按照国家有关政策运营医院；二是注重成本教育管理；三是合理收费、透明收费。

3. **主动性** 卓越服务是熟练性的主动，技巧性的主动，艺术性的主动，是患者需要时主动或潜在需求时的主动，即为患者服务时的"移情"。

4. **连续性** 卓越服务是主动性的连续，技巧性的连续，艺术性的连续，对患者服务不是一次性的，重在连续卓越服务。

5. **阶段性** 健康、疾病、治疗、康复是有规律性的流程，阶段性是医院规律性工作的特点。

（四）沟通特点

1. **协调性** 随着社会的发展，沟通的形式越来越多，内容越来越重要，沟通是现代医院卓越服务的重要特点。

2. **个体性** 卓越服务的差异性、个性化服务是现代医院服务的一个重要特点。提供全方位的个性化服务，是现代医院满足不同层次患者的需求，是卓越服务的发展趋势。

3. **权变性** 随着时代的发展以及患者的需求增加，服务也要与时俱进，权变性就是随患者的需求、随环境的改变而采取的患者需要的服务。

4. **测量性** 随着社会、技术、信息的发展测量的手段越来越多，如录像、照片、录音等多媒体形式给服务的测量创造了条件，没有测量就没有有效的管理。

5. **忍耐性**　表现为耐心、热心、诚心、恒心、同情心。遇到患者有意见时，或者带有情绪性疾病而激动、狂躁、不安，甚至骂人等，都需要员工具有忍耐性。

（五）延伸特点

1. **新模式性**　医疗服务从生物医学模式发展为生物 - 心理 - 社会医学服务模式，要求卓越服务从生物模式延伸到心理与服务的模式上，最大限度地满足患者的医疗需求。

2. **时间性**　主要是及时、准时、按时、随时，卓越服务就是要解决随患者时间变化的服务问题。

3. **无形有形性**　卓越服务要充分认识有形或无形服务的区别，更好地为患者服务。

4. **可储存与不可储存性**　卓越服务性质具有可储存性与不可储存性两个方面。从可储存性来说，服务是可以复制、传授的。不可储存性是指从心理感受、意向指导，表情服务的个别方面等。

5. **潜在性**　潜在服务是巨大的，任何患者都有潜在的需要，任何组织和员工都有潜在服务的能力。

第四节　医院卓越服务的构建

一、医院卓越服务的内容

医院卓越服务的内容可涉及医院各部门各领域，主要内容包括管理、医疗、护理及人文。

（一）卓越管理，让患者更安全

医院坚持行政管理部门为医疗护理服务、后勤保障部门为临床医技服务、临床医技部门为患者服务的理念。以落实患者安全"十大目标"为重点，开展医院"10S 管理"，落实进一步改善就医环境、优化服务流程、提升后勤保障水平、加快信息化建设等举措，做好院前院中院后一站式的连续服务，做到全员参与、全过程实施的全面质量管理，建立现代医院管理制度，不断提高医疗护理服务效率，改善就医体验，让患者就医便捷、满意。

（二）卓越医疗，让诊疗更有效

医院严格落实医疗安全核心制度，建立健全医疗质量管理和控制体系，持续提升医疗质量和技术水平。健全医院、部门、学科、科室与个人相结合的质量管理机制，建立个人技术档案，定期开展院科两级新技术评选。建立适应社会发展和分级诊疗需求的急危重症与应急处置体系。全面实施单病种与临床路径管理，适应医保支付方式改革。建立多学科诊疗协作机制，结合医联体、医共体、专科联盟和远程医疗建设，开展重大疾病规范诊疗，加强区域医疗中心和重点专科建设，不断满足患者多层次、差异化的医疗服务需求。

（三）卓越护理，让患者更舒适

医院完善护理服务与质量控制管理体系，规范护理服务工作，丰富护理服务内涵，创新护理服务模式，加强护士队伍建设，不断提高基础护理质量和专科护理能力，做强护理学科。全面构建按岗定责的质量控制与管理体系，实施分级护理和责任制整体护理，做实基础护理、做精专科护理、做优人文护理，用心服务，为患者提供全面、全程、专业、超值、高效的卓越护理服务，精准对接患者护理服务需求。

（四）卓越人文，让医患更忠诚

医院以提升患者就医的幸福感、获得感为重点，对照国家绩效考核和等级医院评审要求，注重医学人文关怀，加强医务人员分层分级的系统化培训和人文教育，制定医院卓越服务手册或员工准则，开展科普与健康教育，倡导"信心、爱心、细心、诚心、舒心"的五心服务理念，提高沟通能力和主动服务意识，切实维护患者生命权、健康权等十大权益。坚持以患者满意为最高标准，将人文关怀和人文服务贯穿于整个医疗护理服务过程，建立和谐的医患关系。保障和维护医务人员在职业环境、培训培养、专业发展、福利待遇等方面的权益，不断提高医务人员的职业获得感和荣誉感。

二、医院卓越服务的流程

医院卓越服务流程是在医院服务中将资源（人、财、物、时间、信息等）输入转化为（流程转化活动的增值过程）输出（患者满意的价值）的相互关联或相互作用的活动（图 1-2-1）。

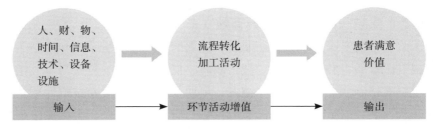

图 1-2-1　医院卓越服务活动流程

医院卓越服务流程提供的就是创新的服务——患者全满意。满意就是价值，全满意就是增值，花钱值得就是全满意。只要患者满意就是最后的服务标准。

（一）卓越服务环节

卓越服务流程可包括 6 个环节（图 1-2-2）。

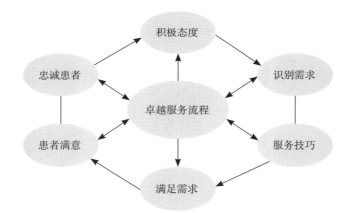

图 1-2-2　卓越服务环节

1. **积极态度**　态度是心灵的表白。对患者的初次见面热情、主动、善意微笑是非常重要的，对患者来说，到医院的第一时间能遇到第一位热心的服务者，心情一定是愉快的，为以后的合作打下一个好的基础。员工的服务受表情、思索和行为的影响。要记住的是，你对别人什么态度，别人也会对你什么态度。第一印象是关键，因为卓越服务没有第二印象可言。

2. **识别需求**　患者需要什么，看什么病，属哪个科室，需要哪个专家，检查哪些部位，来医院是门诊看病，还是住院诊疗；患者年龄、性别、职业、体质、疾病程度等，都必须识别。此种识别一般在门诊就可完成，关键是要建立起一个联系的网络。比如，患者初来就诊不愿住院，但是经检查原有病情进展较快，需要住院，患者可能即刻住院，也可能没安排好工作但需要几天后住院，这种情况就应有专人负责联系，把患者的需求确定。与患者交往工作中获得极大成功的人士认为，头脑敏锐显示了积极的个人形象，识别需求就是要定位于什么需求，是即时需求还是以后需求，是简单需求（门诊）还是复杂需求（手术住院），是自己需求还是代他人需求。在医院服务应该领先患者一步，即在每天服务前就预测当日有多少患者，上午多少，下午多少，应准备多少物品，备用多少东西，都必须了如指掌，才能达到识别需求的要求。

3. **服务技艺**　识别需求后就是充分开展、改进服务的技艺，这是服务操作过程，必须在为患者服务中熟能生巧，使患者有宾至如归之感，愉快地接受服务，有一个心情舒适愉快的诊疗经历，服务技艺是衡量员工服务水平的关键，一切服务尽在服务技艺中展现。

4. **满足需求**　患者需求是不断变化的，即便准备一次性需求，如果员工服务好，患者心情舒畅也可能随时增加需求；反之，如果员工服务一般，患者心情不高兴，也可能准备的需求而临时减少需求项目，这都是正常现象。患者的四种基本需求是：被理解的需求、受欢迎的需求、受重视的需求、舒适的需求。对医院来说满足需求，绝大部分是有准备的需求，少部分是特殊需求，极少数是医院没准备的需求（如医院专业科室等），以患者为荣，就是要全满足患者需求。即使少数是医院没准备的需求，如患者同意，创造条件也要满足需求。如有些手术不能开展可以满足患者需求，并请外院专家来院手术，有些检查不能做可能找替代设备检查等，设身处地为患者着想，满足患者需求。

5. **患者满意**　经过积极主动服务，识别患者需求，服务技能应用，满足患者需求，就必须使患者满意、全满意，这是服务收尾的关键工作。当然，在服务全过程中每一环节都非常重要，但服务接近尾声，患者满意更重要。比如，卓越服务要掌握患者受服务的全流程，及时反馈信息，如果过程服务不满意，要向患者说明、补偿，在服务结束时完全可以弥补患者原有的不满意，使其全满意。

6. **忠诚患者**　为了忠诚患者，我们经常做的是，要始终服务患者，即使患者不喜欢你；不断欢迎患者对如何改善你的工作提出建议；和蔼主动地接受并处理任何纠纷问题，用爱心服务患者；即使你不高兴时，也能微笑服务；调整心态，平静地接受患者的不愉快表情和意见，设计并提供超出患者的惊喜服务；患者需要时，你的服务要恰到好处；持续与患者沟通，征询服务建议，让患者参与服务计划，学会称赞患者。

（二）服务流程创新

患者服务需求在变，服务流程也在变，不变的是永久在变，如 SERVLCE 服务流程也适合医院大多服务场合，服务岗位是无穷尽的，需求也无穷尽，流程也就无穷尽。SERVLCE，即 S（smile for every customer）：微笑服务；E（excellence in every thing）：精通服务；R（reaching out to every customer with hospitality）：态度友善；V（viewing every customer on special）：特殊人物；L（leviting a warm atmosphere）：再度光临；C（cresting a warm atmosphere）：温馨环境；E（eye contact that shows care）：表达关心。

卓越服务是一种战略思想，是一种经营的科学，是一种声誉的传递，是一种理念的执行，是一种文化的结晶；卓越服务是一种负责的精神，是一种诚实的品质，是一种认真的态度，是一种付出的品德，是一种完善的追求；卓越服务是一种水平，是一种责任，是一种奉献，是一种展示，是一种卓越的追求。服务是一个五彩缤纷的世界，不应说服务模式太多，每一种服务就是一个流程，每一个项目服务就是一个流程，每一种需求就是一个服务流程，每一个行业就是一个庞大的流程系统。

（三）服务学习需求

任何卓越服务都是在不断学习中成就的，只有学习才有创新，只有创新才能满足患者不同层次的需求，现代医院要创建学习型组织，学习型部门，学习型科室，学习型班组，学习型员工。人人都在学习中，人人都在服务中。从服务中学习，向患者学习，向实践学习，向书本学习，在学习中服务，建立起终身学习的学习型医院和学习型科室与员工。

学习型医院的公式：L（learning）> C（change）= D（development），即：学习 > 变化 = 发展。L（learning）< C（change）= D（die），即：学习 < 变化 = 死亡。就是说组织和员工学习的能力与速度大于（快于）变化的时间和能力，组织和员工学习就发展，就不断创新；组织和员工学习的时间、能力和速度等于、小于变化的时间、能力或速度，组织和员工就落后、衰退，甚至医院就可能倒闭（死亡）。影响现代医院发展的三大力量是患者（customer）、竞争（competition）、变化（change）。卓越服务要求有不断学习的奋进意识，组织要有长久培养员工的意识和计划，员工要有可行的职业

生涯发展机制。这样，就能保证医院可持续发展。

三、医院卓越服务的质量要素（图 1-2-3）

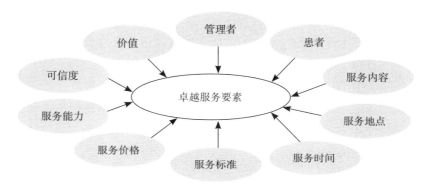

图 1-2-3 卓越服务质量十要素

（一）管理者

良好的医院管理就是卓越服务的体现，不论是质量管理、安全管理、医疗护理管理。医院需要坚持以患者为中心，全体医务人员为患者服务；以医务人员为核心，全院各行政后勤部门为临床一线服务。

（二）患者

患者是首要的服务要素，医院必须有患者，患者决定医院，决定服务者。患者就医是由各种因素决定的，更重要的是由市场决定。医院服务好，患者就多，服务者就多；医院服务一般，患者少，服务者自然就少。

（三）服务内容

服务内容也就是服务范围和项目，这是互为辩证关系的。服务范围广，项目多，再加上服务优质，患者就更多。

（四）服务地点

这是医院服务的重要因素，服务地点是抽象的，又是具体的。医院必须明确为患者服务的地点，不至于患者来回寻找。服务地点是医院员工的准确定位，对患者必须交代清楚，从细微处着眼。

（五）服务时间

服务时间对医院患者尤为重要，比如，门诊等候时间、仪器检查时间、住院时间等，时间在医学上非常重要。

（六）服务标准

标准是衡量事物的准则，服务标准就是衡量为患者服务的准则。服务标准化，就是衡量这个服务标准技术，使之统一。标准是按患者需求而制定的，医院制定服务标准，不但有利于员工统一执行，而且有利于患者识别。

（七）服务价格

服务价格公平合理，依据国家医保的规定进行合理合规的收费，让患者花最少的钱享受到优质的医疗服务。

（八）服务能力

制定各级临床人员的业务能力考核标准，对于不能胜任工作的临床医务人员降级使用或调离岗位，健全住院医师规范化培训体系，建立住院医师规范化培训的新模式。

（九）可信度

坚持把患者利益放在第一位，进一步优化就医流程，缩短等候时间，改善群众看病就医体验。从最大程度方便患者出发，持续推出便民惠民措施，丰富护理服务内涵，提高服务质量，提升患者对医院和医务人员的信任感。

（十）价值

卓越服务的价值体现在两方面，对患者来说，优质的就医体验，有效解决病痛，提升对医院的信任感是患者的价值体现；对于医院来说，医疗质量和优质护理服务提升，医院的综合实力攀升，患者满意度提升，医院享有盛誉是对医院的价值体现。

第三章

医院卓越服务目标

　　医院卓越服务涵盖卓越的医院管理、卓越的医疗品质、卓越的护理服务与卓越的人文环境塑造，包括科学的医院管理创新、一流的医学专家与临床技术、高度便捷的流程与服务、一流的医护员工队伍，全方位体现人民至上、生命至上、健康至上、安全至上的服务观，通过医院管理、医疗质量、护理能力、技术水平、人文环境等方面的建设，达到服务对象安全、舒适、有效、忠诚的目标。卓越服务的评价不仅仅来自医院自身、也来源于同行之间的发展比较，更重要的是来自医疗服务对象的评价与认可，医院卓越服务目标的实现是一个艰苦的创新过程，更是一个精益的持续改进过程。

第一节　患者至上的服务理念

一、"患者至上"服务理念的提出

　　梅奥诊所，从一家偏远小城的私人诊所发展为全球第一家非营利性的综合性医疗服务组织，成为全世界医疗领域中当之无愧的王者和圣地。其百年存在并指引着它前进方向的核心价值观，即"患者至上"。克利夫兰医学中心，也正因为它采取"Patient First"的核心观念，通过 13 年逆势突围，领跑成为美国顶尖的非营利性综合医疗机构。在目前竞争越来越激烈的医疗服务行业，如何为顾客提供更高质量的医疗服务，打造良好就医体验，获得稳固的就医群体，在医疗市场中占据有利地位，成为各类型公立医院需要重视的首要问题。

二、提升就医体验是体现"患者至上"的目标

　　就医体验是指患者基于自身需求对医疗服务产生的期望，形成对医院服务质量的感知和评价，通常用患者满意度进行量化。就医体验包含患者在就

医时的一系列体验，具体包括患者在接受医务人员提供诊疗服务时的体验，患者在办理业务时的体验，如停车、咨询、挂号、付款、取药等。坚持以患者为中心，坚持患者至上就是要不断提升患者体验，这既是医疗机构发展的需求，也是国家的需求。医疗行业的蓬勃发展和人们消费水平的不断提升，人们对就医体验的要求也越来越高，如何不断改善、提升患者的就医体验成为了医疗机构所关注的重点。《"健康中国 2030"规划纲要》也明确指出，要增强患者就医获得感，加强医疗服务人文关怀，构建和谐医患关系。

三、细分需求群体是体现"患者至上"的前提

门诊、急诊、住院、健康管理 4 类群体为医院的关键顾客群，医院应针对不同顾客群来了解其对应需求期望。门诊患者期望从患者对预约诊疗、医院流程布局便利性、是否得到尊重、医疗服务便捷性和可及性的需求满足程度来评价。急诊患者期望主要从患者对诊疗响应快速、方便及时、医院流程布局便利性、是否得到尊重、可及性的需求满足程度和忠诚来评价。住院患者期望从患者在住院期间对医院提供的诊疗环境、是否得到尊重、医疗服务便捷性和可及性，以及需求满足程度来评价，包括办理入院手续时的体验与评价，住院治疗阶段的体验，对医院服务工作的体验，办出院手续阶段的体验。健康顾客期望从健康体检顾客对医院提供的体检项目合理性、诊断水平、体检方便性、及时性、诊疗环境以及体检后随访需求满足程度来评价。

医院应建立客户关系管理系统，以医疗服务为主线，通过现场面谈、满意度测评、问卷调查、微信推送、投诉、电话回访等多种途径倾听患者声音，收集其在院前、院中、院后全流程的就医体验，了解其需求、期望和偏好（表1-3-1），在识别、确定患者期望基础上分析医院实际服务供给对患者关键需求实现和期望之间的差距，从而采取针对性的改善方法来提升顾客满意度。

表 1-3-1　关键顾客的需求和期望

顾客群	了解方法	关键需求和期望（按重要性排序）
门诊患者	调查问卷、意见箱、神秘顾客、医生问诊、义诊预约平台、微信平台、投诉案例	医疗水平、医技设备、服务态度、方便快捷、高效、价格合理透明、就诊环境
急诊患者	调查问卷、意见箱、神秘顾客、电话回访、医生问诊、投诉案例	快速响应、医疗水平（诊疗、服务等）、流程简洁方便，人文关怀

顾客群	了解方法	关键需求和期望（按重要性排序）
住院患者	调查问卷、意见箱、出院电话随访、病员座谈会、神秘顾客、建立微信群、医患联谊会、微信满意度地投诉案例	诊疗水平、手术质量、服务态度、方便快捷、价格合理透明、住院环境包括饮食、病房设施等）
健康需求服务顾客	电话、网站、面对面沟通、满意度调查、意见本、投诉案例	诊断质量、优质服务、价格合理、环境舒适、设备先进、隐私保护

四、建立差异化关系管理是体现"患者至上"的方法

基于不同顾客群体的需求和期望，医院可建立差异化的顾客服务标准，以满足并超越其期望来提高满意度和忠诚度。医院还可建立差异化的顾客关系管理（表1-3-2），提供关键顾客以差异化服务，给普通顾客以标准化服务来满足不同类型服务需求，使资源配置做到优化。

表1-3-2 差异化顾客关系管理

顾客群	顾客关系建立特色
门诊患者	1. 服务便捷：开展门诊多渠道精准分时段预约；实行电子诊疗卡，"免排队，不怕丢"，实现一部手机全流程扫码就医；线上挂号"预问诊"，节约问诊时间，方便医生对病情提前诊断；院内三维实景导航，无须问路；检查项目根据实时等候人数优先排序；通过"线上＋线下"联动，引导慢性病复诊患者线上就诊，提前开单、药品快递到家；推进日间化疗，方便肿瘤患者落实门诊化疗 2. 服务高效：落实"最多跑一次"，将医疗证明审核、医保、医技检查预约等纳入门诊综合一站式服务；开设多学科联合门诊，改变"患者到处找医生"到"专家围着患者转"；开放复诊免费挂号就诊流程 3. 智慧结算：实施预约免取号，移动结算排队预约，到点即结算；手机扫码实时结算 4. 助老服务：设立志愿服务岗和老年人服务岗，提供自助机帮助、共享轮椅等助老服务 5. 治病前移：关注门诊/健康管理中心检查指标阳性患者进行随访，无缝衔接诊疗及住院手术
急诊患者	1. 五大中心建设：急危重症中心和卒中、胸痛、创伤、危重孕产妇、危重新生儿救治，形成五大中心协同救治网 2. 快速响应：开设绿色通道，建立120-急诊联动机制，开展医院为中心的1小时黄金车程"黄金急救急诊患者圈"；建立直升机停机场，保障院前和院内急救的无缝连接 3. 夯实专业：开展急诊技能培训，优化急诊抢救流程

顾客群	顾客关系建立特色
住院患者	1. 快速出入院：开展"全院一张床"、术前集中检查预约、重点病种优先收住、个案管理服务对接；开展移动结算排队预约，实现出院零等待 2. 峰值服务：结合专科特色打造关怀式、家庭化、个性化的峰值服务项目 3. 疫情防控：电子陪护证，落实一患一陪；核酸申请手机全流程操作 4. 快速康复：为患者走好"营养"首步棋、送上"温暖"这方剂、管好"疼痛"这一关、绷紧"血栓"这根弦，推进"老年友善服务暖心病房" 5. 智慧服务：对出院带药分发流程、术前用药流程、母乳闭环流程、静配用药流程等多项流程，实现医护信息共享和用药安全闭环管理 6. 延伸服务：推进"第二处方""第二诊断""一张卡"等特色医疗服务；为出院后患者提供居家护理服务，同时开展双向转诊和互联网专科护理门诊，建立三级康复医院＋康养结合的工作，集团内实现"一键即转，一转即安"的康复转运服务体系
健康需求服务顾客	1. 全周期管理：开展慢性疾病风险评估服务，建立全生命周期的健康管理服务，为顾客建立健康档案；开展"家庭健康及慢性病自我管理平台"，实现居家实时健康监测，享受医疗服务 2. 检后随访：结合体检指标阳性情况开展星级随访，关注患者转归，开设亚专科门诊，为体检和健康服务顾客提供检后专业服务支撑 3. 治未病、早干预：拍摄科普视频、建立公众号，普及百姓健康知识，全面开展各类癌前筛查

五、定期测量和评价是体现"患者至上"的手段

医院应始终将患者满意度指数作为关键驱动指标，根据医院满意度考评方案，明确满意度调查类型、样本量及抽样方法，并且应每月组织门诊、急诊、住院患者、健康体检患者满意度（表 1-3-3）及忠诚度测量，分析和评价，以此作为医院质量关注和改进的依据。

表 1-3-3　不同顾客群满意度调查方法

顾客群	调查方式	样本量	频次
住院患者	电话随访	病区当月 20% 出院患者	每月
	邮寄调查	每季简单随机选取各病区一个月出院患者的 15% 进行满意度调查，每科室＞30 份，总量＞800 份	每季
	问卷调查	每个科室出院患者 100% 微信推送	每月
门诊患者	问卷调查	当月门诊的 10%	每月
急诊患者	问卷调查	采取随机发放满意度调查表，每季＞50 份	每季
	电话随访	电话回访＞20 份 / 月	每季

顾客群	调查方式	样本量	频次
健康体检顾客	问卷调查	当季体检业务量的 10%	每季

医院应注重满意度问卷设计的科学性和合理性，以全国"进一步改善医疗服务行动计划"效果满意度调查问卷为基础，结合医院实际情况设计改编不同顾客群的调查问卷。问卷条目可以采用 Likert5 计分法。

六、以问题为导向的持续改进是体现"患者至上"的途径

为了持续改善医疗服务，医院应努力了解患者现存及潜在的健康服务需求，通过采取各类有效措施，确保更全面倾听和收集顾客意见建议，进而优化满意度测评方法和管理制度，促进服务改进和提升服务能力。医院可对患者关键需求和期望进行排序以确定实施改进措施的优先级，从而为服务对象提供更精准的服务，达到持续提升患者满意度、忠诚度的效果，进一步深化了"患者至上"的卓越服务内涵。

第二节　医院卓越服务 Patiant-PLUS 模式

医院卓越服务就是要坚持患者至上，让患者在看病就医的过程中得到超值感受，增加幸福感。Patiant-PLUS 模式，即人民至上（people）、生命至上（life）、健康至上（health up）和安全至上（safe）。

一、Patiant-PLUS 模式的内涵

（一）坚持人民至上是医院的价值取向

医院是人民群众提供医疗卫生健康服务的机构。医疗卫生健康服务关系到个人的生命和健康，关系到个人生存和发展等基本权利。坚持人民至上，是医院贯穿习近平新时代中国特色社会主义思想的主线红线，是新时代坚持和发展中国特色社会主义的根本立场。因此，医院要一以贯之坚持人民至上，把维护人民健康权益放在首位。

（二）坚持生命至上是医院的职责所在

在生命面前，人人平等，没有高低之分，没有贵贱之别。医院要始终敬畏生命，平等对待每一个生命。医院关乎百姓健康和生命，要始终把人民的

生命健康放在第一位，为人民群众提供优质高效的医疗服务。

（三）坚持健康至上是医院的发展目标

党的十八大以来，以习近平同志为核心的党中央把维护人民健康摆在更加突出的位置，召开全国卫生与健康大会，确立新时代卫生与健康工作方针，印发《"健康中国2030"规划纲要》，明确了建设健康中国的大政方针和行动纲领，人民健康状况和基本医疗卫生服务的公平性可及性持续改善。

《关于实施健康中国行动的意见》和《健康中国行动（2019—2030年）》，都强调坚持以人民为中心的健康发展思想，牢固树立"大卫生、大健康"理念，坚持预防为主、防治结合的原则。医院要以健康中国行动为基础，普及健康知识，倡导健康文明的生活方式，实现以治病为中心向以人民健康为中心的转变。

（四）坚持安全至上是医院的永恒追求

患者安全是医院为服务对象提供优质基本卫生服务的根本。医院要创新管理体制，建立完整的管理体系，落实各项制度，促进医院不断优化流程，预防和减少医疗过程中给患者造成的风险、错误和伤害，确保服务对象安全。

坚持安全至上是医疗工作的基本要求。医疗安全是医疗工作的核心，是医院生存的保障，是巩固医院发展的基石和根本。医疗安全事关医疗效果，处理不当，容易造成医疗安全不良事件的大幅增长、医疗安全事故和医疗纠纷频发。

一要强化意识，营造安全至上的文化氛围。充分认识到医疗安全问题的严峻性，不断增强医务人员的责任心和紧迫感尤为重要。构建"从错误中学习"的医疗安全文化，通过总结经验不断提升安全意识，做好医疗安全工作。

二要加强培训，将医疗安全落到实处。医疗机构营造全员学习氛围，构建医务人员终身学习制度，持续有效提升医务人员的专业技术水平，让医疗操作更加符合标准，减少出错的概率，从而更好地保障患者的就医安全。

三要落实问责机制，强化医疗安全管理。医疗机构只有做到奖惩分明，才能更好地将安全至上的理念落到实处。要明确医疗安全管理的责任，落实问责制，要严格追究安全事故责任部门责任，通过诚勉谈话、通报批评、责令公开道歉、辞职和免职等处理确保医疗安全各项工作落到实处。

二、Patiant-PLUS 模式是医务工作者的初心使命

人民至上是导向，生命至上是具体实践，医务工作者应践行医者使命，以维护人民群众生命安全为己任，将"人民至上、生命至上、健康至上、安全至上"的价值理念落实到实际工作中，全力以赴坚守本职岗位，扛起疫情防控的责任，弘扬医者仁心的优良传统，锻造医术精湛的专业素养，为健康中国建设做出积极贡献。

（一）把人民群众是否满意作为卓越服务第一标准

人民满意是医改的出发点和落脚点。国家医改纵深推进的出发点和落脚点，就是要办人民满意的医院，坚持以患者为中心。因此，要把人民群众是否满意作为卓越服务的第一标准，依靠人民群众，回应人民群众需求，是社会主义民主政治的出发点，也是卓越服务发展的动力源泉。

（二）把弘扬伟大抗疫精神作为卓越服务第一要素

习近平总书记在全国抗击新冠病毒感染疫情表彰大会上对伟大抗疫精神作出深刻阐释，明确指出："在这场同严重疫情的殊死较量中，中国人民和中华民族以敢于斗争、敢于胜利的大无畏气概，铸就了生命至上、举国同心、舍生忘死、尊重科学、命运与共的伟大抗疫精神。"

我们应该把伟大抗疫精神作为卓越服务的第一要素，把精神力量贯穿始终、融入内外。医院卓越服务，就是要把生命至上作为第一价值要素。医院各部门团结协作，心往一处想、劲往一处使，共同构筑现代医院卓越服务的钢铁长城，绘就团结就是力量的时代画卷。把舍生忘死作为第一意志要素。

（三）把健康中国行动作为卓越服务第一指引

一直以来，我国卫生健康及医疗水平得到了大幅提高，居民的主要健康指标总体已优于中高收入国家平均水平。但随着工业化、城镇化、人口老龄化发展和生态环境、生活行为方式的变化，慢性非传染性疾病（心血管疾病、癌症、糖尿病、肝炎、艾滋病等）已成为了居民的主要死亡原因和疾病负担。为积极应对当前突出的健康问题，努力使群众不生病、少生病，提高生活质量，延长健康寿命，为此，国家特制定有关健康中国行动指引。健康中国行动推进委员会特制定《健康中国行动》，以"大卫生、大健康"为理念，坚持预防为主、防治结合的原则，以基层为重点，以改革创新为动力，中西医并重，把健康融入所有政策，针对重大疾病和一些突出问题，聚焦重点人群，实施 15 个重大行动，政府、社会、个人协同推进，建立健全健康

教育体系，旨在大幅提升全民健康素养水平，普及健康生活方式，有效控制居民主要健康影响因素，降低因重大慢性病导致的过早死亡率，提高人均健康预期寿命，居民主要健康指标水平进入高收入国家行列，健康公平基本实现。

党的二十大报告指出：推进健康中国建设，把保障人民健康放在优先发展的战略位置，建立生育支持政策体系，实施积极应对人口老龄化国家战略，促进中医药传承创新发展，健全公共卫生体系，加强重大疫情防控救治体系和应急能力建设，有效遏制重大传染性疾病传播。习近平总书记指出，要把以治病为中心转变为以人民健康为中心。把实现好维护好发展好人民群众健康利益作为医疗卫生事业发展的出发点和落脚点，把为群众提供安全、有效、方便、价廉的公共卫生和基本医疗服务作为基本职责。这就要求现代医院卓越服务要从影响健康因素的广泛性出发，关注生命全周期、健康全过程，将维护人民健康的范畴从传统的疾病防治拓展到影响健康的各个领域，让广大人民群众享有公平可及、系统连续的健康服务。有了健康中国行动的明确指引，在推进健康中国建设的道路上，现代医院卓越服务必将发挥重要的作用。

现代医院卓越服务要不断完善诊疗流程，提供系统连续的预防、治疗、康复、健康促进一体化服务，加强医疗保障政策与健康服务的衔接，实现早诊早治早康复。全方位干预健康影响因素，参与全社会预防行动，各医院大力推进健康知识普及行动。维护全生命周期健康，对妇幼健康促进行动、中小学健康促进行动、职业健康保护行动和老年健康促进行动分别着手，统一促进，共同推进全社会全生命周期健康发展。针对心脑血管、癌症、慢性呼吸系统疾病、糖尿病、传染病及地方病的防治要求，不断推进早发现、早诊断、早治疗，控制危险因素，预防疾病发生发展，提高患者生存质量。

（四）把守牢安全底线作为卓越服务第一基石

习近平总书记曾在主持召开专家学者座谈会时强调：人民安全是国家安全的基石。要强化底线思维，增强忧患意识，时刻防范卫生健康领域重大风险。只有构建起强大的公共卫生体系，健全预警响应机制，全面提升防控和救治能力，织密防护网、筑牢筑实隔离墙，才能切实为维护人民健康提供有力保障。各级党委和政府务必把安全生产摆到重要位置，层层压实责任，狠抓整改落实；坚持人民至上、生命至上，保护人民生命安全和身体健康可以不惜一切代价。现代医院卓越服务要深入贯彻习近平总书记对落实安全生产责任的具体要求，把安全至上作为卓越服务的第一基石，把安全管理作为重要政治任务放在心上、扛在肩上，认真履职、不负重托。

1. 要把筑牢思想"警戒线"作为卓越服务的第一底线基石。各医院要从意识形态的角度出发，从思想上筑牢思想警戒线，严格按照国务院安委会关于安全生产"十五条"措施的要求，定期组织党委理论学习中心组跟进学习贯彻习近平总书记关于安全生产重要论述，不断提升安全生产治理能力；深入扎实开展安全生产大检查，统筹做好经济发展、疫情防控和安全生产工作。

2. 要把守好安全"生命线"作为卓越服务的第一管理基石。现代医院服务对象的社会关注度高，发生安全问题的容忍度低。因此，要时刻把服务对象的生命安全摆在首位，把安全发展理念落实到诊疗全过程，坚持用系统措施和 PDCA 模式解决影响安全管理的突出问题，防范化解现代医院重大风险隐患，列出安全风险点、预防举措和处置预案，签订安全目标管理责任书，制定好问题隐患和制度措施清单，将责任目标具体化、条目化，形成职责清晰、闭合回路的责任体系，保障好卫生行业服务对象的生命财产安全。

3. 要把构建安全"责任链"作为卓越服务的第一防控基石。针对现代医院服务对象的突出特点，卓越服务的切入点更应注重安全管理要求，要按照卫生行业安全监管职责，努力提高管理"精度"、加大工作"力度"、体现医院卓越管理"温度"，配强安全管理工作力量，凝聚群防群治工作合力，强化医疗、护理、疫情防控、危化品、消防等重点方面管理，加强医疗质量管理，确保医疗卫生安全。定期联合应急管理等部门开展安全教育培训和应急疏散演练，提升安全管理应急处置能力，形成安全管理齐抓共管工作格局。

三、Patiant-PLUS 模式是现代医院管理的体现

患者满意度，是患者和家属对所经历的医疗保健服务情况的评价，一般分为综合满意度和服务质量、服务效率、服务态度、医疗投诉、医院环境、廉洁情况等单项满意度。在顾客满意度模型中可以清晰地看到，满意度是多因素造成的，至少包括质量感知、客户期望、价格感知等，是一个综合复杂主观的感受。医疗服务的满意度和一般服务的满意度又有着重要的区别，医疗本身具有不确定性，医学还有很大的局限性。因此，现代医院管理中，是否坚持"人民至上、生命至上、健康至上、安全至上"与患者满意度息息相关，对推动医院卓越管理发展、提高服务对象满意度具有十分积极的促进作用。

（一）作为医务人员的行为准则

作为医务工作者，要时刻牢记救死扶伤的神圣职责及解除患者痛苦的原则，秉持"敬佑生命、救死扶伤、甘于奉献、大爱无疆"的职业精神。无论是出于对医学和科学严谨的态度、还是对自身职业的高度责任感，抑或是救死扶伤的无私奉献的精神，医务工作者应将生命至上的理念转化为医疗工作的行动指南，大力弘扬救死扶伤的人道主义精神，全心全意为人民健康服务。在灾难面前，在党和人民最需要的时刻，医务工作者须秉持职业精神，临危不惧、挺身而出，始终走在救援前线。要坚持"以患者为中心"，加强医德医风建设、自觉接受职业道德教育，树立正确的人生观、价值观和道德观，培养崇高的职业精神和责任感。身为医务工作者，要恪尽职守，坚守正义和法律底线，主动抵制各种损害患者利益的行为。诊疗过程中，要注重人文关怀，善于运用语言艺术、掌握有效的沟通技巧，用恰当的方式将病情、诊疗方案、预后可能出现的医疗风险等如实告知患者或家属，做到尊重、理解、关心和帮助患者，构建和谐的医患关系。强化医疗制度建设与规范管理，严格执行因病施治的原则，合理检查、合理治疗、合理用药，为增进人民健康福祉作出新贡献。

（二）作为以人民健康为中心的办医理念

习近平总书记就健康中国建设发表了一系列重要论述，系统而深刻地阐述了新时代我国卫生健康事业发展的指导思想、方针原则、主要任务和现实路径，明确提出实施健康中国战略。其中，把"以人民健康为中心"的发展理念放在了突出位置。健康是立身之本，全民健康是立国之基。习近平总书记强调，推进健康中国建设，要"把以治病为中心转变为以人民健康为中心"，"完善国民健康政策，为人民群众提供全方位全周期健康服务"。这一理念的提出，明确了健康中国建设的出发点和落脚点，把人民群众由过去单纯被视为卫生健康行业的"患者"转变为了卫生健康领域的"主人"，把卫生健康事业的使命任务由过去单纯的"救死扶伤"拓展到了"全方位全周期健康服务"。以人民健康为中心的发展理念，是我们党以人民为中心的发展思想的具体体现，彰显了"人民至上""健康为先"的价值取向，不仅为健康中国建设指明了方向，而且将极大提高人民群众的获得感、幸福感、安全感，从而凝聚起建设健康中国的强大力量。

把"以人民健康为中心"作为各医疗机构办医理念，把解决人民群众最关心、最直接、反映最突出的健康问题作为出发点和落脚点，以人民群众健康需求为导向，优化医疗服务流程，完善医疗服务模式，进一步改善医疗服务，提高医疗质量，为人民群众提供连续性医疗服务。用安全、有效、舒适、真诚的服务理念，落实分级诊疗制度，引导患者科学就医；同时大力开展医院健康教育，加强医患沟通，全面提升患者满意度。

把"以人民健康为中心"落实到医院管理方面，就要坚持以质量安全为底线，把健全现代医院管理制度作为推动医疗服务高质量发展的重要保障，进一步完善医疗质量管理体系，强化责任，严格监管，确保医疗安全。通过完善绩效考核方案和党政工团等各部门协同保障，依法依规保障医务人员各项权益，不断改善其薪酬待遇、执业环境、职业发展等，调动医务人员积极性、主动性、创造性，进而提供高质量的医疗服务，保障患者健康权益。

（三）作为医学发展的精神追求

关爱生命、敬佑生命是中华民族一脉相承的文化传统。我国古代医学家推崇"医乃仁术"的医学伦理道德观，强调首要之心，对患者要有悲悯、关怀之情，才能树仁爱之德，施仁爱之术，除人类之病痛。著名医学家张仲景提出"上以疗君亲之疾，下以救贫贱之厄，中以保身长全，以养其生"，体现了张仲景坚持以仁爱为怀、普同一等、济世救人的崇高医德思想。唐代孙思邈指出："若有疾厄来求救者，不得问其贵贱贫富。长幼妍媸，怨亲善友，华夷愚智，普同一等，皆如至亲之想。"明代裴一中写道："学不贯今古，识不通天人，才不近仙，心不近佛者，宁耕田织布取衣食耳，断不可作医以误世！""仁爱"思想作为中国传统医学文化的核心思想，蕴含着悠久的中华传统医学文化底蕴，具有尊重生命、敬畏生命的人文主义精神。

救死扶伤是医务工作者的神圣使命，任何情况下，救治生命是医务工作者义不容辞的责任。在新形势下，医务工作者担负着守护人民健康、推动实施健康中国战略、践行医者仁心的重要使命，是推动卫生健康事业发展的重要力量。医务工作者的职责使命凸显"生命至上"的崇高理念。开展医院卓越服务，牢固树立生命至上的理念，深刻认识医务工作者在疫情防控和医疗服务大局中肩负的使命与职责，深刻认识提升医疗水平与服务质量、改善医疗卫生健康体系建设为目标的重要任务。医务工作者始终坚持以维护人民健康为己任，以实际行动践行全心全意为人民服务的宗旨。在各项应急救援中，救死扶伤，实行革命的人道主义，让"关爱生命、尊重生命、敬畏生命"的人道主义精神在"生命至上"的理念中发出耀眼的光芒，这是人性的呼唤、是时代的召唤，更是责任担当。

第三节 卓越服务的战略定位

任何医院的发展、运营均要回答战略定位问题。每一家医院都面临着高、中、低等档次的医院服务与管理的现实问题。服务对象与顾客结构各不相同，需求层次、服务期望值也不一样，既要考虑低端服务对象、又要考虑高端服务对象，还有特殊服务对象，这就需要医院针对纷繁复杂的社会环境建立起自己的卓越服务战略。

在健康中国建设的背景下，建立现代医院管理制度，解决人民群众看病难、看病贵的问题，就是要坚持"人民至上、生命至上、健康至上、安全至上"。建立卓越服务战略需要紧紧围绕"五位一体"的总体布局和"四个全面"的战略布局，牢固树立和贯彻落实新发展理念，坚持正确的卫生与健康工作方针，以提高人民健康水平为核心，以体制机制改革创新为动力，以普及健康生活、优化健康服务、完善健康保障、建设健康环境、发展健康产业为重点，把健康融入所有政策，加快转变健康领域发展方式，全方位、全周期维护和保障人民健康，大幅提高健康水平，显著改善健康公平，为实现"两个一百年"奋斗目标和中华民族伟大复兴的中国梦提供坚实健康基础。

医疗卫生健康机构进入新时代，高质量发展成为新要求，建立卓越服务战略还需要关注管理运营，围绕患者就医体验和就医感受开展相应工作。医院的服务模式、服务提供、服务流程、服务质量、服务管理等对患者体验感受有着很大的影响，强化"患者至上"的卓越服务，构建"让患者更安全、让诊疗更有效、让患者更舒适、让医患更忠诚"的卓越服务体系，打造患者满意、职工幸福、社会赞誉的卓越医院，努力让人民群众享有高质量的医疗保健护理服务，形成具有本医院特色的卓越服务的核心竞争力。把卓越医院服务管理、服务品质、服务水平、服务能力提升至医院战略地位，对医院发展有着重要的时代意义和现实意义。

一、战略管理

战略管理（strategic management）是指对一个单位或组织在一定时期全局的、长远的发展方向、目标、任务和政策，以及资源调配做出的决策和管理艺术。

医院发展和运营管理，离不开战略管理，医院卓越服务目标的制定，同样也需要从战略层面来把握。可以用 5P 模型来描述，从医院未来发展的角度来看，战略表现为一种计划（plan），而从医院过去发展历程的角度来看，战略则表现为一种模式（pattern）。如果从实施层次来看，战略表现为一种定位（position）。而从医院层次来看，战略则表现为一种观念（perspective）。此外，战略也表现为医院在竞争中采用的一种计谋（ploy）。

战略并不是"空的东西"，也不是"虚无"，而是直接左右单位能否持续高质量发展和持续提升运营效能最重要的决策参照系。战略管理则是依据单位的战略规划，对单位的战略实施加以监督、分析与控制，特别是对单位的资源配置与事业方向加以约束，最终促使单位顺利达成目标的过程管理。

二、战略原则

（一）健康优先

把健康摆在优先发展的战略地位，立足国情省情院情，将促进健康的理念融入公共政策制定、医院政策实施的全过程，加快形成有利于群众健康的生活方式、生态环境、工作环境，实现健康与医院良性协调发展。

（二）改革创新

坚持政府主导，发挥市场机制作用，加快关键环节改革步伐，冲破思想观念束缚，破除利益固化樊篱，清除体制机制障碍，发挥科技创新和信息化的引领支撑作用，形成具有医院特色、促进全民健康的制度体系。

（三）科学发展

把握健康领域发展规律，坚持预防为主、防治结合、中西医并重，转变服务模式，构建整合型医疗卫生服务体系，推动健康服务从规模扩张的粗放型发展转变到质量效益提升的绿色集约式发展，推动中医药和西医药相互补充、协调发展，提升健康服务水平。

（四）公平公正

坚持公益性原则，逐步缩小城乡、地区、人群间基本健康服务和健康水平的差异，实现全民健康覆盖，促进社会公平。

三、战略构建

（一）基本问题

打造医院卓越服务，需要对卓越服务战略进行构建。要回答如何使医院走向高质量发展，建设以健康为中心，人民满意的医院四个基本问题：第一，如何凝聚员工？凝聚人心（convergence），医院要制定医院章程，在章程中明确愿景、核心价值观和战略目标。第二，如何在时间上让业务获得持续？整合业务链（coordination），通过对业务链的整合，获得今天、明天与未来的业务战略安排。第三，如何基于服务对象价值，让服务对象满意？集中核心业务（core business），以核心业务为牵引构筑医院竞争优势。第四，医院如何在服务对象与员工的基点之上，获得核心竞争力？培养核心竞争力（core competence），以核心竞争能力为基点构造医院持续竞争优势。

（二）注意要点

1. **适应环境原则**　来自环境的影响力在很大程度上会影响医院的运营目标和发展方向。战略的制定一定要注重医院与其所处的外部环境的互动性。

2. **全程管理原则**　战略是一个过程，包括战略的制定、实施、控制与评价。在这个过程中，各个阶段互为支持、互为补充的，忽略其中任何一个阶段，医院战略管理都不可能成功。

3. **整体最优原则**　战略管理要将医院视为一个整体来处理，要强调整体最优，而不是局部最优。战略管理不强调医院某一个局部或部门的重要性，而是通过制定医院的宗旨、目标来协调各科室、各部门的活动，使他们形成合力。

4. **全员参与原则**　由于战略管理是全局性的，并且有一个制定、实施、控制和修订的全过程，所以战略管理绝不仅仅是医院领导和相关职能部门的事，在战略管理的全过程中，需要全体员工参与。

5. **反馈修正原则**　战略管理涉及的时间跨度较大，一般在五年以上。战略的实施过程通常分为多个阶段，因此分步骤地实施整体战略。在战略实施过程中，环境因素可能会发生变化。此时，医院只有不断跟踪反馈方能保证战略的适应性。

6. **从外往里原则**　卓越的战略制定是从外往里而不是从里往外。

四、战略流程

（一）分析服务要素

现代医院管理对卓越服务战略定位的流程主要是按照戴明环 PDCA 循环的思路进行的。只有形成了循环，才能有利于医院的长远发展。因为任何服务流程、服务规定、服务标准必须形成制度，形成制度的东西必须让员工都知道，让员工对服务内容、要求和制度进行不断修改，进而巩固制度并提升服务与制度的质量（图 1-3-1）。

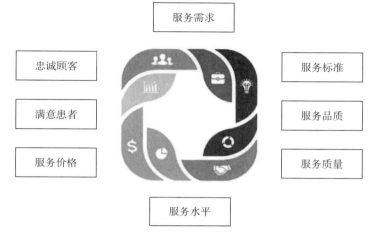

图 1-3-1　卓越服务战略流程

服务对象的需求是关键，根据服务对象不同的需求制定不同的服务标准。如果对不同的需求，用一个标准去服务，则会降低服务水平，可能导致服务对象不满意。因此，服务需要分层次，服务价格依据服务层次制定，患者的满意度在接受的服务层次与价格水平的基础上形成，忠诚的服务对象是在长期的满意中形成的。

在大多数医疗机构，高端患者或者说高成本患者占有的数量比较少，中等成本质量服务和低成本质量服务占大部分。因此差异化服务患者也占较大比例。但随着社会的发展，高成本患者会逐渐增多，中等成本患者会向高成本患者过渡，低成本患者会向中等成本患者过渡。差异化成本服务是始终存在的，从某种程度上讲，差异化成本服务就是个性化服务。医院有两种服务倾向，一是同质化服务，二是个性化服务。同质化服务提供的是基本相同的服务需求，个性化服务提供的是不同的服务需求。医院不仅要实施同质化服务需求，更要满足个性化服务需求。

（二）明确服务准则

为保证医院卓越服务战略的实施，需制定一套医院全体员工自觉遵守的医院服务行为准则，构建统一的卓越服务定位文化。医院管理要做到形散而神不散，充分体现医院的精神和文化。在管理中做到软硬结合、刚柔相济，"软管理"就是发挥医院卓越服务文化的感召力，培育员工共同的卓越服务价值观，培养员工的高尚动机，建立良好医院风气，形成和谐的医患关系；"硬管理"就是医院要有铁一般的信仰、铁一般的信念、铁一般的纪律、铁一般的制度、铁一般的担当。医院各部门和员工对卓越服务要有很强的执行力，做事讲原则，办事讲规矩，做到令行禁止。科学的服务战略定位与管理，是共同价值观与强烈执行力相结合的管理产物。

五、战略需求

医院的卓越服务战略定位需要与医院整体目标战略密切结合，与医院运营和管理相结合。服务战略定位一旦形成，就需要建立一整套服务体系与策略来保证战略的落实和成功（图 1-3-2）。

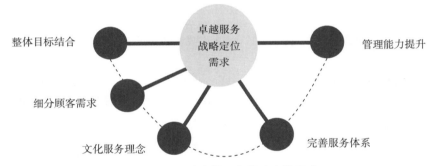

图 1-3-2　医院卓越服务战略定位需求

（一）与医院整体战略目标结合

医院在制定卓越服务战略时，要充分考虑服务在整个医院价值链上的作用，与医院整体战略目标结合。医院参与医院间的竞争，究竟靠什么来获胜？是技术领先、服务领先、成本领先，还是整体素质领先？这对医院和患者非常重要。对大型医院、中型医院、小型医院和诊所来说，患者对服务档次与地位的需求不同，期望值就有很大的不同。各医院在考虑服务定位时也应有差异，医院的人员结构、技术结构、服务体系、整体状况、市场辐射、管理水平同样影响着服务定位。制定卓越服务战略时，要确定医院的目标市场，分析国内外医疗市场环境、国家政策等的变化，分析不同服务需要的综合支持。

（二）区分不同服务对象需求

制定卓越服务战略时，要考虑服务对象具体情况，制定分层次需求策略，因为分层次服务需求的差异性，服务成本也存在差异，服务对象对医院贡献的价值（付费）同样存在差异。顾客细分原则可按照服务对象需求（期望）的服务内容不同来进行分类，也可按照服务对象的价值（主要是顾客的消费，如正常人的全面身体检查等）不同进行分类，还可以按照服务设施设备成本的投入分类，或者按不同的疾病或保健项目来细分。

（三）不断提升管理能力

要增强医院卓越服务的核心竞争力，要高度重视医院综合管理能力的提升。一是领导者的战略管理能力，医院总体战略、经营战略和服务战略需切合实际，目标、方针与计划要有可行性，发展方向要有特色；二是中层干部的执行力，做服务就是做细节，患者接触点的服务、关键时段的服务、重点部门的服务、重点人群的服务、特殊情况的服务以及服务质量的提升非常关键，将每一个细节做到极致就是卓越服务；三是高度重视信息化建设，以信息化带动医院管理创新，建立以质量为中心的风险预警机制并进行动态管理，来防范、控制和化解风险。四是高度重视学习与创新能力。努力建设创新型医院，全面提升医院的技术创新、制度创新、管理创新和文化创新能力，为实现医院的卓越服务和持续健康发展创造条件。

（四）建立完善的服务体系

服务战略的实施不是单方面的，也不是单系统的，是医院整个服务的战略执行，需要建立全面质量管理体系，需要医疗、保健、医技、护理、行政、后勤等部门的密切配合，还需要有良好的外部环境。同时还要建立配套的服务策略，如建立服务标准和内容，确定服务方式，规范操作流程；建立工作机制，理顺服务组织、服务人员和服务设备的统筹协调机制；建立评价体系，优化绩效和薪酬等。

（五）建立服务文化

服务领先战略应成为现代医院管理及运营战略的重要组成部分，制定服务战略，就是在播种一种思想，在播种思想的过程中收获经历；在收获经历的过程中形成一种行为；在形成行为过程中养成一种习惯；在养成习惯过程中取得成功；在取得成功的过程中营造一种文化。服务是一种医院文化，一种好的服务文化，能激励医院员工保持良好的工作心态，塑造团队良好的工作氛围，提升员工工作的主动性、参与性，工作质量、效率和绩效，从而保证医院健康、和谐、可持续高质量发展。

第四章

医院卓越服务地位

第一节　卓越服务与医院评审

医院评审是政府实行行业监管，推动医院不断加强内涵建设，完善和落实医院管理制度，促进医院高质量发展的重要抓手。医院评审在医院主要是不断提高医疗质量，保证医疗安全，改善医疗服务，更好地履行社会职责和义务，提高医疗行业整体服务水平和服务能力。

卓越服务是现代医院管理体系中的重要服务理念，通过卓越服务的实施，从根本上改变医院管理的观念、管理方式、管理的流程、管理的模式、激发员工内在动力和自主自觉行动，将医疗保健服务从平常到好，从好到很好，从很好到优质，从优质到优秀，从优秀到卓越。提高医院服务品质，构建"让患者更安全、让诊疗更有效、让患者更舒适、让医患更忠诚"的卓越服务体系，实现患者满意、员工幸福、社会赞誉的卓越医院。

卓越服务与医院评审在组织形式、思想理念、实施过程、工作内容、工作方法、工作范围、追求目标等均有诸多相似和共同点。

一、卓越服务

医院服务理念是医院使命、运营模式、行为准则和活动领域的集中体现，是医院形象系统的灵魂和核心，是由医院经营者积极倡导，全体员工自觉实践而形成的代表医院信念、激发医院活力、推动医院改革与发展的团体精神和行为规范。现代医院追求服务品质，强调优质服务，从服务到质量，再到优等质量，建立优质服务管理体系，明确服务内容、服务标准、服务目标、监控体系、评价体系等，通过教育、培训使员工素质不断提高，全员、全方位、全流程为患者服务。医院卓越服务追求超越优秀品质，使员工自觉或不自觉运用医院的卓越服务规定，从人际行为、操作规范、服务规范、质量标准、语言规范到个人仪表、穿着，进行全方位的启发诱导，从精神入手，融会贯通，使之合乎规范，体现医院卓越服务的共同理念。医院卓越服务体现患者为本、员工为本、自我发展、质量优先、卓越领导、系统支持、持续改进。要求全员参与、全程管理、全面覆盖，强调质量、安全、管理、服务和绩效，强调结构、过程和结果。

二、服务是医院评审的重要内容

医院评审是国际上医院管理的通行做法，是由医疗机构之外的专业权威组织对该机构进行评估，以正确判断评定该机构满足质量管理体系标准的符合程度。医院评审的主题是质量、安全、服务、管理和绩效。服务是医院评审五大主题之一。医院评审可以指导医院加强自身建设和管理，促进医院实现高质量发展，更好地满足人民群众医疗服务需求。

1994 年，国务院发布《医疗机构管理条例》明确规定国家实行医疗机构评审制度，在法规层面将医院评审工作制度固定下来。1995 年，原卫生部发布《医疗机构评审办法》，确定了医疗机构评审的基本原则、方法和程序，开展了医疗机构评审工作。2008 年，原卫生部医管司医疗服务评价处负责新一轮医院评审准备工作。2009 年，原卫生部开展了对全国三级医院的调研，建立了医院评价专家库。2011 年 4 月，原卫生部正式印发了《三级综合医院评审标准（2011 版）》（卫医管发〔2011〕33 号）；9 月发布《医院评审暂行办法》（卫医管发〔2011〕75 号），11 月发布《三级综合医院评审标准实施细则（2011 版）》（卫办医管发〔2011〕148 号），12 月颁布了《医院评审专家库管理办法（试行）》（卫办医管发〔2011〕159 号）2021 年国家卫生健康委发布了《三级和二级妇幼保健院评审标准实施细则（2016 年版）》（国卫办妇幼发〔2016〕36 号）。2022 年国家卫生健康委发布了《三级医院评审标准（2022 年版）》（国卫医发〔2022〕31 号），原相关文件同时废止。

新一轮医院评审坚持"政府主导、分级负责、社会参与、公平公正"的原则和"以评促建、以评促改、评建并举、重在内涵"的方针，以医疗质量和医疗服务成效作为评审的重点，将医改任务完成情况作为重要指标，围绕"质量、安全、服务、管理、绩效"，重视医疗质量和管理的持续改进，体现"以患者为中心"的理念，促进医院实现三个转变（即在发展方式上，由规模扩张型转向提质增效；在运行模式上，从粗放管理转向精细化管理；在资源配置上，从注重物质要素转向更加注重人才技术要素）和三个提高（即提高服务效率、医疗质量和医务人员待遇)。第一周期医院评审规范了医疗机构发展，构筑了医院评价体系。第二周期医院评审重点强化了医院内涵。在评审理念上与国际通行"以患者为中心"的理念接轨；在条款评价中，采用了 PDCA 持续质量改进的管理原理对标准的实施情况进行判断；在检查方式上，引入了能够对过程质量管理起有效监控和整体评估的追踪检查法。

三、卓越服务质量标准

（一）确立服务质量标准的重要性

1. **树立目标**　明确服务标准，为医院服务设定一个目标，使全体员工朝着这个目标而努力。目标可以让员工明确努力工作的标杆和意义，以及达到目标的要求，从而使员工向着共同的目标奋斗。

2. **传达目标**　让员工认可目标，相互传递信息，共同向目标奋斗，也可以相互监督，使所有员工步调一致。服务标准的重要性就在于其相对的固定性和稳定性，只有稳定的标准才能确保服务质量。

3. **创造价值**　服务标准作为衡量价值的工具一旦出台，这些标准就要成为医院培养人才、选拔人才、质量控制，业绩考核的一把尺子。卓越服务操作标准就会转化为所有员工的行为指南，在具体工作中设定具体可行、更细小的标准，这些细小的标准应为员工或科室、班组量身定制。这些不同层级的标准合起来就是业绩考核评价的基础。

（二）制订标准的要求

1. **制定标准的原则**　卓越服务标准有利于医院上下实施统一的患者服务行动，可以通过标准区分出患者认为重要的因素，医院可以将资源集中用于实现这些要求。标准应该体现普适性与关键重点，包括患者认为重要的服务，也包括各科室特殊患者的要求。

2. **厘清服务标准的内涵**　服务标准不是口号，必须切合医院工作实践和运行规律。首先是员工能执行的，是日常工作服务标准；其次是患者能认可的；三是简单有效，要包括服务工作细节部分。服务标准是在充分了解患者需求基础上制定的，一旦服务标准确定，就需对外公布，接受社会监督。

3. **确立服务质量与标准内容**　患者认为只有当医院建立起公认的衡量标准时，质量才是可靠的，没有标准就没有质量。应该确定内容清晰、简洁、可观测、可实现的服务标准，这其实是对服务形象的期望。医院制定质量和服务标准应关注影响患者体验的 8 个细节：①电话礼仪（在电话铃声响起3声之内接听电话，如果需要对方等待，首先要征得对方同意）；②服务指引（如指路应将问路的人直接送到目的地，切忌仅用手指指了事，主动向面有难色的患者提供帮助）；③个人仪表和周围环境（姓名标签挂在胸前看得见的地方，遵守衣着规则）；④向患者提供信息；⑤患者等待（不超过许可时间）；⑥叫号信息灯（3分钟之内闪一下）；⑦隐私（不要在公共场合讨论患者）；⑧态度（对患者态度友好亲善）。服务质量与标准始终是一个车子的两个轮子，缺一不可，有质量就需要有标准，有标准就需要有质量。

（三）医院卓越服务标准

医院卓越服务标准是评价医院的标准，主要包含原则性、宏观性和全面性。标准越宏观覆盖面越宽，越微观覆盖面越专业。

1. 评价标准的设置 医院卓越服务评价标准可根据服务内容设立一级指标，如卓越管理、卓越医疗、卓越护理、卓越人文，在一级指标的基础上产生相应的二级及三级指标。

（1）卓越服务：在卓越服务中二级指标可包括党建与服务融合、行政服务临床、后勤医疗保障、预约优化流程、人车分流有序、环境整洁安全、医院标示规范技术档案完整、不良事件管理等。

（2）卓越医疗：在卓越医疗中二级指标可包括依法执业到位、患者评估全面、检查治疗用药合理、医患沟通有效、急诊绿色畅通、诊疗随访及时等。

（3）卓越护理：在卓越护理中二级指标可包括职责定岗位分级、患者有问必答、患者参与诊疗、病情观察仔细、连续服务不断等。

（4）卓越人文：在卓越人文中二级指标可包括全员全程参与、维护患者权益、倡导志愿者服务、投诉纠纷化解到位、患者忠诚满意、提升员工素养、关爱员工、普及健康知识等。

2. 评价标准指标编写注意要点 在评价指标具体落实上应考虑服务落实的时限、流程、适应性、预见性、信息沟通、患者反馈、控制考核等。

（1）时限（时间）：服务时必须向患者说明时间标准是什么，从什么时间开始，到什么时间结束，中间有什么情况发生等。在整个时限内，要不要分几个时限段，必须向患者交代清楚。如评价卓越护理中患者有问必答中，三级指标判定新入院患者接待是否及时，应明确在10分钟内，接应红灯应在1分钟内。

（2）流程：整个服务过程分几个流程，每个流程分几个环节，如何协调服务中的不同程序，它们之间不需要停顿，服务过程中如何避免流程运行中的阻塞和停滞现象发生。

（3）适应性：医院服务大部分为软性服务，在坚持服务标准的前提下，不增加流程环节，不增加服务时间，不增加服务费用，在安全的情况下，按照服务标准的患者需求，恰当地灵活服务于患者。

（4）预见性：在服务中要预见可能发生的情况，这些情况事先应告知患者，若患者不同意，需要重新沟通。除此之外，还应向患者说明医院服务提供系统预测准确的可观测的指标是什么，要有科学的预测的依据。

（5）信息沟通：这是贯穿整个服务全程中的工作。应该明确，如果服务系统内部，以及你和患者之间不能进行有效和及时地沟通，那么服务系统就不能正常运行。注意如何获得信息，做到充分、准确和及时地沟通？有效沟通的指标是什么？当有些原因不能沟通时怎么办？能反映服务活动中有效沟通的可测量性标准必须是科学的。

（6）患者反馈：注意了解患者反馈的途径？患者反馈系统如何用于提高服务质量？在服务过程中，怎样知道患者满意不满意，舒适不舒适？关于有效患者反馈系统的可观测的指标论据科学程度如何等。

（7）控制：医院服务标准的控制与管理，注意把握标准由哪个部门或哪个人控制，由谁执行控制？如何评价与奖惩？怎样把服务标准控制结果告知员工与患者？这些都需要根据实际情况予以解决。

（8）持续改进：服务标准应遵循 PDCA 循环，依据患者需求和评价过程中遇到的问题进行持续改进。

3. 卓越服务个人标准　包括语言、仪表、礼节、礼貌、态度、关注、热情、得体、指导、负责、技巧。个人标准越具体、越细节，越好运用。个人标准应是最实际的，是日常的工作，日常的行为标准化。

（四）卓越服务标准发展趋势

医院服务标准主要是服务态度与标准，服务行为标准，技术操作标准，服务时效标准，服务设施、设备标准，诊疗效果标准，患者满意标准等。普通服务与卓越服务标准的区别见表 1-4-1。卓越服务标准趋势，是以患者为理念，将患者的真正需求当作我们自己的需求，当成我们自己的事，服务患者，满意患者。

表 1-4-1　普通服务与卓越服务标准的区别

项目	普通服务标准	卓越服务标准
及时性	患者进入服务区域时,很快听到招呼	患者进入服务区域内,在 20 秒内听到招呼
热情	员工热情招呼患者	员工在距患者 2 米之内主动上前招呼帮忙
态度	员工对患者的态度友好	员工边引导患者,边介绍情况
仪表	整洁、标准、准备有序	员工着装完全按照医院规定的、患者需要的进行服务
仪容	微笑服务	根据具体患者情况微笑服务
随时	准备随时服务	主动巡视、主动寻找随时服务的机会
主动	患者需不需要服务	立即上前搀扶或帮助患者
预测	员工想法至少要先患者一步	患者不必开口,椅子就挪到他的身旁
反馈	被动听患者投诉	记录、专注、积极处理患者的不满
语言	用普通话服务	以普通话服务为基础,依据患者具体的情况用合适语言
关注	需要时立即服务	关注患者特殊服务,主动判断特殊服务的患者
负责	完成规定任务	完成任务并主动征求患者意见和记录以及持续改进

四、医院评审对卓越服务的要求

卓越服务坚持以"人民至上、生命至上、健康至上、安全至上"为目标,强化"患者至上",构建"让患者更安全、让诊疗更有效、让患者更舒适、让医患更忠诚"的卓越服务体系,打造患者满意、职工幸福、社会赞誉的卓越医院,努力让人民群众享有高质量的医疗护理服务,为建设健康中国提供保障。

医院评审是以医疗质量和医疗服务成效为评审重点,围绕"质量、安全、服务、管理、绩效",重视医疗质量和管理的持续改进,体现"以患者为中心"的理念,促进医院践行"三个转变、三个提高",实现公立医院高质量发展。医院评审中特别强调服务的提升、强调患者权益、强调患者安全、强调医疗质量。与卓越服务强调服务品质提升,强调卓越管理是完全一致的。卓越管理让患者更安全;卓越医疗让诊疗更有效;卓越护理让患者更舒适;卓越人文让医患更忠诚。医院评审和医院卓越服务打造均是建设现代医院管理制度、建立人民满意医院重要途径(表 1-4-2)。

表 1-4-2　卓越服务要求与医院评审要求一览表

项目	卓越服务要求	医院评审要求
卓越管理，让患者更安全	1. 坚持行政管理部门为医疗护理服务、后勤保障部门为临床服务、临床医技部门为患者服务的服务理念	对医疗质量管理要求执行情况进行定期评估，对医疗质量信息数据开展内部验证并及时分析和反馈，对医疗质量问题和医疗安全风险进行预警和干预，对存在的问题及时采取有效干预措施，评估干预效果，促进医疗质量持续改进 加强门(急)诊专业人员和技术力量配备，根据门(急)诊就诊患者流量和突发事件调配医疗资源，做好资源调配。对门(急)诊医务人员开展技术和技能专业培训
	2. 落实患者安全"十大目标"	对就诊患者实行唯一标识(医保卡、新型农村合作医疗卡编号、身份证号码、病历号等)管理 在诊疗活动中，严格执行"查对制度"，至少同时使用姓名、年龄两项核对患者身份，确保对正确的患者实施正确的操作。 完善关键流程(急诊、病房、手术室、ICU、产房、新生儿室之间流程)的患者识别措施，健全转科交接登记制度 使用"腕带"作为识别患者身份的标识，重点是 ICU、新生儿科(室)，手术室、急诊室等部门，以及意识不清、抢救、输血、不同语种语言交流障碍的患者等；对传染病、药物过敏等特殊患者有识别标志(腕带与床头卡) 确立手术安全核查制度，防止手术患者、手术部位及术式发生错误 防范与减少患者跌倒、坠床等意外事件发生 防范与减少患者压疮发生 妥善处理医疗安全(不良)事件 患者参与医疗安全
	3. 开展医院"10S管理"，落实进一步改善就医环境、优化服务流程	优化就诊环境。就诊环境清洁、舒适、安全。为患者提供就诊接待、引导、咨询服务。急诊与门诊候诊区、医技部门等均有清晰、规范、醒目、易懂的标识
	4. 提升后勤保障水平、加快信息化建设	有后勤保障管理组织、规章制度与人员岗位职责。后勤保障服务能够坚持"以患者为中心"，满足医疗服务流程需要，注重员工合理需求 建立以院长为核心的医院信息化建设领导小组，有负责信息管理的专职机构，建立各部门间的组织协调机制，制订信息化发展规划，有与信息化建设配套的相关管理制度。 医院信息系统能够系统、连续、准确地采集、存储、传输、处理相关的信息，为医院管理、临床医疗和服务提供包括决策支持类的信息技术支撑，并根据国家相关规定，实现信息互联互通、交互共享

续表

项目	卓越服务要求	医院评审要求
	5. 做好院前院中院后一站式连续服务	有急危重症患者"绿色通道"。建立院前急救、院内急诊与住院或转诊的连贯性医疗服务流程,并定期进行评价和持续改进 完善患者入院、出院、转科、转院服务管理工作制度和标准,为急诊患者入院制定合理、便捷的相关制度与流程。加强转科、转院患者的交接管理
	6. 做到全员参与、全过程实施的全面质量管理	建立医院全员参与、覆盖临床诊疗服务全过程的医疗质量管理与控制工作制度
	7. 建立现代医院管理制度,不断提高医疗护理服务效率	制定医院章程,建立医院内部决策执行机制。加强和改进医院领导人员管理
	8. 改善患者就医体验,让患者就医便捷、满意	优化门诊布局结构,完善门诊管理制度,落实便民措施,减少就医等待,改善患者就医体验,有急危重症患者优先处置的制度与程序 公开出诊信息,保障医务人员按时出诊,遇有医务人员出诊时间变更应当提前告知患者。提供咨询服务,帮助患者有效就诊
卓越医疗,让诊疗更有效	1. 严格落实医疗安全核心制度	医院应当落实《医疗质量管理办法》《医疗质量安全核心制度要点》要求,制定发布本院医疗质量安全核心制度,并组织全员培训。建立首诊负责制度、立三级查房制度、会诊制度、分级护理制度、值班与交接班制度、疑难病例讨论制度、急危重患者抢救制度、术前讨论制度、死亡病例讨论制度、查对制度、手术安全核查制度、手术分级管理制度、新技术和新项目准入制度、危急值报告制度、病历管理制度、抗菌药物分级管理制度、临床用血审核制度、信息安全管理制度
	2. 建立健全医疗质量管理和控制体系,持续提升医疗质量和技术水平	有医疗质量管理体系,落实医疗质量管理主体责任,实行医疗质量管理院、科两级责任制 各业务科室成立本科室医疗质量管理工作小组,人员组成和职责符合《医疗质量管理办法》要求
	3. 健全医院、部门、学科、科室与个人相结合的质量管理机制,建立个人技术档案,定期开展院科两级新技术评选	建立医师手术授权与动态管理制度,根据医师的专业能力、临床实践、手术质量安全和培训情况,授予或者取消相应的手术级别和具体手术项目权限 医院依法准予医务人员实施与其专业能力相适应的医疗技术,并为医务人员建立医疗技术临床应用管理档案,纳入个人专业技术档案管理 医院承担限制类技术临床应用规范化培训工作的,应当建立培训规章制度及流程,明确岗位职责和管理要求,加强学员管理,建立学员培训档案,按照培训方案和计划开展培训工作,保障培训质量

项目	卓越服务要求	医院评审要求
	4. 建立适应社会发展和分级诊疗需求的急危重症与应急处置体系	医院有承担服务区域内急危重症和疑难疾病诊疗的设施设备、技术梯队与处置能力
		有急危重症患者"绿色通道"。建立院前急救、院内急诊与住院或转诊的连贯性医疗服务流程,并定期进行评价和持续改进
		有创伤、脑卒中、急性心肌梗死、高危孕产妇及新生儿等急危重症病种和重点人群服务规范和流程
	5. 全面实施单病种与临床路径管理,适应医保支付方式改革	加强单病种质量管理与控制工作,建立本院单病种管理的指标和质量参考标准体系,促进医疗质量精细化管理
		DRG 费用指数
	6. 建立多学科诊疗协作机制,结合医联体、医共体、专科联盟和远程医疗建设	有制度与流程支持开展多学科综合门诊。开展多学科诊疗,方便患者就医
		优化门(急)诊服务,实施多种形式的预约诊疗服务,逐步提高患者预约就诊比例
	7. 开展重大疾病规范化诊疗	遵循临床诊疗指南、医疗技术操作规范、行业标准和临床路径等有关要求开展诊疗工作
		建立医疗技术临床应用评估制度,对限制类技术的质量安全和技术保证能力进行重点评估,并根据评估结果及时调整本院医疗技术临床应用管理目录、医师相关技术临床应用权限和有关管理要求
	8. 加强区域医疗中心和重点专科建设	加强重点专科建设和人才培养,有学科带头人选拔与激励机制
		重点专科带头人专业技术水平领先
卓越护理,让患者更舒适	1. 完善护理服务与质量控制管理体系,规范护理服务工作,丰富护理服务内涵,创新护理服务模式	建立扁平高效的护理管理体系,建立护理质量与安全管理委员会,依据法律法规、行业指南、标准,制定护理制度、常规和操作规程,实施护理质量管理工作
	2. 加强护士队伍建设	护理人力资源配备与医院功能和任务相适应,有护理单元护理人员的配置原则,以临床护理工作量为基础,根据收住患者特点、护理级别比例、床位使用情况对护理人力资源实行弹性调配。有紧急状态下调配护理人力资源的预案

项目	卓越服务要求	医院评审要求
	3. 不断提高基础护理质量和专科护理能力,做强护理学科,全面构建按岗定责的质量控制与管理体系,实施分级护理和责任制整体护理,做实基础护理、做精专科护理、做优人文护理,用心服务	建立基于护理工作量、质量、患者满意度并结合护理难度、技术要求等要素并以考核护理人员实际工作能力为核心的绩效考核制度,考核结果与护理人员的评优、晋升、薪酬分配相结合,调动护理人员积极性 护理人员依法执业,实行分层级管理,有护理人员管理规定、实行岗位管理制度,明确岗位设置、岗位职责、岗位技术能力要求和工作标准。有护理人员在职继续医学教育计划,保障措施到位,并有实施记录
卓越人文,让医患更忠诚	1. 注重医学人文关怀	医院应当加强医务人员职业道德教育,弘扬社会主义核心价值观和新时代医疗卫生职业精神,坚持"以患者为中心",尊重患者权利,履行防病治病、救死扶伤、保护人民健康的神圣职责 关注员工身体和心理健康,保障员工合法健康权益
	2. 加强医务人员分层分级的系统化培训和人文教育	医院建立全员学习机制,强化学习文化。定期对员工进行政策法规、管理能力、专业技能和质量安全培训与教育 建立医疗技术临床应用规范化培训制度。重视医疗技术临床应用管理人才队伍的建设和培养
	3. 制定医院卓越服务手册或员工准则	建立质量体系文件,包括质量手册、程序文件、标准操作规程和记录表格等
	4. 开展科普与健康教育	加强出院患者健康教育,为出院患者提供规范的出院医嘱和康复指导意见,建立出院患者随访制度并组织实施
	5. 倡导充满"信心、爱心、细心、诚心、舒心"的五心服务理念	重视医院文化建设,建立医院文化建设制度,把医院文化培育成核心竞争力,逐步建立以患者为中心、注重医疗质量安全根植于医院服务理念的特色价值取向和行为标准
	6. 提高沟通能力和主动服务意识,切实维护患者生命权、健康权等十大权益	医院有相关制度保障患者或其近亲属、授权委托人充分了解其权利 保护患者的隐私权,尊重民族习惯和宗教信仰
	7. 坚持以患者满意为最高标准,将人文关怀和人文服务贯穿于整个医疗护理服务过程	建立基于护理工作量、质量、患者满意度并结合护理难度、技术要求等要素并以考核护理人员实际工作能力为核心的绩效考核制度,考核结果与护理人员的评优、晋升、薪酬分配相结合,调动护理人员积极性
	8. 保障和维护医务人员在职业环境、培训培养、专业发展、福利待遇等方面的权益,不断提高医务人员的职业获得感和荣誉感	医院实行同工同酬、多劳多得、优绩优酬的分配制度。以综合绩效考核为依据,突出服务质量、数量,逐步扩大分配,提高员工待遇。个人分配不得与业务收入直接挂钩

第二节　卓越服务与公立医院绩效考核

在新医改的推动下，各医疗机构不断完善自身体系、健全内部机制。医疗服务如何适应市场规律，树立正确的医疗服务观念，是各医疗机构需要认真思考和亟须解决的问题。以公立医院绩效考核为指挥棒，在发展过程中把社会效益摆在首位，在保证公益性的同时，最大程度调动员工的工作积极性，进而提高医疗卫生保健机构的服务质量，规范医务人员的服务行为，强化内部管理，促使医疗服务逐渐走向卓越，最终使不同人群享受到高质量的医疗保健服务。这是医院发展的必然趋势，也是我们所有医务工作者的永恒追求。

一、公立医院绩效考核

（一）绩效考核的内涵

绩效考核主要是考核主体通过设定工作目标以及绩效标准，设计科学合理可行的考核方式，对被考核对象在工作过程中所完成的工作业绩、数量与质量以及所表现出来的工作能力、态度（含品德）和社会效益等方面进行综合考量，根据考核结果来评价员工履职、工作完成以及个人成长情况等，并将考核结果作为实施奖励与惩罚、内部培训、辞退、人才任用等的基础与依据。企业内部有效实施绩效考核，从理论层面上来讲，可调动员工积极性，引导员工改进工作方式，激励其提高工作效率，促使整个工作团队工作质量提升。

绩效考核重视结果运用，但它更倾向于一种过程管理。绩效考核的实施包括制订计划、执行实施、检查整改以及处理总结等环节，整个过程包括绩效目标的设定、绩效要求的达成、绩效的实施修正、绩效面谈、绩效改进、再制定目标，是一个发现问题、采取改进措施、解决问题的有效循环过程。再加上绩效考核的结果与工作人员的薪酬密切相关，因此会促使工作人员为了获取更多的报酬认真完成工作目标，在一定程度上起到了激励员工工作积极性的目的。

文化诊断学导师曹政钧认为，绩效考核的目的不在于对绩效的考核，而在于绩效的提高。华恒智信的专业人力资源咨询师任艺指出，绩效考核如同指挥棒一样，指引企业发展、管理政策、员工努力的方向。企业重视绩效过程考核，将管理落实到人、到事、到岗位，才能提高整体效益、促进团队和谐、实现企业长远发展。

（二）公立医院绩效考核的内涵

2009 年 3 月，中共中央、国务院关于《深化医药卫生体制改革的意见》正式发布，2019 年 1 月，《关于加强三级公立医院绩效考核工作的一样》发布并在全国启动。十几年来，我国的公立医院已逐步加入到了有效运营的队伍之中，随着改革与绩效考核的持续推进，公立医院绩效考核也真正被越来越多的医院应用在管理中，其重要性日益凸显。

公立医院绩效考核是指根据医院的实际情况运用科学、合理、有效的方式制定绩效考核制度，明确部门 / 科室考核目标，运用管理学、财务学等方面的管理方式，针对医院发展的实际情况，在有限的时间内对工作完成情况进行综合考核，查漏补缺，解决问题，改进工作，实现医院质量的全面提升，进一步提高运营效益、促使良好内部环境形成、提升核心竞争力，最终实现医院高质量发展的目的。

《深化医药卫生体制改革的意见》明确提出，医药卫生机构应加强和完善内部管理，建立以服务质量为核心、以岗位责任与绩效为基础的考核和激励制度，建立高效规范的医药卫生机构运行机制。由此可见，改善医疗服务质量是新医改的关键任务之一。通过构建科学完善的公立医院绩效考核体系，既是促进医院实现科学管理良性发展的基础，又是调动医护人员积极性为人民群众提供优质高效服务的重要前提。

（三）公立医院绩效考核的指标体系

《关于加强三级公立医院绩效考核工作的意见》提出了具体的考核指标以及建设支撑体系的工作任务，明确了统一标准、关键指标、体系架构和实现路径等相关内容，考核指标体系由 4 个方面 55 个指标共同组成，涉及医疗质量、运营效率、持续发展以及满意度评价等。

医疗质量指标毫无疑问是公立医院发展的永恒主题，也是我们开展卓越服务，始终坚持人民至上、生命至上、健康至上、安全至上原则的内在需求。医疗机构医疗质量最终以满意度来评价，满意度指标包括患者满意度和医务人员满意度两个层面，是公立医院体现社会效益的重要体现。第一，医务人员满意是医疗服务质量保障。没有满意的员工就没有满意的患者。持续提升医务人员满意度才能激发医务人员工作积极性，进而为患者提供高质量的医疗服务。第二，患者满意直接反应医疗服务质量水平。患者接受医疗服务，能亲身感受整个服务过程中医务人员的专业技术能力、服务态度、医德医风、医疗机构的服务流程及环境条件等。

因此，公立医院应立足于绩效考核的指标体系，将构建高质量、优服务、职工幸福、患者满意的医院作为长期发展追求的目标，重点围绕影响医疗质量的主要因素，对标对表开展相关工作，始终把为人民群众提供优质高效的医疗健康服务的重要责任扛在肩上。进一步强化医务人员的服务意识，简化医疗就诊的服务流程，激发医务人员工作积极性和热情，不断提升医疗质量和服务水平，为患者带来满意的就医体验。

（四）公立医院绩效考核的三个层级

第一个层级是政府对医疗机构的绩效考核。由政府相关部门作为评价主体，组织开展对公立医院及其负责人的考核。重点考核医院的公益性、基本医疗、公共服务、社会满意度等方面，将考核结果与财政补助力度、医院工资水平、奖惩等挂钩，引导医院及员工重视绩效考核结果，产生忧患意识。通过政府对医疗机构的绩效考核，压实医疗机构的责任，规范各级各类公立医院的绩效考核工作，加强其标准化、专业化和精细化管理，从而改进其医疗服务质量。

第二个层级是医院内部的绩效考核。公立医院内部的绩效考核工作，主要是对职工工作的绩效评价，主要从岗位工作量、工作难易程度、服务质量、医德医风、患者满意度等方面进行综合考量。通过公立医院内部的绩效考核，完善医院运行机制，实现社会效益和经济效益提升。医疗机构内部应强化绩效考核的导向作用，进一步提高医疗服务能力和运行效率。

第三个层级是科室内部的绩效考核。科室层面的绩效考核需分解细化到岗、到人，一般可分为月度、季度、年度考核，通过对院级指标进行分解，保证科室绩效考核指标与医院的战略目标相符。医疗机构的工作人员是各项措施的最终落实者，是与患者直接接触的人员。通过科室内部绩效考核的实施，打造有效的薪酬体系制度，提升员工稳定性，激发员工工作的积极性和主观能动性，是遵循以患者中心的理念、以医院高质量发展为目标的宗旨，提高工作效率，促进医患关系和谐发展的必然要求。

由此可见，公立医院绩效考核的意义在于，借助绩效考核这只"无形之手"，通过政府、医院、科室三个层级的考核，设立相应目标并对目标进行分解细化，层层下压责任，不断进行反馈评估，引导医院、部门以及所有医务工作者把社会效益摆在第一位，不断提升自身专业技术能力和医疗服务水平，满足广大人民群众对美好生活的追求（图1-4-1）。

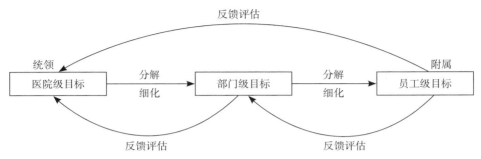

图 1-4-1 公立医院绩效考核三个层级

二、绩效考核在公立医院中的作用

公立医院是人民群众看病就医的主要场所，是我国医疗服务体系的主要组成部分，是推进医疗服务实现高质量发展的主要力量。公立医院实施绩效考核，不仅促进公立医院体制和管理制度的改革，同时也是贯彻落实国家决策部署的重要依托手段，更是衡量公立医院改革成效的重要方式。在发展方式上，绩效考核可助推公立医院由规模扩张型转变为质量效益型，提高医疗服务质量；在管理模式上，绩效考核可促进公立医院从粗放式管理转变为精细化管理，提高医疗服务和机构运行效率。具体来说，公立医院绩效考核有以下几个作用：

（一）指明公立医院战略发展方向

公立医院只有基于全局考虑谋划，根据自身发展实际，统筹制定发展战略才能适应未来发展。公立医院内部实施绩效考核必须要建立在发展战略的全局把控上，并基于此建立科学、合理、切实可行的考核制度，调动各个部门活力，激发医务人员的积极性和主动性。国家层面考核公立医院要明确其社会效益，关注提供的服务数量和质量，重视综合管理情况以及可持续发展等问题，从而促使公立医院从被动接受考核转变为积极接受并主动在机构内部实施绩效考核，进一步帮助管理者明晰医疗机构发展方向，在顶层设计上采取有针对性的措施，切实提升医疗服务效率、医疗服务质量水平，实现医院长远可持续发展。

（二）促进公立医院监督管理强化

公立医院在政府组织下开展绩效考核，并将考核结果与医院的财政补助、薪酬发放、医保付费、等级评审等联系起来，起到激励和约束的作用，通过这种方式提升医院自身的管理水平。此外，医院定期将考核结果公布，并组织分析、培训学习，使医务人员全员参与到绩效考核工作中，进一步强化医院的监督管理。绩效考核体系科学有效地建设，使管理工作者的管理方式更为科学化、信息化。除此之外，从资源分配与监督管理来考量，大力实施绩效考核管理工作，使医院内部各个员工的资源分配更为均匀，员工的主体位置得以彰显，促进医院管理质量及管理效率高效提升。

（三）利于公立医院人员激励

医院内部实施绩效考核需要针对每个科室的医疗服务质量指标进行考核监督，全面了解掌握各科室的医疗服务质量情况，科室负责人以及员工的工作完成效率情况、完成质量情况、努力程度、敬业程度、团队合作情况等，以此为依据进行绩效的二次分配。通过对员工的考核评价，可以帮助员工提高工作效率和质量，使个人产出与医院目标保持一致，同时可以提升员工的工作积极性和热情。以员工的工作量、工作性质和重要程度等为依据制定出的绩效考核方案，能够客观公正地体现员工工作价值，并通过与工资薪酬挂钩，引导员工的工作实际与医院发展相结合，激励个人成长和提升。

（四）促进公立医院内部体系完善

在市场经济条件下，任何一家医院要想在激烈的医疗服务市场上脱颖而出，都必须重视和加强内部控制。通过不断深化改革，公立医院虽然建立了较为完善的管理体系，但在内部控制机制上依然存在一定的不足，这也是个别公立医院在快速发展中，发生较为严重贪污腐败问题的一个重要原因。制约内部控制机制完善的因素有很多，其中一个非常重要的因素就是绩效考核体系不完善，无法发挥绩效考核在内部控制机制中的作用。为了进一步提高公立医院的内部控制能力与水平，就必须根据新医改的要求，对绩效考核体系进行不断改进和完善，利用绩效考核客观全面地反映出医院各个部门、工作岗位的实际工作绩效状况，对干部职工的工作进行有效的监督，使之在工作当中能够严格遵守各项规章制度。所以，完善公立医院的绩效考核体系，可促进医院内部控制机制的完善。

综上所述，公立医院绩效考核可直接或间接促进三级公立医院功能定位进一步落实，内部管理更加规范有序，服务效率更加高效提升，规章制度更加落地落实，最终实现医疗服务质的飞跃。

三、公立医院绩效考核下的卓越服务

绩效考核是维持公立医院内生动力、提高核心竞争力的重要手段之一。

随着经济社会的飞速发展,人民群众的就医选择越来越多,在医疗水平的基础上,人们更倾向于在就医过程中得到良好的体验,即对医疗服务有了更高的追求。公立医院管理者应打破传统、更新观念,引导医院在提升医学技术的基础上,树立服务先行理念,重视医疗服务质量与效率的双提高,借助绩效考核手段打造卓越医院,推崇卓越服务。

(一)公立医院绩效考核是提高医疗服务质量的重要手段

其一,绩效考核有效助力卓越组织达成。放眼于全球,优秀的组织无不具备卓越服务的策略,通过对员工的激励,美国惠普公司实现"完美服务"、摩托罗拉公司实现"增值服务"、海尔集团实现"星级服务",无一不为医院的卓越服务提供了良好的借鉴。近年来,众多公立医院充分发挥绩效考核"指挥棒"作用,完善医疗服务质量,也取得了显著的成效。国内某顶尖肿瘤专科医院,在实施包含绩效单价制、用人费率制剂关键绩效指标(key performance index,KPI)制等绩效考核办法的绩效考核体系后,建立职能部门联络员机制,实行常态化管理,统筹推进绩效考核工作,成效非常显著。在医师薪酬完全与医药收入脱钩的前提下,有效地提升了医师的工作积极性,实现了引领医疗行为向医院战略核心重点发展的目标,有效提升了医疗服务质量水平。各级医院可充分参考其他医院的成功经验,结合医院实际,不断完善绩效考核体系,以打造卓越医院为目标,抓重点、补短板、强弱项、破难题,全面提升医疗服务质量。

其二,公立医院绩效考核是医院破解发展瓶颈的重要抓手。绩效考核作为推动医改政策落地、传导改革压力至全院全员的重要抓手,能够起到破解医院发展瓶颈的重要作用。各级政府按规定落实投入政策,指导地方各级医疗机构在清理甄别的基础上,稳妥化解公立医院长期债务;进一步落实公立医院薪酬制度改革政策,规范持续推进医联体建设,形成自上而下的合力,破解发展瓶颈,以三级公立医院带动基层医疗机构服务能力整体提升。

其三,真正认识到公立医院绩效考核的重要性。通过分层分类院内培训,提高员工的认识,对标对表找差距,实行精细化管理;把公立医院绩效考核与医院内部绩效考核链接起来,特别是指标与指标之间的关系衔接。通过各级指标达成,倒逼医务人员提高自己的业务能力和专业水平,苦练基本功、提高诊疗水平,承担起三级公立医院应该承担的责任。最终实现保证公益性、调动积极性、保障可持续性,提高医疗服务质量。

其四,公立医院绩效考核以患者需求为导向。公立医院绩效考核指导回归公益性和"以人为本"设置了大量指标，从持续发展角度助力医疗服务能力的提升。一是充分发挥三级公立医院绩效考核指挥棒作用，从患者角度出发关注重点指标。加强薄弱点建设，采取针对性措施，提升机构管理水平及其运行效率。二是加强临床专科和重点学科建设。医院实施学科分层分类管理，专业细化与学科整合有机结合，高标准建成品牌专科，提升区域内疑难危重症诊疗和专科医疗服务水平。同时，医院优化临床路径管理，积极推进预住院＋日间诊疗，推广多学科诊疗模式，积极开展术后加速康复、临床营养管理、提高临床中层骨干医疗质量管理能力等举措，有效提升医疗服务能力。三是运用一系列指标评价医务人员的专业能力，通过质量管理，尽可能让医疗行为符合标准规范，符合患者利益。提倡医生个人的独立判断、独立决策，通过系统管理加以约束，使用好DRGs和质量管理工具进行考核和管理，通过标准化的病程管理实现质量安全提升，进一步细化医疗服务措施，强化工作落实，促进医院医疗服务管理质量不断提升，切实提升人民群众就医体验。

（二）医疗服务质量提升是公立医院绩效考核的成效体现

其一，质量指标是公立医院绩效考核最重要的指标。医疗服务质量安全是公立医院发展永恒的"生命线"。医院质量管理的核心任务是持续改进医疗质量，保障医疗安全，进一步为人民群众提供安全、优质、高效的医疗服务，这同时也是深入推进公立医院高质量发展的重要工作内容。因此，医疗质量指标被摆在公立医院绩效考核指标体系的第一位，其重要性不言而喻。

其二，医疗服务质量的好坏由患者决定。质量高低在很大程度上是由患者主观上的意见决定的。患者评价医疗服务质量，往往并不会把服务分成若干阶段加以判断，而是将所接受的医疗服务作为一个整体基于自身的实际感受的基础上来判断服务态度、服务质量的优劣。此外，医学学科专业性强，患者和医务工作者在医学知识上存在着很大的差距，普通患者很难去评价一位医务人员的专业技能，他们的评价标准往往是一些非专业的因素如医务人员的服务态度、医疗服务的价格、医疗服务流程等。

其三，公立医院绩效考核工作的最终成效在于患者就医体验改善。主要体现在患者的服务感受有无得到真正改善。因此，用绩效考核为医疗实践赋能，强化"大健康"的观念以及"以患者为中心"的从医理念，进一步加深医务人员对于医疗服务质量的认识，树立以患者为中心的看诊理念，学会换位思考，在提升专业技术能力的同时注重患者的感受，切实提高医疗服务质量，建立良好的医患关系，提升患者就医体验。

（三）公立医院绩效考核助力卓越服务的打造

其一，改进医疗实践活动是时代要求。21世纪的医疗实践活动应遵循以下三个基本原则：一是坚持医药卫生体制改革的正确方向，无论医院遇到何种困难，都不能颠覆医疗卫生的公益性质，这是所有医务人员应恪守的边界，在此基础上不断丰富"以患者为中心"的内涵。二是立足区域优势和院情，量身定制医院的发展道路。国内与国外、发达地区与欠发达地区、大医院与教学医院，彼此之间必然存在各种各样的差异。医院管理者要做的，是拓宽视野、取长补短和相互促进，从丰富多彩的卓越医疗实践中找到适合自己的模式。三是医疗行业间加强密切交流和持续合作。沟通是促进学习和合作的重要基础，再发达的通信技术也难以取代面对面的交流。各级医疗机构应以"提升医疗质量，改善医疗服务"，促进医院改进医疗实践活动，建立健全医院的"质量、安全、服务、费用"等多项管理制度，探索并建立医院科学管理的长效机制，促进医疗服务质量的持续改进和医疗服务水平的不断提高。

其二，卓越服务是内在要求。随着时代的变迁，人民群众对健康的有了更高的需求，对于医疗服务质量有了更高的期盼。在医疗体制改革不断深入的大背景下，医疗领域竞争的焦点从硬件条件的提升转向为实现医疗服务软实力的加强，由此可见，成就卓越医院、打造卓越服务势在必行。从一定意义上来说，医院的卓越服务可以创造新的市场和新的竞争力，这对医院的长远发展至关重要。打造医院卓越服务需要有几个关键要素，包括专业的医疗技术、过硬的人员素质、一流的设施设备、优质的医院管理。

其三，绩效考核是发展要求。医院在规模有限的情况下，要以绩效考核为抓手，坚持公益性导向，树立人民至上、生命至上、健康至上、安全至上的理念，遵循提高医疗服务效率的原则，以满足人民群众健康需求为出发点和立足点，服务深化医药卫生体制改革全局。通过改革完善公立医院运行机制和医务人员激励机制等方式，实现医院社会效益和经济效益、当前业绩和长久运营、常规工作和持续创新相结合。强化以绩效考核为导向，推动医院落实公益性，实现预算与绩效管理一体化，提高医疗服务能力和运行效率。建立以患者满意度评价体系的基础，通过加强现代信息技术建设、改善就医流程、优化就医环境、推行和优化分时段预约挂号等措施，减少患者排队等候时间，为患者带来"更方便、更放心、更价值"的就医感受，将降低平均住院日纳入绩效考核内容，进一步规范用药服务，有效改善患者就医体验，提升群众就医获得感。

其四，绩效考核助力卓越服务打造。过去几十年，国内医院活力四射，为寻求更好的发展竭力探索改革创新。进入新时代，随着社会主义市场经济的持续发展，医疗服务市场的竞争猛烈地冲击着医院原有的服务管理模式，促使医院由计划经济服务模式向市场经济服务模式转变。三级公立医院是国家医改的主体，应以绩效考核为核心，主动适应市场化的变化，按照国家医改与绩效考核指标要求，落实三级综合医院功能定位，不断提升收治疑难杂症、急危重症患者的能力，提高自身医疗服务质量和效率，优化医院医疗环境，助推医院管理的创新性高质量发展，找到通向卓越医疗服务的路径与方法，致力于为人民群众提供卓越的医疗服务。

第三节　卓越服务与医院高质量发展

一、医院高质量发展的政策背景

（一）高质量发展理念提出

高质量发展是发展经济学的核心概念，是 2017 年中国共产党第十九次全国代表大会首次提出的新表述，表明中国经济由高速增长阶段转向高质量发展阶段；2018 年 3 月，提请十三届全国人大一次会议审议的政府工作报告提出的深入推进供给侧结构性改革等 9 方面的部署，都围绕着高质量发展；2020 年 10 月中国共产党第十九届中央委员会第五次全体会议审议通过的《中共中央关于制定国民经济和社会发展第十四个五年规划和二〇三五年远景目标的建议》中，多次出现"高质量发展"关键词，会议明确，"十四五"时期经济社会发展将以推动高质量发展为主题。

医院高质量发展的提出与国家要求一脉相承。党的十八大以来，以习近平同志为核心的党中央，坚持以人民为中心，坚持把保障人民生命健康放在优先发展的战略位置，加快推进健康中国建设。习近平总书记一再强调："无论社会发展到什么程度，我们都要毫不动摇把公益性写在医疗卫生事业的旗帜上，不能走全盘市场化、商业化的路子。"2021 年 3 月，习近平总书记参加全国政协十三届四次会议的医药卫生界、教育界委员联组会强调，要把保障人民健康放在优先发展的战略位置，坚持基本医疗卫生事业的公益性，聚焦影响人民健康的重大疾病和主要问题，加快实施健康中国行动，织牢国家公共卫生防护网，推动公立医院高质量发展，为人民提供全方位全周期健康服务。习近平总书记的重要思想和指示，是公立医院高质量发展的指针和方向。2021年2月，中央全面深化改革委员会第十八次会议召开，审议通过了包括《关于推动公立医院高质量发展的意见》等6个重要文件。2021年，全国卫生健康工作会议和医疗管理工作会议都提出要推进公立医院高质量发展。"公立医院高质量发展"作为一个高频词，被反复提及。

医院高质量发展必将推动卫生体制改革的不断深入。在全民医保、补偿改革、现代管理、药品供应、综合监管等制度建设取得积极成效的同时，新时代的不平衡不充分的矛盾在公立医院日益突出，人民群众对健康和医疗日益增长的需求与我们医疗健康创新能力、技术能力、服务水平的矛盾日益突出；长期不变的公立医院三级体系既不利于分级诊疗的实质推进，也不能达到公立医院攀高峰、促创新、聚人才、兜网底的主导作用；公立医院长期无序扩张的高增长效应带来的优质医疗资源过度集中等结构性失衡亟待解决。推进公立医院高质量发展，是相对于前一段时期的高增速阶段而言，宏观上强调稳定、均衡和创新动力；行业层面强调结构优化，转型提效；微观层面则强调质量提升和持续创新。推进公立医院高质量发展，就是在发展方式上，从规模扩张向质量效益转型；在管理模式上，从粗放管理向精细管理跃进；在资源配置上，从物质要素向人力资源发展转变。使公立医院坚持公益性和主体地位、提供公平可及系统持续的医疗服务，让人民群众和医务人员的获得感和幸福感得到实现。

（二）公立医院高质量发展文件出台

《关于推动公立医院高质量发展的意见》发布。2021年6月，国务院办公厅印发《关于推动公立医院高质量发展的意见》（以下简称《意见》），明确了公立医院高质量发展的目标、方向、举措，是新阶段公立医院改革发展的根本遵循，对全面推进健康中国建设、更好满足人民日益增长的美好生活需要具有重要意义。推动高质量发展是落实十九届五中全会精神的重要举措。公立医院是我国医疗服务体系的主体，是全面推进健康中国建设的重要力量，提高卫生健康供给质量和服务水平，必须把公立医院高质量发展放在更加突出的位置；推动高质量发展是增进人民健康福祉的根本要求。我国已经迈入中高收入国家行列，完全有必要也有基础加快发展卫生健康事业，扩大优质医疗资源供给，努力满足人民日益增长的医疗卫生服务需求，不断增强群众的获得感、幸福感、安全感；推动高质量发展是公立医院改革发展的必然选择。经过改革开放 40 年来医疗服务体系建设、20 年来医院能力建设、10 年来深化医药卫生体制改革的实践探索，公立医院已经到了从"量的积累"转向"质的提升"的关键期，必须把发展的着力点放到提升质量和效率上。

推动公立医院高质量发展，要坚持以人民健康为中心，加强公立医院主体地位，坚持政府主导、公益性主导、公立医院主导，坚持医防融合、平急结合、中西医并重，以建立健全现代医院管理制度为目标，强化体系创新、技术创新、模式创新、管理创新，加快优质医疗资源扩容和区域均衡布局。为更好提供优质高效医疗卫生服务、防范化解重大疫情和突发公共卫生风险、建设健康中国提供有力支撑。

（三）公立医院高质量发展的重点任务

推动公立医院高质量发展重点推进六个方面工作：

一是构建新体系。建设国家医学中心和区域医疗中心，推动国家医学进步，带动全国医疗水平提升。建设省级区域医疗中心，补齐短板，提升省域诊疗能力，减少跨省就医。发展紧密型城市医疗集团和县域医共体，按照网格化布局，探索一体化管理，为居民提供预防、治疗、康复、健康促进等连续性服务，推动从以治病为中心转向以健康为中心，促进优质资源下沉、工作重心下移，推动分级诊疗。建立健全分级分层分流的重大疫情救治体系。

二是引领新趋势。以满足重大疾病临床需求为导向，重点发展重症、肿瘤、心脑血管、呼吸等临床专科。面向生命科学、生物医药科技前沿，加强基础和临床研究，开展关键核心技术攻关，推动科技成果转化。推广多学科诊疗、日间手术、责任制整体护理等服务模式。推动新一代信息技术与医疗服务深度融合，大力发展远程医疗和互联网诊疗，建设智慧医院。

三是提升新效能。健全以经济管理为重点的科学化、规范化、精细化运营管理体系，引导医院回归功能定位，提高效率、节约费用。加强全面预算管理，完善内部控制制度，提高资源配置和使用效率。坚持和强化公益性导向，健全绩效评价机制，不断提高医疗质量、运行效率、可持续发展能力和患者满意度。

四是激活新动力。合理制定并落实公立医院人员编制标准，建立动态核增机制。建立主要体现岗位职责和知识价值的薪酬体系，实行以岗定责、以岗定薪、责薪相适、考核兑现。健全医务人员培养评价制度，探索在岗位设置合理、人事管理完善、具有自主评审意愿的三级公立医院试点自主开展高级职称评审。建立灵敏有序的医疗服务价格动态调整机制，提高医疗服务收入（不含药品、耗材、检查、化验收入）占医疗收入的比例。深化医保支付方式改革，探索对紧密型医疗联合体实行总额付费，加强监督考核，结余留用、合理超支分担。按规定落实政府对符合区域卫生规划的公立医院投入政策。

五是建设新文化。大力弘扬伟大抗疫精神和崇高职业精神，激发医务人员对工作极端负责、对人民极端热忱、对技术精益求精的不竭动力。强化患者需求导向，持续改善医疗服务，做好医患沟通交流，增进理解与信任。关心关爱医务人员，关心年轻医务人员成长，维护医务人员合法权益，坚决保护医务人员安全。

六是坚持和加强党对公立医院的全面领导。全面执行和落实党委领导下的院长负责制，充分发挥公立医院党委把方向、管大局、作决策、促改革、保落实的领导作用，健全完善医院党委会和院长办公会议事决策制度，把党的领导融入医院治理全过程各方面各环节。加强公立医院领导班子和干部人才队伍建设。全面提升公立医院党组织和党员队伍建设质量。落实公立医院党建工作责任。

（四）公立医院高质量发展的评价体系

为落实党中央国务院决策部署，推动"十四五"时期公立医院实现高质量发展，国家卫生健康委会同国家中医药局印发《公立医院高质量发展评价指标（试行）》《公立中医医院高质量发展评价指标（试行）》（以下简称《评价指标》），供地方按照属地原则对辖区内公立医院高质量发展情况进行评价。并充分考虑各级各类公立医院实际情况，不搞"一刀切"，及时总结推广典型经验，以点带面推动全国公立医院高质量发展取得实效。

《评价指标》按照指标精炼、可操作、可衡量的原则，制定了党建引领、能力提升、结构优化、创新增效、文化聚力等五个方面的指标：

一是党建引领。通过评价党委领导下的院长负责制落实情况，确保发挥公立医院党委把方向、管大局、作决策、促改革、保落实的领导作用。通过评价党组织和党员队伍建设情况、党建工作责任制落实情况，推动发挥基层党组织战斗堡垒作用和党员先锋模范作用，不断提升党员队伍建设质量，夯实党建工作责任，以党建引领公立医院高质量发展。体现了《意见》中"坚持和加强党对公立医院的全面领导"的工作要求。

二是能力提升。通过评价专科能力、住院患者重点监测病种覆盖率、医疗质量指数等，引导公立医院持续提升医疗服务能力，不断改进医疗质量，补齐专业专科短板，构建优质高效整合型医疗卫生服务体系。体现了《意见》中"构建公立医院高质量发展新体系"与"引领公立医院高质量发展新趋势"的工作要求。

三是结构优化。通过评价手术结构和收支结构，推动公立医院发展方式从规模扩张转向提质增效，运行模式从粗放管理转向精细化管理，资源配置从注重物质要素转向更加注重人才技术要素，引导公立医院落实功能定位。体现了《意见》中"引领公立医院高质量发展新趋势"与"激活公立医院高质量发展新动力"的工作要求。

四是创新增效。通过评价智慧医院建设、科研经费、百元收入能耗占比、费用消耗指数，引导公立医院不断提升管理科学化、精细化、信息化水平，推进医学科技创新。体现了《意见》中"引领公立医院高质量发展新趋势"和"提升公立医院高质量发展新效能"的工作要求。

五是文化聚力。通过评价满意度，进一步推动公立医院不断满足人民群众就医需要，建立完善保护关心爱护医务人员长效机制。体现了《意见》中"建设公立医院高质量发展新文化"的工作要求。此外，增加了体现中医医院特色的指标，有针对性地引导公立中医医院实现公立医院高质量发展。

二、医院高质量发展的内涵

公立医院高质量发展的新体系，由国家医学高峰、省级医疗高地、城市医疗集团和县域医疗共同体所构建。其中国家医学高峰就是重大疾病攻关、高层次人才培养、高水平创新研究和成果转化的国家医学中心和国家临床研究中心，是公立医院主体的领头羊和排头兵；省级医疗高地以"N+X"方式遴选学科发展均衡、诊疗能力强、紧密对接国家医学中心的公立医院以及特色突出的重点专科，构筑解决危重疑难疾病的区域医疗中心；城市组建市级医院牵头的网格化紧密型医疗集团，强调诊治、健康管理、护理康复一体化的连续服务和慢性病防治为主的重点专科；农村以县级医院为龙头，发展县域医共体，做强县级医院，补齐服务短板，提高县域就诊率。新的服务体系，将摒弃长期沿用的一、二、三级医院的固有服务体系，细化功能定位，强化分工协作，使新医改方案早就描绘的城市二级、农村三级的扁平化高效服务体系更加明晰和得到切实落实。

（一）学科建设是医院高质量发展的灵魂

学科建设是医院的重中之重，是医院品牌、声誉地位的基石；是医院人才、绩效、补偿的基础；更是医院医疗质量、业务管理的基本抓手。公立医院的高质量发展，无论是医学技术创新，还是临床诊疗能力提高，无论是人才培养，还是质量保证，学科建设都是其必然的载体和基石。

学科建设的要素包括学术方向、学科组织、人才梯队、学术研究、成果推广和科研基地。医院学科建设首先要在明确学科定位的基础上，制定发展目标和学科战略；不断完善与国际先进水平同步、符合中国国情的诊疗规范，并以统一诊疗常规为抓手的质量管理制度；适应群众医疗新需求，聚焦学科方向，建立全科合作各有方向的亚学科特色优势。医院在国家绩效考核和第三方学科评估的引导下，建立定期、有效、客观公平的学科评估体系，学科评估结果与学科设置、重点学科遴选、学科带头人聘任、临床资源配置等挂钩，是促进学科建设的有效手段和外因推力。

学科建设的核心是临床和创新，学科的门诊、住院、手术质量、疑难程度、临床能力和声誉必须成为学科评估放在首位的重要指标，新技术开展和科研成果转化更是医院学科建设的重要标志。国家医学中心、省级和区域医疗中心、城市医疗集团、县域医疗共同体其学科建设的目标要求有所不同，而学科建设的宗旨和作用都一样，通过科学有效的建设，补齐医疗服务短板，提高县域就诊率，达到慢性病有效防治和一体化连续服务的理想效果。学科建设需要较长时间沉淀，要求医院管理者要有"功成不必在我"的胸怀和恒心，通过制度建设、氛围营造，甚至几代人的不懈努力，才能完成质量可靠、持续创新、群众满意的千秋伟业。

（二）科学管理是公立医院高质量发展的关键

科学管理是相对于经验管理提出，以科学量化、和谐合作、高效务实为特征，而规范化管理、精细化管理、个性化管理是科学管理的三个标志性管理层次。在公立医院高质量发展中，根据我国公立医院管理现状，在不断完善各项规范标准的基础上，积极推进以信息化为主要手段的精细化管理，在体系、治理、学科、运营、流程、文化等管理上不断探索和创新，以适应公立医院高质量发展的新形势和新体系。

1. 体系规划上强调顶层设计 公立医院高质量发展的新体系，要求各级政府强化顶层设计，严格按照区域卫生和医疗机构设置规划对医院规模进行刚性约束，规范多院区的治理和通过同质化医院集团组建探索有效重组。国家医学中心的设置强调专科学术水平和优质资源共享，利用我国临床资源丰富和国家体制优势，举全国之力，将若干个顶级专科的人才和资源整合，围绕解决疑难重症，以高层次人才和高精尖科研为标志，尽快缩小与国际顶尖水平的差距。国家区域医疗中心建设坚持标准化和科学务实，逐步到位，切忌过于强调利益平衡而违背学科建设初衷。

2. 医院治理上强调权责清晰 公立医院现代治理的核心是决策权和管理权两权分离，对医院管理者的有效激励和严格制约。必须打破长期以来困惑我国公立医院发展的多级财政、多头行政的管理壁垒，探索公益导向、绩效考核、资源共享、统一医保、统一管理、统一配置的医联体、医院集团和医共体的管理模式。这是公立医院高质量发展的体制保障和框架基础。

3. 学科管理上强调质量和创新 保证医疗质量、提高服务能力是公立医院提高人民群众获得感的基石，也是学科管理的宗旨。传统的以职能科室为主线的扁平化质量管理将被以学科为基础的树状型管理所替代。不同医院的各个学科根据自己的战略定位，制定与国际先进水平同步，适应国情和当地条件的诊疗常规，明确学科带头人或医生组组长是医疗质量第一负责人。从基础质量管理、环节质量管理向终末质量管理和持续改进转变。在学科人才培养、学科评估激励、医疗资源配置上，始终把质量保证和持续改进作为学科管理的第一要务；学科管理的另一重要内容则是以满足临床需求为导向，鼓励创新，推动临床诊疗新技术的研发和推广。国家临床研究中心要发挥顶尖科研创新的核心作用，加大基因、分子医学、形态、细胞、动物实验和胚胎实验等科研基础平台建设，与生命科学、生物医药基础科学衔接，促进原创性科研产出。省县级医院要注重临床大数据和生物样本库的建设，建设临床流行病、临床队列研究、具有多种科研技术的中心实验室。使我国公立医院从疑难攻关到常见病、慢性病的学术研究和临床总结拥有扎实的平台基础。

4. 运营管理上突显公益效能和岗位薪酬 公立医院高质量发展，必须确保政府投入、医疗保险等公共筹资渠道充分，通过以 DRGs 和 DIP 等医保支付改革和优化医疗服务价格等补偿机制改革，逐步达到政府投入和医保支付占医院收入 80%，服务收入占医疗收入 60%。使公立医院在坚持公益性、确保高质量基本医疗服务的同时，通过全面预算、成本控制、合理配置，提高发展效能和服务效率；薪酬制度改革是激活公立医院高质量发展新动力的重要杠杆，积极推进以岗位工作量为核心的岗位聘任和薪酬激励制度，切实落实"应该允许公立医院突破现行事业单位工资调控水平，允许医疗收入主要用于人员奖励"，摒弃院科两级与收入挂钩的薪酬分配，积极探索以学科发展水平、服务能力和难度复杂要素为绩效考核和分配导向的薪酬调整机制。充分调动广大医务人员的积极性和创造性。

5. 流程管理上聚焦信息化和一体化 公立医院高质量发展的流程管理，是应用移动互联网、物联网、区块链、大数据等信息技术，覆盖从国家医学中心到县域医疗共同体整个服务体系，从手术机器人、手术导航定位、机器人诊疗等顶尖智慧医疗到远程会诊、影像、超声、心电、病理、监护的一体化连续性的"大流程"管理。重点落实分时段预约诊疗、MDT、危重急一体化综合救治、日间手术、日间化疗、日间诊疗、中西医结合医防康复一体的全链条服务模式。以公立医院为主体的互联网医院将在政府主导、行业规范的基础上成为未来医疗的新业态。

6. 文化管理上强调内涵建设 在公立医院高质量发展过程中，医院文化是医院品牌、凝聚力、竞争力的集中体现。医院要培育崇德敬业、求精创新、人文关怀的文化。以职业道德、职业素养、廉洁自律作为培养有道义有情怀良医的基本要求。医院在积极推动薪酬激励的同时，通过建立职业荣誉、改善环境、落实带薪休假、依法维权等措施，将关爱医务人员，营造温馨、安全的工作环境作为医院文化建设的重要内容。

（三）五个标准是公立医院高质量发展的目标

1. 医疗技术顶尖 医院的职能是治病救人，患者来医院就诊，其根本目的就是及时正确诊断疾病，祛除病痛。患者就医时总是把医院的医疗技术、诊治水平作为选择医院最重要的依据，在此基础上，才会考虑医院的收费、服务、环境等因素。可以说，高质量发展最直接的体现就是高水平的医疗技术。因此高质量发展的前提是要着力把常规技术做精，高精尖技术要有突破，差异化技术做出特色，集中力量开展疑难危重治疗技术攻关。

2. 医疗质量过硬 医疗质量是医院的生命线，是患者生命安全的保障，过硬医疗质量必然产生良好的社会效益和经济效益。医疗质量是一把手工程，必须建立全面质量管理体系和全程质量控制标准，落实院科两级管理责任，强化核心制度落实，保障院感防控措施的实施，保障人民群众对健康高质量需求。

3. 医疗服务高效 医疗服务主要是指解决群众看病就医"前中后"服

务的问题，所谓"前"就是排长队、反复排队的问题，"中"就是具体治疗过程，"后"就是患者出院后的服务问题。高效的服务，除了高水平的救治能力外，重点是解决好患者就医过程中"前中后"的堵点和痛点。

4. 医院管理精细 现在的管理已由之前的以医疗质量安全为主题的技术管理和以患者满意度为主题的服务管理，新增加了以资源高效使用为主题的运营管理。特别是实行 DIP 付费后，给医院和各临床科室的管理带来新的课题，破解这道题就必须打破旧观念，接受新思想，由增加诊疗项目增加收入转向控制成本、规范诊疗获得应有报酬，向精细化管理要效益，把精细化和高质量贯穿始终。

5. 满意度较高 我们常讲，"金杯银杯不如老百姓口碑"，医院好不好，老百姓说了算，最直观的体现就是老百姓对医院的口碑，这也是医院高质量发展的重要衡量标准。在国家三级公立医院绩效考核中，满意度评价是考核的重要指标。换句话说，医院在老百姓心中的"位子"直接影响到医院的"面子"。

（四）六要素是公立医院高质量发展的核心

1. 运营管理是医院高质量发展之基 这里的基指的是基础的意思。就像我们造房子，地基一定要打牢，地基不牢，地动山摇。医院运营管理也是如此，向内部管理要效益，强化医院精细化管理是公立医院高质量发展的必由之路和重要基础。

2. 学科建设是医院高质量发展之核 这里的核指的是核心的意思。学科建设在一家医院的重要性我们都非常清楚，学科强则医院强，院领导提的最多的就是学科建设。

3. 品牌文化是医院高质量发展之魂 这里的魂是灵魂的意思。文化是一家医院持续发展的灵魂。医院管理的最高境界，就是用文化来管理人、凝聚人、吸引人。

4. 宣传健教是医院高质量发展之翼 这里的翼就是翅膀的意思。也就是说医院要实现高质量发展，离不开品牌宣传和健康教育。品牌宣传和健康教育可以让我们医院的品牌影响、学科建设传播得更远，被更多的人所知道、所了解、所选择。

5. 市场营销是医院高质量发展之剑 这里的剑指的是利剑的意思。也就是说市场营销可以帮助医院在竞争日益激烈的医疗市场中杀出一条生存之路、闯开一条发展之路。

6. **患者体验是医院高质量发展之盾**　这里的盾是盾牌的意思。我们通过市场营销，通过宣传健教，把患者吸引到医院就诊后，不仅要给患者看好病，更重要的是能够带来良好的就医体验。只有这样，才会建立忠诚的医患关系，患者离开医院之后才会从内心认可医院。

三、卓越服务是医院高质量发展的重要体现

医院卓越服务的理念、目标与内容措施是在公立医院高质量发展的总体要求下形成，是公立医院高质量发展的重要体现部分。

（一）卓越管理是高质量发展新效能的重要体现

公立医院高质量发展新效能要求提升医院科学管理水平，医院卓越服务要求开展卓越管理，两者在科学管理的要求上一致，目标实现的侧重点不同。卓越管理更倾向于实现患者安全，是通过在医院开展全面质量管理，坚持行政后勤为临床服务及临床医技为患者服务，以落实 18 项医疗质量安全核心制度为基础，以"国家医疗质量安全改进目标"为指引，强化患者管理，强化质量控制，提升急诊急救能力，提升数据应用水平，实现患者 10 大安全目标。

（二）卓越医疗与卓越护理是高质量发展新趋势的重要体现

公立医院高质量发展新趋势强调临床专科建设，推进医学技术创新，推进医疗服务模式创新。医院卓越服务强调实施卓越医疗与卓越医疗，实现诊疗有效和患者舒适。两者在内容措施上高度一致，目标实现的落脚点不同。卓越医疗与卓越护理的落脚点都体现在患者为中心，卓越医疗要求充分发挥现代科技作用，对接生命科学领域前沿科技，以"技术＋管理＋服务"的组合，建立多学科协作的整合医学模式，在临床重点专科建设中要求开展不同层面的十大新技术评选，不断强化医疗能力，让诊疗能力更有效。卓越护理以构建"患者/家属-责任护士-责任组长-护士长-护理部"五级护理质量控制与管理体系为主线，对护理质量控制做到宏观管理与微观管理相结合，形成人人参与的全方位质量管理，持续改善患者就医体验。

（三）卓越人文是高质量发展新文化的重要体现

公立医院高质量发展新文化要求大力弘扬伟大抗疫精神和崇高职业精神，建设特色鲜明的医院文化，强化患者需求导向，关心关爱医务人员。医院卓越服务要求重视卓越人文，实现服务满意。两者无论从内容措施，还是目标实现上均高度一致，卓越人文要求坚持和加强党建引领，提升员工素养；健全现代医院管理制度，凝炼支撑高质量发展的医院先进文化。倡导在

医疗机构开展人文医院建设，以 10S 管理为基础，加强医院信息化建设，优化服务流程，实施全时段预约诊疗，推行"一站式"服务，维护患者权益，让患者满意度不断提升。

时代在进步，改善医疗服务的追求没有止步。湖南省 2022 年在全国医疗机构首次提出并在全省医疗机构开展医院卓越服务。湖南省儿童医院、湖南省妇幼保健院、益阳市中心医院率先开展并出台了《医院卓越服务行动方案》，正式启动医院卓越服务行动。

第四节　卓越服务与现代医院管理制度

健康中国伟大目标的提出，需要体制机制作为重要的支撑和保障。现代医院管理制度的提出，是现代医院发展的需要，是市场决定资源配置的需要，是构建和谐医患关系的需要，是促进医院管理水平提升的需要，也是服务健康中国建设的需要。随着医药体制改革的不断深化，医院现代化管理必将是所有公立医院管理的趋势，主要体现现代医院的规范化、精细化和科学化管理上。现代医院管理制度的建立为卓越服务提供了制度基础，卓越服务必须建立在现代医院管理制度上。

一、现代医院管理制度的核心是坚持以人民健康为中心

现代医院管理制度制定原则的第一条就是把人民健康放在优先发展的战略地位，将公平可及、群众受益作为出发点和立足点，全方位、全周期保障人民健康，增进人民健康福祉，增强群众改革获得感。卓越服务提出的原则是坚持"人民至上、生命至上、健康至上、安全至上"，两者高度一致，即在医院就要体现以患者为中心。

体现以患者为中心，做有温度的医务人员，为患者提供更高层次、更加满意、更有温度的卓越服务。一是人文关怀为服务"升温"，人文关怀在医疗服务中是不可或缺的重要部分，只有为患者提供人文关怀才能让医学成为真正的人类医学，所谓"大医精诚、医者仁心"即基于此。但在日常医疗过程中，"人的病"常盖过了"病的人"，医务人员没有感情的投入，就无法让服务"有温度"，主动关怀每一位患者，将心比心、换位思考，用耐心细心换来患者的暖心舒心，是每位医务人员努力的目标与方向。二是提升服务意

识让医患"更近"，医疗服务是人与人的互动行为，当医务人员的服务意识强烈，会增强对患者身体层次和精神层次的关注度，患者就会感受到充分的尊重与关怀，保持良好的心态，积极配合治疗，建立更近距离的医患关系。三是和谐关系让服务"提质"。在医疗过程中，医务人员能做到急人所需，想人所想，尊重服务对象的意愿和权利，医患双方建立和谐的关系，就能达到诊治效果最大化和服务提质。

二、现代医院管理制度的关键是坚持公立医院公益性

现代医院管理制度制定原则的第二条就是坚持公立医院公益性，落实党委和政府对公立医院的领导责任、保障责任、管理责任、监督责任，把社会效益放在首位，注重健康公平，增强普惠性。坚持政府主导与发挥市场机制作用相结合，满足多样化、差异化、个性化健康需求。而党建与业务相融合是卓越服务的首要任务，是推动全院全员全过程参与的重要举措，要全面落实党委领导下的院长负责制，充分发挥公立医院党委把方向、管大局、做决策、促改革、保落实的领导作用，将党的领导融入卓越服务的各个环节，充分发挥党建引领作用，引导医院重视卓越服务相关工作。

坚持公立医院公益性就是要实现党建与业务相融合。实现党建与业务相融合，要求医疗机构紧紧围绕医院卓越服务制订医院党建工作计划，充分发挥基层党组织战斗堡垒作用和党员先锋模范作用，用党建助力现代医院管理制度落地落实，每位党员及员工都有明确的工作目标和任务。实现党建与业务相融合，要求在开展卓越服务等医疗活动中，切实发挥党组织的政治功能，把党的政治优势转化为医院发展的不竭动力，是切实发挥公立医院公益属性，推动公立医院发展科学性、稳定性、高效性的保障。实现党建与业务相融合，要求把党的领导融入医院治理全过程的各方面各环节，把党的建设各项要求落到实处，现代医院管理制度为医院卓越服务提供了制度基础。

三、现代医院管理的目标是建立一套管理制度

现代医院管理的主要目标就是基本形成维护公益性、调动积极性、保障可持续的公立医院运行新机制和决策、执行、监督相互协调、相互制衡、相互促进的治理机制，促进社会办医健康发展，推动各级各类医院管理规范化、精细化、科学化，基本建立权责清晰、管理科学、治理完善、运行高效、监督有力的现代医院管理制度。并提出完善章程、决策机制、民主管

理、医疗质量安全管理、人力资源管理、财务资产管理、绩效考核、人才培养培训管理、科研管理、后勤管理、信息管理、医院文化建设、便民惠民服务共十三个制度体系。与卓越服务密切相关的主要是便民惠民服务和医院文化建设，还牵涉到章程、医疗质量安全管理和人才培养培训管理等。

全面开展便民惠民服务是卓越服务的基本要求。现代医院管理制度提出进一步改善医疗服务，优化就医流程，合理布局诊区设施，科学实施预约诊疗，推行日间手术、远程医疗、多学科联合诊疗模式。加强急诊急救力量，畅通院前院内绿色通道。开展就医引导、诊间结算、检查检验结果推送、异地就医结算等信息化便民服务。开展优质护理服务，加强社工、志愿者服务。推进院内调解、人民调解、司法调解、医疗风险分担机制有机结合的"三调解一保险"机制建设，妥善化解医疗纠纷，构建和谐医患关系。卓越服务提出卓越管理、医疗、护理、人文四大一级指标，行政服务临床、后勤保障医疗、优化预约流程、检查治疗用药合理、医患沟通有效、急诊绿道畅通、连续服务不变、维护患者权益等29项评价二级指标（见《医院卓越服务评价指标》），涉及的指标均能从现代医院管理制度体系中找到依据。

加强医院文化建设是卓越服务的内在要求。现代医院管理制度提出树立正确的办院理念，弘扬"敬佑生命、救死扶伤、甘于奉献、大爱无疆"的职业精神。恪守服务宗旨，增强服务意识，提高服务质量，全心全意为人民健康服务。推进医院精神文明建设，开展社会主义核心价值观教育，促进形成良好医德医风。关心爱护医务人员身心健康，尊重医务人员劳动成果和辛勤付出，增强医务人员职业荣誉感。建设医术精湛、医德高尚、医风严谨的医务人员队伍，塑造行业清风正气。卓越服务提出开展卓越人文建设，并从全程全员参与、维护患者权益及患者与员工满意度等方面来进行评价。"制定是基础、执行是核心、评价是环节、改进是关键、维护是保障"，现代医院管理制度是卓越服务实现制度管权，制度管人，制度管事的保障，把现代医院管理制度通过卓越服务开展，渗透到医院发展的各个环节中，规范工作秩序和工作行为，提升患者与医务人员满意度，实现医院卓越服务水平一次又一次地超越。

第五节　医院卓越服务质量管理体系构建

一、质量管理工具

质量的好坏是评价医院管理水平的一个关键指标。如何持续的提高和改进质量水平是医院管理的方向，是医院全面发展、不断提升的永恒动力。本节主要以品管圈与信息化管理工具为例，来介绍如何运用科学有效的管理工具进行质量管理。

（一）品管圈

品管圈（quality control circle，QCC）是众多医疗质量管理改善方法中的一种，是全面品质管理（total quality management，TQM）的一项重要工具。就是由相同、相近或互补性质的工作场所的人们自动自发组成数人一圈的小圈团体（又称 QC 小组，一般 6 人左右），全体成员合作、集思广益，通过选择主题，制订活动计划，制定目标、策略、措施、检查确认结果、进一步规范化、审查和改进工作，来解决工作现场、管理、文化等方面所发生的问题及课题，逐步提高员工的思维分析和解决问题的能力。

品管圈活动的主要结果是在有形和无形因素方面持续改善医疗机构质量，它是一种比较活泼的品管形式，目的在于提高产品质量和提高工作效率，可以作为提高服务质量的有效工具。

（二）信息化管理工具

进入 21 世纪后，信息网络技术突飞猛进地发展，并一跃成为人类社会前进的最强动力，信息网络技术给各个领域带来了新的发展机遇，"互联网＋"的思维已经融入人类生产生活的各个领域。在这样的背景下，医院进行信息化建设势在必行，一方面，它是网络信息技术不断进行外延的必然结果，是人类步入信息网络时代的必然选择，另一方面，医院日益繁重的医疗服务需求与医疗服务水平、质量相对较低的客观矛盾也要求医院必须加快信息化建设，从而提升医疗服务质量，加快医院的信息化建设是时代的选择，也是医疗服务自身发展的选择。

信息化建设能够提升医疗服务的高效性。通过信息化建设加强医护人员管理，可以提高职工工作效率。信息化建设还能够提升医疗服务的安全性。比如，通过病历管理的信息化建设，有助于医护人员对患者的病情做出快速、准确的判断，提高医疗诊断工作的安全性。

二、质量管理体系

质量管理体系是有计划、有步骤地把整个组织主要质量活动按重要性顺序进行改善的基础。质量管理是在质量方面指挥和控制组织的协调活动，通常包括制定质量方针、目标以及质量策划、质量控制、质量保证和质量改进等活动。实现质量管理的方针目标，有效地开展各项质量管理活动，必须建立相应的管理体系，这个体系就叫质量管理体系，它可以有效达到质量改进。目前，国际上比较知名且广泛应用于医疗机构的质量管理体系有 ISO 质量管理体系和 JCI 质量管理体系。

（一）国际标准化组织质量管理体系

国际标准化组织质量管理体系（International Organization for Standardization，ISO）成立于 1947 年 2 月 23 日，总部设在瑞士日内瓦。ISO 的宗旨是在全世界范围内促进标准化及其相关活动的发展，以便于商品和服务的国际交换，在智力、科学、技术和经济领域开展合作。

ISO 现已制定出 10 300 多个国际标准，主要涉及基础与方法标准，也有很多各行各业各种产品的技术规范。英、美等发达国家较早将 ISO 标准的概念导入医疗服务和医疗管理，并根据医院的实际情况制定了一系列的辅助标准，数百家医院通过标准认证。中国加入 WTO 后，医疗器械和制药企业率先将 ISO 标准认证引入中国医药领域，而其在医疗服务中的应用则始于 1997 年。

由 ISO/TC176 制定的所有国际标准称为 ISO9000 质量管理体系族标准，主要包括核心标准、质量管理体系指南、质量管理体系技术支持指南、支持质量管理体系的技术报告以及特殊行业的质量管理体系要求五类文件。ISO9000 族的核心标准是系列标准中最基本的标准，包含 3 个核心标准：ISO9000:2015《质量管理体系基础和术语》：表述质量管理体系基础知识、并规定质量管理体系术语。ISO9001:2015《质量管理体系要求》：规定质量管理体系要求，用于证实组织具有满足顾客要求和适用法规要求产品的能力，目的在于增进顾客满意，是 ISO9000 族标准中唯一可以被用作认证的标准。ISO9004:2018《质量管理—组织质量—实现持续成功的指南》：提高质量管理体系的有效性和效率两方面的指南，旨在促进组织业绩改进和顾客及其他相关方满意。

（二）JCI 质量管理体系与医院服务

1. **定义** JCI（Joint Commission Internationnal）是美国医疗机构联认证

国际联合委员会的简称，由医疗、护理、行政管理和公共政策等方面的国际专家组成，为美国之外的医疗机构提供医疗质量的相关教育、医院认证的相关咨询服务和负责美国以外医疗机构的认证工作。JCI 标准是目前全世界公认的医疗服务标准，也是世界卫生组织认可的认证模式。

2. **目标** JCI 的目标是应对全球医疗领域不断增长的以标准为基础的评价需求，改善医疗服务的质量与安全，为国际社会提供科学的、准化的、客观地评价医疗机构的流程。鼓励医疗机构应用国际公认的标准和相关可衡量要素来展现其不断地、可持续发展的改进。

3. **职责** JCI 的主要职责是为美国以外的医疗机构认证、临床项目认证和咨询指导服务。它开展的医疗机构认证项目包括医院、非住院医疗机构、临床实验室、持续性医疗服务机构、家庭治疗和长期治疗机构、医疗转运机构和初级医疗服务机构的认证。它的咨询服务对象是美国以外的医疗机构、卫生部、认证机构以及其他机构，并为他们提供：国家或地区医院认证体系发展设计，认证和认证准备，管理、临床和设施设备规划的发展和改进，绩效评价，持续的质量改进项目以及环境安全设计，感染控制、药物和患者安全等方面的改进，以帮助他们开发临床服务、提高医疗质量、增强患者安全、降低并管理风险，并最终让他们达到国际标准。

4. **认证标准主要内容** JCI 标准的基本理念是基于质量管理与持续质量改进的原则。对应其认证项目，JCI 标准分为医院标准、非住院医疗标准、医疗服务持续性标准、临床实验室标准、医疗转运机构标准以及临床医疗项目认证标准。标准涵盖 300 余个标准（分为核心标准和非核心标准），每个标准之下又包含几个衡量要素，主要针对医疗、护理过程中最重要的环节，例如患者获得医疗护理服务的途径和连续性、患者健康状况的评估、医院感染的控制与预防、患者及其家属的权利以及健康教育等。同时 JCI 标准也重视公共设施及安全管理、员工资格与培训、质量改进、医院领导层的协调合作以及信息管理等。其编写与修订是基于大量的数据和资料分析的基础之上，标准每三年修订一次，充分反映了全球医疗服务的动态变化。

5. **JCI 认证与服务质量** 可以有效地提高患者安全、避免医疗差错，保障员工安全，提高医院质量与效益。同时通过 JCI 认证有助于医院建立完善的管理体系，实现规范化管理，获得国际医疗保险的认可，增强本院职工的凝聚力和自信心。

一是促进患者安全与医疗服务质量的持续改进。JCI 的目标和宗旨即为保障患者安全，促进医疗流程和效果的持续改进，其所有标准的出发点和落脚点都是患者安全和医疗质量。通过参加认证以及对照认证标准进行日常改进，医疗机构可以不断地接近、达到和超越标准的要求，最终在医疗机构内创造出质量和安全的文化和环境。

二是降低医疗风险发生的可能。JCI 认证非常注重实践的评估和风险的预测，标准中有各种评估要求，例如要求医疗机构对自身有正确的评估，包括其有能力收治患者的范围、数量等，特别是急诊、抢救患者要得到优先的评估及治疗。此外标准还特别强调了对意外事件的风险管理，如临床监测包括用药差错和临界差错的监测；管理监测要包括由领导者选择的风险管理的相关内容；医疗机构要制定明确的程序以确定和管理警讯事件等。这套对风险事件的评估、监测、预警以及差错分析的管理流程的建立能够最大限度地降低医疗风险发生的可能。

三是降低职业风险，提高员工满意度。JCI 非常重视员工在医疗机构中发挥的作用，特别注意对员工职业安全的保护，并将其工作满意度作为监测项目之一。标准中要求医疗机构建立并执行一项持续性的项目，发现并减少对患者和员工意外不良事件和安全风险；监测管理包括由领导选定的员工期望与满意度相关的内容等。除此之外，认证之前的准备和认证过程都需要全体员工的参与，在学习标准、执行标准的过程中极大地调动员工的积极性，增加了员工团结协作的精神和工作热情，提高了员工的满意度。

四是规范管理，完善体系，提高效益。JCI 认证过程就是医院规范管理，完善体系的过程。通过 JCI 认证，不仅提高医院的管理水平，与国际医院管理接轨，而且 JCI 的影响力也提高了医院的社会声誉和社会效益。同时，JCI 认证是争取国际医疗保险支付的通行证，可以帮助医院获得国际医疗保险合同，更好为外籍人士提供服务，从而提高医院的社会收益和经济效益。

三、卓越服务质量管理原则

质量管理原则是在总结质量管理实践经验的基础上用高度概括的语言所概述的最基本、最通用的一般规律，可以指导一个组织在长期内通过关注顾客和其他相关方的需求和期望而达到改进其总体业绩的目的。它是医院卓越服务质量管理的理论基础，同时也是实施全面质量管理必须遵从的基本原则，因此具有长期的指导意义。2015 年版将其修订为七项基本原则。

（一）以顾客为关注焦点

以顾客为关注焦点是质量管理原则的核心思想，目的是可以根据顾客的要求和期望做出改进，以取得顾客的信任，从而稳定地占有市场，并能根据市场的变化动向做出快速反应，进而更多地占有市场。

（二）领导作用

领导者确立组织统一的宗旨及方向。领导作为决策者在质量管理中起着举足轻重的作用。通过其领导作用及所采取的各项措施，创造一个能使全体员工充分参与的良好的内部环境，因为只有在这种环境下才能确保质量管理体系得以有效运行。

（三）全员参与

员工是组织的根本，质量管理体系需要员工的充分参与。在任何组织中，最重要的资源是该组织中的每一个成员。首先要使员工了解他们在组织中的作用及他们工作的重要性，明白为了完成目标自己要做些什么，然后给予机会提高他们的知识、能力和经验，使他们对组织的成功负有使命感，渴望参与持续改进并努力做出贡献。

（四）过程方法

"过程方法"即系统识别和管理组织内部所采用的过程，特别是这些过程之间的逻辑系统和相互作用。一个组织的质量管理体系就是通过对各种过程进行管理来实现的。包括系统分析、系统工程和系统管理三大环节。它以系统地分析有关的数据、资料或客观事实开始，确定要达到的优化目标；然后通过系统工程，设计或策划为达到目标而应采用的各项措施和步骤，以及应配置的资源，形成一个完整的方案；最后在实施中通过系统管理取得高有效性和高效率。

（五）改进

改进是组织维持目前业绩水平必不可少的，同时也是为应对内部和外部的环境变化，并创造新的机会。组织应从质量管理体系的适宜性、充分性和有效性方面进行"持续改进"。持续改进总体业绩应当是组织的一个永恒的目标。持续改进是在现有水平上不断提高产品质量、过程及体系的有效性和效率，在实施中通过质量方针、目标、审核结果、数据分析、纠正和预防措施以及管理评审，促进质量管理体系的持续改进。

（六）循证决策

有效决策应建立在数据、信息分析和评价的客观事实基础上。对事实的数据和信息的分析可为决策科学化提供依据，在这些分析结果的基础上再加上经验和直觉作出判断，确认分析结果的可靠性，从而做出正确的决策。

（七）关系管理

与相关方的关系影响着组织的绩效，为达到持续的成功，组织应管理与其有关各相关方的关系。"关系管理"原则的实施要点包括权衡短期利益与长期利益，确立相关方的关系；识别和建设好关键相关方关系；与关键相关方共享专有技术和资源；建立清晰与开放的沟通渠道；开展与相关方的联合改进活动。

四、卓越服务质量管理体系

卓越服务质量管理涵盖了医院服务的各个层面，是在以患者为中心的基础上，实施的全过程的质量管理、持续质量改进和畅通化管理。通过构建医院卓越服务质量管理体系，制订并形成质量管理相关标准、评价指标及体系文件，并应用质量管理工具，从第三方视角客观地发现医院质量管理存在的问题，有力推动医院管理执行力和服务质量水平不断提升。

（一）卓越服务质量管理体系的要求

1. **科学化** 医院需要搭建科学的管理体系基础构架，合理设置卓越服务标准化、精细化的评价标准。

2. **健全长效机制** 以患者满意度为导向，定期组织开展工作情况评价，积极总结经验和有益做法，督促问题整改，促进卓越服务行动持续深入开展。

3. **规范化** 实行制度管权，制度管人，制度管事，规范工作秩序和工作行为。

4. **人性化** 坚持"人民至上、生命至上、健康至上、安全至上"，为服务对象提供安全、优质的服务。关注"一老一小"维护患者权益，打造友好就诊人文环境。

（二）卓越服务质量管理控制体系

1. **人文质量控制** 卓越人文，让医患更忠诚。医院要以提升患者就医的幸福感、获得感为重点，对照国家绩效考核和等级医院评审要求，注重医学人文关怀；以服务对象为中心，专注服务需求，将人文关怀和人文服务贯穿于整个医疗护理服务过程，为服务对象提供超预期的医疗服务，建立良好和谐的医患关系。开展志愿服务、科普与健康教育，倡导充满"信心、爱心、细心、诚心、舒心"的五心服务理念，提高沟通能力和主动服务意识，切实维护患者生命权、健康权等十大权益；以员工为中心，为员工成长进步、成就事业、实现个人社会价值提供平台。加强医务人员分层分级的系统化培训和人文教育，制定医院卓越服务手册或员工准则，保障和维护医务人员在职业环境、培训培养、专业发展、福利待遇等方面的权益，不断提高医务人员的职业获得感和荣誉感。

2. 管理质量控制　加强数据运用。对标对表三级公立医院、妇幼保健机构绩效考核指标，深入分析关键指标数据，发现质量安全风险点，推动医院标准化、科学化、精细化管理。

3. 服务质量控制　医院要强化系统思维，以落实患者安全"十大目标"为重点，谋划整体推进，各部门协作综合施策，形成行政后勤为一线、临床保健为服务对象服务的浓厚氛围。一是行政服务临床，坚持党建引领，建立行政事务审批制度与流程，采用信息化等手段提高管理、审批效率，努力为临床一线提供"一站式"服务。有明确的员工准则，并定期分层级、分类别组织开展培训。健全医院、部门、学科、科室与个人相结合的质量管理机制，建立个人技术档案。二是后勤保障临床，拥有后勤维修服务"24小时受理平台"，工作人员按要求对设备进行维护。物资保障采购部门也要保质保量配送物资。药剂科、消毒供应中心等辅助科室应主动为临床提供服务。三是临床服务患者，严格落实医疗安全核心制度，建立健全医疗质量管理和控制体系，持续提升医疗质量和技术水平。建立多学科诊疗协作机制，结合医联体、医共体、专科联盟和远程医疗，开展重大疾病规范化诊疗，加强区域医疗中心和重点专科建设，不断满足患者多层次、差异化的医疗服务需求。开通网络、电话等多渠道门诊预约方式，尽量开展住院床位、日间手术、出院复诊等预约服务，检验和医学影像等应努力提供24小时急诊诊断服务。工作区、病区门禁管理到位，人员身份识别规范。

4. 环境质量控制　合理布局门诊区域，有效引导服务对象。持续推进无烟医院建设，强化周边环境整治，打造便利的诊疗环境。院内人车分流有序，环境优美安静整洁，医院标识规范，垃圾分类收集。

第六节 追踪方法学的应用

一、追踪方法学简介

2004 年，美国医疗机构评审联合委员会（the Joint Commission on Accreditation of Healthcare Organization，JCAHO）提出聚焦患者安全和质量的操作标准。不仅要求评审机构要开展阶段性的绩效评价，而且要求被评审医院要适应新的现场调查流程。追踪方法学就是这种新设计现场调查流程的重要组成之一。它允许评价者追踪医院患者的治疗、护理、服务经历，或者考察医院的治疗、护理、服务系统。2006 年美国医疗机构评审联合委员将追踪方法学应用于 JCI 评价，2011 年 JCI 标准（第 4 版）要求在评价过程中将追踪方法学的应用比例从原来的 30% 提高到 70%。

追踪方法学是一种过程管理的方法学，其基本步骤包括 3 个方面，一是评价者以面谈以及查阅文件方式了解医院是否开展和如何做系统性的风险管理；二是以患者个体和个案追踪方式，实地访察第一线工作人员以及医院各部门的执行状况，了解各个计划的落实程度；三是在访查过程中，各个评价委员以会议形式讨论和交换评价结果，再深入追查有疑问的部分。

卓越医疗服务是医院管理的目标与核心，其根本在于提供患者、物品、环境安全的医疗服务。追踪方法学应用到卓越服务管理与评价中，能够追踪患者在整个医院医疗服务的经历，即在医院评价现场调查过程中，通过查阅患者病历，观察以及与患者治疗区域内的工作人员交谈来跟踪患者所经历的特定诊疗过程，评价医疗服务的各个系统的运行情况是否符合评审要求，追踪活动允许评价者评估医院的各个系统和流程。

二、追踪方法学分类及特点

（一）分类

追踪方法学主要分为个案追踪和系统追踪两大类。重点关注患者在医院就诊过程中的经历。为患者提供医疗服务是一个复杂的过程，包含很多流程、要素、子流程或环节，患者在医院就诊过程中能直接经历、体验到复杂流程中的部分子流程或环节，但还有一部分是涉及更深层的子流程或环节，患者不能直接经历或体验。因而，追踪方法分个案追踪和系统追踪两种类型，只有两种类型有机结合应用，才能更好地对医疗服务实施情况和流程的稳定性进行全面评价。

（二）特点

1. 强调以"患者为中心"的服务理念 从患者和评审员双重角度进行评价，评审员会将超过 60% 的时间用于现场追踪选定的患者个案，与医疗服务的直接提供者或监护者进行沟通交流，而只花费很少时间用于单纯的书面形式制度与操作程序的检查。以"患者为中心的"的服务理念，通过患者实际感受服务的经历，了解与评价医院整体的服务品质。因此是评价医院服务质量最为直接和真实的有效方法。

2. 检查聚焦"线 – 面 – 体"结合具有系统性 追踪方法学（系统追踪）以医院服务的某个子系统为检查区域，聚焦于关键领域并进行现场调查。评审员可以获得各种来源的数据，对医院给患者提供的服务过程进行评价，同时通过追踪活动，评价医院服务整体的系统性。

3. 检查方式多元化具有灵活性 追踪方法学所采用的现场检查是一种动态的评审方式，这种方式的灵活性使追踪的流程或服务范围更为宽广，个案和系统追踪的对象更具有随机性，可以有效防止医院弄虚作假，同时采用现场观察询问等方法，可以从临床一线得到最真实的资料。

4. 实践证明是一种科学的检查方法 追踪方法学有效易懂，通过培训易于掌握，不仅用于医疗质量和医疗服务的评价，也可广泛应用于医院管理相关工作。

三、追踪方法学在提升医院服务质量中的应用

（一）个案追踪

个案追踪即患者追踪。进行个案追踪时，评审员在考虑医院的治疗服务分类和至少 4 个优先焦点区域的前提下，确定追踪对象及检查路径，调查其在医疗机构的实际就医情况，包括接受治疗、护理或服务经历，并根据路径前往为患者提供医疗服务的区域及科室。一般会优先选择接受复杂治疗和服务的患者，因其就医过程可更好反映医疗服务的系统性，有多路径评价医院各部门的服务情况，更容易发现存在的系统问题。专家在个案追踪过程中，一旦在某环节发现问题，就会转入系统追踪，从而确定是某个人的问题还是系统或者组织的问题。

追踪步骤一般有：①依据医院的医疗记录跟踪医院提供的各项服务。②评估各部门间的相互合作与关系，及其在所提供的服务中的作用和功能。

③对相关过程中的绩效进行评估，对于那些相对独立，但又彼此相关的过程涉及的整合、协调应给予特别关注。④识别其他相关的潜在问题。

（二）个案追踪案例

以追踪门诊服务流程为例。目的：追踪患者在门诊就诊到住院或离院期间所得到的治疗和服务过程；追踪对象选择：门诊患者；追踪地点：门诊诊室、检验科、药剂科、放射科、接待中心等门诊相关部门；追踪内容：患者评估、员工资质、病历书写、患者身份核查、药物管理、院感控制、疼痛管理、知情同意、设备管理、多科会诊、门诊治疗等；具体流程：根据患者接收医疗服务的路径追踪；观察跨部门交接情况；确定提供的重要医疗服务内容；评价不同服务部门间的配合协调情况；确认服务过程中潜在的问题；追踪方式：审查门诊病历，观察接诊过程中评估患者身份核查、患者营养评估、疼痛管理、治疗计划等。如患者需要用药，观察药品管理、使用过程；如有检查检验项目，观察检查预约、知情同意等情况。直接观察手卫生及院感预防、环境安全情况；观察医疗设备的维护情况等，了解各类质量改进项目开展情况，并与不同部门的业务人员进行面谈；明确在个案追踪中发现的可能引发系统追踪的问题。

（三）系统追踪

系统追踪建立于个案追踪的基础上，与个案追踪同时进行，着重系统的风险管理。系统追踪可用于反洗某个高风险流程／系统在整个医院运行的情况，以此评估该流程／系统的运行方式和效果。在 JCI 医院评审标准中系统追踪多用于药品管理、感染预防及控制、质量改进及患者安全、设施管理及安全等流程。与个案追踪比较，个案追踪重点关注沟通与协调情况，系统追踪重点关注是具体的落实执行情况，通常还采用评价者和有关工作人员之间的互动式讨论方式。互动式讨论一般包括：①整个组织的流程，包括风险点的识别和管理、关键活动的整合、工作人员之间的交流、流程相关的其他事务等；②流程的要点、可能采取的改善行动；③在其他调查活动需要进一步考察的事项；④评价标准符合程度的基本评估；⑤评价者的培训。从而对医疗机构对于标准的执行情况进行全面、客观、科学地评价。

附：系统追踪案例（以高危药物管理追踪为例）

目的：评估医院药物管理流程中潜在的系统漏洞；追踪对象：药物的选择、采购、存储、处方开具、准备、调剂、转运、给药及药物反应监测等。

追踪地点：病房、药房、药事管理部门等。

追踪内容：处方开具到用药监测现场追踪高危药物→对相关人员访谈，了解制度、流程、管理、改进情况→核查药物不良反应、近似错误、给药差错分析数据→评价高危药品管理。

追踪方式：病房现场查阅病历，了解用既往过敏史、用药记录、知情同意、医嘱流转及警示；现场查看药物储存、发药流程、急救药品可及、退药流程、患者自备药管理、药物不良反应上报等。

追踪药房用药目录、库存管理、用药流程、药品召回等管理制度，查看库房标识、相似药品、特殊药品管理，过期药品管理等。查看管理部门对于人员资质、记录、使用规定、质量改进情况、药物不良反应管理等。

四、推行追踪方法学与多元质量管理工具联合应用

随着医疗模式的转变及医疗制度改革向纵深推进，提升医院医疗服务质量成为医院重点工作。卓越医疗服务要求医院提供以"以患者为中心"的服务，在满足患者必需的就医需求之后，还要最大限度地满足患者的合理要求。这就要求医疗机构要在现有的制度流程管理下，不断持续改进，追求精益求精的品质。在这个过程中我们要学会全面、科学使用各种质量改进管理工具，包括追踪方法学、根本原因分析、品管圈、标杆管理、失效模式效果分析。通过追踪方法学发现医院存在的主要医疗质量和医疗安全问题；通过RCA对质量问题进行根本原因分析，找出关键因素；通过QCC进行质量循环过程控制，实现质量持续改进；通过BMK发现并确立标杆，明确自身医疗安全与质量的准确定位及与标杆之间的差距，为质量持续改进明确目标和方向；FMEA可以分析某一不良安全事件发生的方式、发生的概率或所造成的影响，为制定预防措施提供依据，促进医院形成医疗质量持续改进和强化医疗安全的长效机制，从而推进医疗服务质量的不断提升。

第七节　PDCA 的应用

一、PDCA 的来源

PDCA 循环是美国质量管理专家 Walter A. Shewhart 首先提出的，由戴明采纳、宣传、获得普及，所以又称戴明环，一种科学化、标准化、程序化的

管理方法，适用于所有阶段的质量管理。在质量管理过程中，每一次循环并不是简单地重复，而是通过循环不断发现新的问题和解决旧的问题。

二、PDCA 循环的内涵及实质

（一）PDCA 循环的内涵

PDCA 循环是将质量管理分为四个阶段，P（plan）计划，包括方针和目标的确定，以及活动规划的制定；D（do）执行，根据已知的信息，设计具体的方法、方案和计划布局；再根据设计和布局，进行具体运作，实现计划中的内容；C（check）检查，总结执行计划的结果，分清哪些对了，哪些错了，明确效果，找出问题；A（action）处理，对总结检查的结果进行处理，对成功的经验加以肯定，并予以标准化；对于失败的教训也要总结，引起重视。对于没有解决的问题，应提交给下一个 PDCA 循环中去解决。四个过程不是运行一次就结束，而是周而复始地进行，一个循环完了，解决一些问题，未解决的问题进入下一个循环，这样阶梯式上升的。在质量管理活动中，要求把各项工作按照计划、实施、检查、实施效果，然后将成功的纳入标准，不成功的留待下一循环去解决。这一工作方法是质量管理的基本方法，也是服务体系管理各项工作的一般规律。

（二）PDCA 循环的实质

PDCA 是一种不断进步、持续改进的管理科学；PDCA 的特征是追求改变、追求完善、追求卓越；PDCA 的要求是针对质量过程，以期达到量化和精细化管理；PDCA 要求数字化，根本原因分析，做事要有评估、追踪与考核；PDCA 要求建立具体目标，并确定完成的期限及时效。

（三）医院服务体系进阶运行 PDCA 的目的

《三级综合医院评审标准（2011 年版）》（卫医管发〔2011〕33 号）将预约诊疗服务、门诊流程管理、急诊绿色通道管理、住院转诊转科服务流程管理、基本医疗保障服务管理、患者的合法权益、投诉管理、就诊环境管理作为"医院服务"的内容并单独成为一章，服务成为评价三级综合医院的重要标准和指标。运用 PDCA 循环构建卓越服务体系，转变服务观念，持续改进服务，从而取得良好成效。

三、医院卓越服务体系的 PDCA 循环的运用

（一）PDCA 循环用于医院卓越服务体系构建

所谓 PDCA 循环是指整个组织的工作按照 PDCA 顺序进行，将任务落实到各环节，每个环节也按 PDCA 顺序展开，形成了一个大环套小环、环环相扣不停地向前运动的循环机制。将 PDCA 循环用于卓越服务体系构建，符合医院服务的特性，具有理论、逻辑的一致性和较强的针对性。运用 PDCA 循环，可以将患者入院、住院、出院服务过程中每个人、每个岗位、每个环节囊括其中，从而形成一个紧密相连的完整链条，不断提高患者的满意度和忠诚度，增强医院品牌的影响力和吸引力，实现内涵式发展。

（二）医院卓越服务 PDCA 循环的流程

将卓越服务体系的构建按照"P-D-C-A"四个环节进行合理拆分，再由较低阶段的 PDCA 循环推向一个较高阶段的 PDCA 循环，从而推动卓越服务不断提升。

P 阶段（计划阶段）：以提供患者满意的卓越服务为总目标，按照服务的功能和范围将总目标进行分解，定职定责定岗，建立各部门、各岗位的具体目标，分析影响目标实现的关键因素，提取服务的关键指标，形成科学的任务指标体系。

D 阶段（实施阶段）：按照各类方案和制度要求，各部门、各岗位各司其职，为患者提供卓越服务。

C 阶段（检查阶段）：采取各种方式，对照 P 阶段的目标和任务指标对所提供的卓越服务进行检查、评估，总结好的做法和经验，查找存在的问题和薄弱环节，形成正向和反向两个方向的总结评估报告。

A 阶段（处理阶段）：根据检查阶段的结果，对卓越服务体系进行持续改进，进一步提炼出相应的改革和激励措施，进一步明确下一轮 PDCA 的目标。一个 PDCA 循环完成后，进入下一个更高水平和层次的 PDCA 循环，在每一个阶段都可以使用 PDCA 循环，通过持续改进不断提升卓越服务体系的整体绩效。

（三）PDCA 循环构建医院卓越服务的实践探索

高度重视卓越服务工作，坚持"以患者为中心"服务理念，切实改善服务质量，转变工作作风、优化工作流程、改进服务态度、提高工作效率，将卓越服务体系建设放在医院长远发展的战略高度进行顶层计划，以创建"患

者满意、员工满意、社会满意"为医院总目标，运用 PDCA 循环构建卓越服务体系，转变服务观念，创新服务模式，持续改进服务质量心。

1. **医院卓越服务体系 P（计划）阶段** P 阶段是卓越服务体系的设计、计划阶段，是整个循环的起始环节，是体系能否成功运行、是否高效的关键。P 阶段的责任者为医院领导层。一是构建卓越服务组织体系。医院成立卓越服务领导小组，主要领导亲自挂帅，分管领导具体负责，成立了"卓越服务专项行动推进办公室"，对全院服务质量进行管控、监督、协调、奖惩。明确各科主任为服务质量第一责任人，护士长为服务质量的直接责任人，各行政职能部门进行职责分工，建立起覆盖全院、各司其职的卓越服务组织体系。二是构建卓越服务制度体系。推进制度创新，可实施"服务质量考评制度""医患沟通制度""医德考评制度""卓越服务准则""卓越服务规范"等，建立医德医风档案，建立完的制度体系。三是构建卓越服务流程体系。本着安全、方便、快捷的原则，通过合并、重组、裁撤等方式对全院各类服务流程进行梳理、再造，分类颁布了预约诊疗、入院办理、出院结算、投诉受理、医保结算、检查检验等规范的服务流程。四是确定卓越服务考核目标。每年年初制定本年度的卓越服务实施方案，制定各科室卓越服务目标，科主任与医院签订责任书，将患者满意度、投诉率等关键指标的达标值和奋斗值纳入绩效考核目标，与业务指标同部署、同检查、同考核，提高考核目标的约束力和执行力。

2. **医院卓越服务体系 D（执行）阶段** 在 P 阶段确定了全院和各科室的卓越服务目标、计划后，医院广泛动员全院职工全员参与卓越服务创建，确保卓越服务的各类计划目标得到有效执行。D 阶段的责任者为全院职工。

3. **医院卓越服务体系 C（检查）阶段** 医院强化对服务工作的检查，通过各种方式发现、查找服务中存在的问题，检查评估卓越服务体系的运行状况。C 阶段的责任者为服务管理办公室。检查评估方案可采用六种，一是个案追踪：从医院信息系统（hospital information system，HIS）调取患者信息，根据反映的服务问题，制定个案追踪管理模式：查阅病历、访谈患者及医务人员、现场观察等核查就医过程中存在的问题。二是系统追踪：整合各类服务缺陷信息，归纳综合分析，对集中出现的问题从制度、流程、人员、执行等环节进行系统追踪。三是检查循环：建立"日巡查、周督查、月反馈、季通报、半年警、年总结"，有计划性、针对性、持续性安排各个时间点具体检查内容。四是联合督导：开展"医疗、护理、行政、后勤"联合督导行动，由院领导轮流带队，到临床一线就服务流程、服务环境、服务态度、医疗质量等内容进行督查。五是员工就医体验：以新入职员工为主导，成立医院服务体验团队，深入各个部门对就医过程进行体验并进行反馈。六是患者满意度测评：通过出院患者电话随访、微信小程序线上满意度测评、多功能自助机及邀请第三方机构等方式使患者随时可以评价医院服务。

4. **医院卓越服务体系 A（处理）阶段**　针对在 C（检查）阶段发现的问题或取得的经验，进行正反两方面的处理。A 阶段的责任者为服务管理办公室和相关科室。对于存在的问题，由服务管理办公室及时向各科室反馈，与相关科室协商，召开服务质量讲评和问题归因分析会议，提出解决问题的办法或措施，堵塞漏洞、弥补缺陷，防止类似事件再次发生。可采用服务质量考核通报、反馈，每月的服务质量考核，运用信息化系统采集与小组现场检查考核相结合的方法。考核结果要求做到全面汇总、及时反馈，公示无异议后应用于临床、医技科室。服务质量考核结果全面应用于科室、人员的考核，与科室奖金绩效考核、科主任目标管理考核、科室和个人评先评优等挂钩，体现结果运用与导向性的有机结合。

四、PDCA 循环在医院卓越服务体系进阶中的应用成果

（一）有形成果

有形成果包括持续改进医院的服务质量；持续改善患者就医体验和满意度；医院主要业务指标日趋优化；优化再造就医流程等。

（二）无形成果

无形成果包括培育精益理念医院通过 PDCA 管理模式，不断排查服务缺陷和可能存在的影响患者就医体验的不利因素，使精益化管理理念成为全院员工日常医疗服务行为习惯并取得一定的成效；综合管理成效医院通过PDCA 管理模式，不断获得各项成果，有效地提高医院的医疗质量管理。

五、PDCA 循环在医院卓越服务体系进阶中的应用结果评价

（一）有利于发现系统中潜在漏洞

PDCA 循环发现系统、环节中潜在漏洞。对患者在医院就医经历进行追

踪，从制度的执行到环节管理，结果的科学评判，再到服务缺陷案例回顾分析，结合日常工作中的警示教育，执行情况的联合督查等一系列评价，发现问题，做到每日有重点，每周有改进，每月有总结，以准确实施行动计划，达到持续质量改进，提高服务效率。

（二）为服务质量管理提供直观的回路模型

PDCA 是解决问题和持续改进的基本工具，理论与实践交融、循环升华，其实施的重点为辅导和反馈，帮助我们不断寻求过程中的不良因素，不断关注患者需求，通过持续的、预防性管理和改进，在实践中提高效率、消除浪费，改善质量、提升服务价值，为患者带来更好的就医体验。促使管理者理顺思路，而员工用工具解决实际工作问题时主动参与医院管理，感受自身的价值和工作意义，这种感受会进一步激发其积极性和创造性，改善和提升工作及服务效能。

（三）可以促进员工成长

PDCA 是调动员工积极性并促进团队进步的有效工具，持续的质量改进应加强组织管理，团队人才建设是一个动态的、持续的、双向的沟通的系统工程，管理工具的应用是不断培养员工、尊重员工，以及挖掘员工潜能的过程。领导者化身为"教练"，在先进的体制、机制引导下，充分激发员工潜能，引导员工自我成长，为员工赋能，培养员工的批判性思维，发现一线作业现场的问题并进行及时修正。构建"标准 - 制度 - 培训 - 督查 - 提升"的人才管理循环，平时工作中保持高度警惕状态强化管理效率，建立公开、公平的绩效考核制度、评价机制，推动所有参与者由"被动应付"变为"主动参与"，以规范的流程调动团队质量管理的积极性，为员工的成长创造更好的空间，竭力消除人才浪费。

（四）从患者的需求出发构建医院服务体系

秉承"以人民健康为中心"的思想，从患者需求出发改进医院服务质量。医院要从患者的就医体验中寻找和挖掘医院管理容易忽略的"死角"。深入了解患者期盼，虚心听取群众意见，以群众身份全流程查找就医流程中存在的问题，集思广益，构建以患者为中心的服务体系。设计科学便捷的就医流程，降低群众就医成本，方便患者就医。倡导医学人文精神，切实改善服务态度，渗透到和贯穿在实际医疗工作中，形成各个科室部门、所有工作岗位人员展现患者最优体验的具体操作，提升患者就医体验。

（五）依托信息化完善医院服务管理

依托互联网和移动技术进行医院服务的动态监测、阶段分析。充分利用信息化手段，完善患者就医体验数据收集、综合分析，形成完整客观的患者体验满意度评价机制，为医院服务质量、服务流程及患者满意度的持续改进提供依据。满意度是医院管理成效的重要指标。

第五章

医院卓越服务的特征

第一节 卓越服务要素构成

服务要素是指服务的决定因素，不同的企业有着不同的服务宗旨和服务要素。医院是以向人提供医疗护理服务和生活服务为主要目的的医疗机构，其服务宗旨是患者至上，救死扶伤，治病救人。而医院服务理念作为医院使命、经营哲学、行为准则和活动领域的统一体，是医院形象系统的灵魂和核心，对外是医院识别的尺度，对内是医院内在的凝聚力，是具有独特个性的医院价值所在。医院践行卓越服务理念，实行卓越服务管理，通过全面的医疗质量、护理能力、技术水平、人文医院等方面的管理与建设，从而达到服务对象安全、舒适、有效、忠诚的目标。

一、卓越服务要素

卓越服务要素主要由服务对象（患者及其陪人）、服务者（医院员工）、服务内容、服务地点、服务标准等构成。

（一）服务对象

医院的主要服务对象是患者，所以患者是我们首要的服务要素，有愿意让医院服务的患者，医院才有其存在的意义和价值。值得注意的是，一般情况下患者往往都会有陪人，陪人也是医院服务的对象。

（二）服务者

医院有服务对象也有服务者，医院患者多，服务者就多。医院的服务者主要包括医生，护士，药师、医技、医辅、后勤等人员。每一个服务者素质都是影响医院服务体验最直接的因素。服务者的服务质量与患者就医体验感成正比，即服务者提供的服务越好，患者的就医体验感就会越好，满意度不断提升，对医院的忠诚度就会越高。

（三）服务内容

服务内容指服务范围和项目。服务内容往往根据服务对象的需求而不断调整变化，两者相辅相成，互为辩证关系。即医院内患者充分，服务范围广，项目多，再加上服务优质，患者就医体验感提升，就会吸引更多的患者，从而服务范围会进一步扩大，项目会更多，患者得到的服务就更多、更方便、更优质，又能刺激更多的患者就医，这是一个无限的良性循环过程，是卓越服务的重要因素。

（四）服务地点

服务地点是抽象的，又是具体的。医院各个部门都是服务地点，医院必须明确为特定患者提供服务的地点，标识清晰，方便患者快速找到服务地点；医院员工为患者提供服务时，也需要交代清楚，从细微处着眼，让患者能及时得到需要的服务。

（五）服务时间

服务时间对医院患者尤为重要，也是衡量医疗质量的重要标杆。门诊等候时间、仪器检查时间、住院时间等，时间对患者非常重要，医院应尽力缩短患者就医各个环节等候所需时间、延长直接接受服务的时间，让患者获得更好的医疗服务。

（六）服务标准

标准是衡量事物的准则，是对重复性事物和概念所做的统一规定，它以科学技术和实践经验的结合成果为基础，经有关方面协商一致，由主管机构批准，以特定形式发布作为共同遵守的准则和依据。医院服务标准就是衡量为患者服务的准则。标准化则是为适应科学技术发展和合理组织生产的需要，在医疗质量、服务品质、规章制度适用等方面规定统一的标准。服务标准化，就是衡量服务标准技术使之统一。

二、卓越服务要素要求

卓越服务是一种高质量的、优质的服务，是一种使患者感到高度满意的服务，它既要满足患者的明确需求，又要满足患者的隐性需求，让患者全方位地享受安全、有效、舒适的高品质服务，在医院的感觉是全面的、系统的、有温度的员工卓越服务，得到像友情一般的照顾，最大可能的满意医院，与医院科室、员工建立起了如朋友一般可信、忠诚的关系，从而使患者获得更多的被尊重感、安全感和满足感，不断提升他们对于医院的信任度和忠诚度。卓越服务不只是关于某一个部门，它应该涉及整个医院，覆盖患者就医全过程，因此，不同的服务时间，不同的就医环节、不同的服务地点和服务项目等均需制定不同的服务标准，以满足服务对象整个就医过程中的需求，达到服务对象满意的服务目标。由此可见，卓越服务是一种全新的理念，其动力必须来自医院高层，简单的培训或训导员工对顾客热情服务是行不通的，它必须浸入到组织的文化中。对于医院来说，为患者提供卓越服务要做到四点。

（一）有能力的员工

医院服务患者过程中，员工的技术专长很重要，但是员工的软性因素，如沟通、仪态和人际交往能力这些也是为患者提供卓越服务的重要因素。在医院管理中管理者应不断提升医务人员业务能力和人文素质，同时使员工感觉满意，从而提高医院工作者的服务效率，改善患者的就医体验，让患者就医便捷、安全、满意，这将对医院为患者提供卓越服务有显著帮助。

（二）倾听患者的心声

卓越服务流程提供的就是创新服务，让患者全满意。医院服务人员应多渠道多方面了解患者及家属的心理需求，确保服务质量和业务质量能满足其心理需求；卓越服务是分层次的，不同的患者及家属服务的要求不同，只要患者及家属满意就是最好的服务标准。搞错了服务对象，配备错了服务条件或环境，就会有意见，就会不满意。

（三）标准的服务流程

提供给患者及家属的服务程序尽量完美化、标准化、规范化、便捷化；不但要有利于患者识别，还要有利于员工统一执行，而且要随患者及陪人的需求变化而不断改进。卓越服务标准的核心要素就是要做到服务质量目标化、服务环节流程化、服务标准规范化。服务标准是可以衡量的，让每个员工了解标准，鼓励员工超越标准，而不只是勉强达到标准。

（四）信息化的技术

现在信息技术的不断发展，信息化技术也充分地应用到了医院服务中，如线上预约挂号，手机床旁结算、互联网医院就医咨询、远程会诊等功能的开发以及门诊"一站式"服务的推行，给患者就医带来了极大的便利，也很大程度上优化了服务流程，从而提高了医院服务的速度和效率，让患者满意度不断提升。

第二节 卓越服务特性要求

服务的本质是为客户提供有价值的内涵，不以实物形式而以提供劳动的形式满足他人某种特殊需要，并使他人从中受益的一种有偿或无偿的活动，它也是为客户提供价值的一种手段，使客户不用承担额外的成本和风险就可获得所期望的结果。前面的章节已经介绍了医院服务的无形性、易逝性、差异性等特征，而卓越服务是医院服务的一种高层次的体现，具有特性要求。一般来说，现代医院卓越服务的特性要求分为基本特性和延伸特性。

一、基本特性

（一）专业性

医院服务是一份专业性很强的工作，并不是任何组织和个人都能从事医疗服务，必须具备专业设施设备、人才技术、财务物资、服务管理等功能。这是医院卓越服务组织的基本特性，是卓越服务的基础。

（二）安全性

医院卓越服务的第一要义是安全，医院服务的安全性首先是医疗安全，如安全诊疗，安全护理，安全用药，安全检查，安全保健等。医疗的安全性较其他服务单位更重要，主要指一切服务于患者的事务必须是安全的，从技术人员的准入、技术项目的准入到特殊服务的准入，必须安全可信，容不得半点马虎。特别是仪器设备的检查、药物的应用、新技术的应用、手术方式的选择、体腔内的检查等都必须安全，而且要提前告知患者经得患者和／或家长同意。这个医疗安全性决定了患者对医院的信赖程度。另外除了医疗安全，环境安全也很重要，如果医院病房进出的闲杂人较多，而且保安人员和医护人员不闻不问，那给患者的感觉肯定是心里不踏实，不舒服；再有一些配套设施设备的安全性，比如门锁的安全性，电线接口的封闭性，各种电源插座的性能良好，消防设施的完备、地面防滑等。这些基础设施设备的安全性也会很大地影响患者的就医体验。

（三）标准性

标准是卓越服务组织中的重要内容，应从制定标准、实行标准化的服务、规范医院服务行为等基础工作做起。如果没有服务标准，就不能很好地衡量服务是否到位，不能很好地监督实施，所谓的卓越服务就无从谈起。医疗机构要依据患者实际需要制定不同部门不同环节的服务标准，实施细致入微的服务，这样才能适应医疗市场的需求，促进医院健康、快速和持续稳步地发展。

（四）便利性

便利是最贴近人们的服务，简洁、便利是每个人所向往的且密切关注的。医院服务的便利性应主要体现在时间上和空间上，每个检查设置的地点和时间要合理，减少患者来回奔波，如有的患者去检查，从病房到检查的地方，通道很长，拐弯抹角，既没有服务人员引导，也没有明显的指示牌，这就会让患者多走很多弯路，花费很多时间。时间上的便利性主要表现在服务的效率上，如患者排队办理入院或出院手续，需要等上几十分钟甚至更长，患者肯定会不耐烦。实施卓越服务要从便利入手，以简约、方便和有效为准则。

（五）舒适性

舒适是指个体身心处于轻松、满意、自在、没有焦虑、没有疼痛的一种自我感觉。舒适性是患者对医院、科室、员工满意度的重要内容。患者在病痛过程中对个体的舒适度下降，会更希望得到一个符合人性化情感的休养环境，那病房内设施管理、床位管理，诊疗心理管理等都应该做到让患者舒心、安心、放心。

（六）主观性

医患道德双方的主观认识。即患者对卓越服务或接受服务的认可程度。特别是调查患者满意度，主要反映患者主观感觉情况。患者主观认为服务好就满意，患者主观认为服务不好就不满意。患者满意是服务的最高标准。

（七）人文特性

人文是人类文化中的先进部分和核心部分，即先进的价值观及其规范。其集中体现是：重视人，尊重人，关心人，爱护人。简而言之，人文，即重视人的文化。是人类文化中的先进的、科学的、优秀的、健康的部分。医院卓越服务中文明、礼仪、礼貌、得体、共识、认可、满意、和谐是文明性的重要内容。重视患者、尊重患者、关心患者和爱护患者能够体现以人为本的思想，能够体现构建社会主义和谐文明的环境。

（八）主动性

主动服务意识必须是发自内心的，它是服务人员一种良好的习惯，而卓越服务的主动应该是熟练性的主动、技巧性的主动、艺术性的主动，是患者需要时主动或潜在需求时的主动，要想在患者需要之前，讲在患者询问之前，做在患者开口之前，即为患者服务时的"共情"。

（九）差异性

人是不同的个体，有其独特性和差异性，对于同一事物，每个人都会有其独特的见解。在提供服务时，需充分考虑服务对象的个体差异，根据差异服务要求，设置服务组织，配备各种、各类服务资源。医院在提供服务时应多渠道多方面了解患者不同的需求，针对不同的需求提供个性化服务，从而不断提高患者的就医体验感，提升满意度。

（十）连续性

卓越服务具有连续性，包括就医前、就医时、就医后的服务。与其他服务单位有事才连续服务是两个概念，卓越服务应从患者需要就医开始，而后在他就医过程以及出院后的随访乃至整个生命周期中，都应为其提供健康服务，因此，对患者服务不是一次性的，不是单一的，而应该是一个连续完整的健康服务链。

二、延伸特性

（一）新模式性

卓越服务是现代医院管理的一个崭新课题，它在吸取医院优质服务经验的基础上，提出了全新的服务理念，将医院服务标准化、科学化、流程化、规范化，这在现代医院管理中是一种创新。是将现代人的服务理念引入到医院现代管理体系中，激励医院管理层改善其管理方式，以适应 21 世纪不断变换的医疗卫生服务新环境。医疗服务从生物医学模式发展为生物 – 心理 – 社会医学服务模式，这是人类进步的表现，这要求卓越服务从生物模式延伸到心理与服务的模式上，最大限度地满足现代患者的医疗需求。

（二）无形有形性

传统服务定义无形服务是不可记录或不可测量服务。事实上，现代医院已不全是无形的服务，有形服务已经有迹可循。比如，服务形象，导医服务，医务人员仪表、仪容，医院设备、设施、物资等服务硬件等都属于有形服务，包括手术、体检、查体、听诊、输液、护理等也属于有形服务。无形服务传统指语言，但现在语言服务可以录音、摄影、录像等，也变成有形服务，而且可以把现时（即时）服务在电视等影屏上显示，声音、动作可以全部显露。甚至情感服务也大大突破了传统界限，可以用摄像机再现。卓越服务要充分认识有形或无形服务的区别，更好地为患者服务。

（三）潜在性

潜在服务是在基本服务做好的前提下给予顾客的一种更高层次享受的服务。这种服务不受规章制度的约束，但是患者体验到的却是基本服务无法比拟的体验感。潜在服务有时就是一句提醒，有时就是一种态度，有时就是一句称赞，有时就是一个动作。也是超越患者想象，使患者对你的服务有个惊喜，能给患者留下不可磨灭的印象。潜在服务是巨大的，任何患者都有潜在的需要，任何组织和员工都有潜在服务的能力，发掘患者的潜在消费能力，发掘员工的潜在服务能力，始终是医院研究的两大课题。

医院卓越服务是现代医院管理的服务理念，它将现代人的服务理念引入到医院现代管理体系中，激励医院管理层改善其管理方式，以适应21世纪不断变换的医院卫生服务新环境。任何事物都是从普通到良好，从良好到很好，从很好到优质，从优质到优秀，从优秀到卓越。卓越服务以患者需求为导向，与患者的终极需求最靠近；影响服务能力的主要因素是患者的信任度、满意度，医院必须调整策略，适应患者需求，开展多方面的不同层次的卓越服务，以满足不同层次患者的需求。

第三节 卓越服务形象塑造

伴随着中国经济不断发展，人们对美好生活的需要不断增长，患者对医疗服务提出了更高的要求。基于此，医院近几年的工作重心始终围绕医疗品质提升展开。一方面满足患者的美好需求，一方面深化自身的服务形象。服务形象就是指员工在经营活动过程中所表现出的服务态度、服务方式、服务质量、服务水准及由此引起的消费者和社会公众对商务组织的客观评价。医院形象的塑造范围广、内涵丰富，其主要体现在一流的医疗技术、良好的服务质量、先进的医疗设备、高尚的职业道德、和谐的人际关系、温馨的就医环境等方面。为了医院更好地发展服务，医院管理者必须研究形象问题。

卓越服务形象是为了医院发展创造良好的内外部环境，更好地为患者健康服务。通过不断培养高素质人才、技术创新、提高服务水平、搞好医院质量管理、治理好医院内外部环境，实现医院全面建设上新台阶的与时俱进要求，持续促进医院形象创新。医院形象创新必须与时俱进。不断增加具有时代特征的形象内容，才能保证医院的良好形象。

一、文化品牌形象塑造

文化品牌是组织内的个体所形成的在精神、制度、行为和物质等方面共同的观念和模式。医院作为社会行业中的特殊行业，承担着救死扶伤的责任和义务，在医院发展过程中，医院文化品牌内涵也在不断拓展和延伸。

（一）文化建设与品牌管理

为拓宽医院文化品牌在相关行业以及社会范围内的辐射范围，医院必须坚持以创新驱动发展，形成独具特色的现代化医院文化，明确医院文化品牌宣传与建设目标，为医院长期发展提供动力源泉。一方面要以文化建设工作为核心，将"培养名医、打造名科、创建名院"作为医院文化品牌建设的总体战略发展目标，强化医院文化品牌建设，在医院不同科室范围内打造各具特色的诊疗服务模式，形成专科发展特色，为医院文化宣传与品牌建设工作创造良好的社会环境，进一步打造人民满意、社会认可的现代化医院；另一方面医院要重视文化建设与品牌管理，将患者作为医院提供社会服务的核心对象，推动形成"以病患为中心、以医护人员为主体"的医疗服务模式，以网络平台为主要媒介向群众宣传和科普医疗健康知识，承担社会责任的同时树立良好的医院形象，为群众提供更加优质、便利、高效的医疗服务。

（二）医院环境与医院文化

医院环境是医院文化品牌形象的一部分，医院是患者治疗的场所，是给患者留下第一印象的重要依据。如医院的建筑、绿化、美化、布局等院容院貌，患者就医时的医疗环境方便程度、道路指示是否明确等，都是医院文化的具体表现。医院的文化品牌是组织文化的自然体现，是指医院在发展实践中所创造和形成的具有自身特色的精神观念，是个体所具有的价值观和行为方式的共同趋向。具备优秀组织文化的医院将产生巨大的凝聚力，促使员工共同承担起组织的使命和责任。这种优秀的组织文化会潜移默化地渗透到每一位员工的日常行为中，并使社会公众通过员工的行为感受到医院的文化品牌和价值。

二、质量形象塑造

质量是医院发展的永恒主题，也是医院患者最为关心和敏感的问题。随着 21 世纪科学技术的发展和"以健康为中心"的服务理念建立，人们对医疗服务质量提出了更高的要求。

（一）质量教育

质量形象是患者对医院医疗质量的印象与评价，是医院的基础形象、根本形象和实质形象，是患者产生定向就诊的基础，也是保证患者安全就医的必备条件。树立良好的质量形象，质量教育起着关键性作用。质量教育是指有计划、有组织、有系统的教育活动，促使人们自愿地采取有利于质量的行为，消除和降低医疗工作中的危险因素。通过质量教育，可以提高全体医务人员的质量意识，唤起医务人员自觉参与质量管理的积极性、主动性和创造性，从而提高整体医疗质量。重视培训和教育工作，提高质量责任意识。培训和教育工作可以分为三个层次：医院管理层次、科室管理层次、基层作业层次。在医院管理层次上，要对管理人员做好服务意识、管理意识、调控意识、创新意识的教育。在科室管理层次上，要做好管理意识、责任意识、质量意识的教育。在基层作业层次上，主要是通过业务技术培训，提高他们的操作技能和技术水平，确保每道工序操作质量符合要求，通过教育提高作业人员的质量责任意识。三个层次上培训和教育的目标要明确，在医院管理层重点培养有开拓力的魄力型"帅才"领导；在科室管理层注重培养懂技术、会管理的实干型"将才"干部；在基层作业层侧重培养素质高、意识强的技术型"干才"。

（二）质量管理

医院最高管理者应明确对质量负全责的观点，积极推行卓越绩效管理标准，以患者为中心，把质量纳入重要的管理议程，强化质量技术基础，建立、健全质量体系，实施卓越绩效模式，走追求卓越的质量发展之路。为患者提供良好的就医氛围，同时采用制度化、标准化的管理模式，把它作为医院的核心问题常抓不懈，从而不断提高管理水平。医院管理层应中层干部（如科主任、护士长等）他们是各种质量管理、质量控制、质量改进的执行者及督导者，应重点接受质量管理知识教育，逐步培养其较强的团队执行力，如此，医院的各项质量管理才能落到实处，医疗质量才能得到强有力保障。同时建立严格的质量责任制，完善激励和约束机制，用制度规范人们的行为。要把质量管理制度和人文精神有机地结合起来，通过教育和参与管理，使规章制度逐步变成员工的自觉行为。

（三）质量保障

医院管理需要有好的运营机制，主要包括劳动人事制度、分配制度、机构设置、决策程序等，同时要有科学的激励机制、监督和约束机制才完善。

一个全面的质量管理水平较高的医院，一定是公众信赖的医院，也是吸引和挽留患者的重要保证。

三、技术形象

医疗技术力量是否雄厚，是否具有一支专家队伍，是评判医院实力的一个重要方面。作为医院品牌的核心内容，技术形象建设就是通过高水准的医疗质量在社会公众中确立技术优势，让患者对医院的医疗质量充满信心。他是公众对医院诊疗能力及业务水平的印象与评价，是决定医院卓越服务形象的关键因素。

（一）领先技术

技术品牌形象的定位是多角度的，包括率先开展具有领先地位的诊断治疗方法；具有疑难疾病的解决能力；拥有若干个在学术影响力、医疗服务效益、病源覆盖面、临床技术水平、解决疑难问题能力等方面得到行业和社会公认的学科或特色技术；具有在拥有同种疾病治疗效果方面更有优势的质量和价格等。在技术品牌的构筑中，领先技术品牌和个人技术品牌能够在社会公众心目中树立医院良好的技术保证形象。领先技术品牌的定位必须要进行系统的 SWOT 分析，即对医院的现有资源和外部环境进行研究，根据医院所在的区域位置、人才优势、技术基础，尤其是对当前医疗服务市场的空白点和发展的可能性、可行性进行充分分析，确定技术的发展方向。综合性医院中，学科专业分类多达几十种，有临床一线科室，有医技科室，还有服务部门。从单个学科发展的角度来说，都具有其存在的价值，都应该予以必要的重视和一定的投入。

（二）特色学科

特色学科建设就是要充分发挥和强化某学科的特点和优势，创建"名牌"效应，通过集中建设和投入，使特色学科的学术水平和医疗技术水平在较短时间内达到领先，成为有影响力、有竞争力的学科，从而强化医院的优势，提高医院的竞争力。强化技术差异化优势是目前各个医疗机构进行学科建设和特色建设的着力点。为此，医院大力进行学科建设，强化特色，引进或自主创新新技术、新项目，培育形成新的技术特色或优势，建立在特色专业基础上的医疗技术服务，更容易在广大民众心目中树立技术形象优势，增强医疗安全保障信任度。医疗技术的雄厚离不开与时俱进的医疗设备，医院应加大医疗设备的资金投入，对大型、尖端、急需的高端医疗设备更要挖掘潜力，以此提高医院的整体实力，打造患者信得过的品牌形象。

四、医德形象

医德形象是公众对医务人员在医疗活动中所表现出的职业道德风貌的印象和评价。医德是判断医生、护士、技术人员在诊疗、护理及预防活动中的行为准则，医德形象的好坏直接影响患者求医的心理和情绪，医德高尚的医院容易让患者产生信赖感。服务形象是公众对医院在诊疗活动中向患者提供服务总的印象和评价。提倡以患者为中心，开展全程、全面、优质服务，急患者所急，想患者所想，从而体现医院高水平的服务。一个医德医风高尚而且对患者服务周到的医院，将会得到公众的信赖和好感。

医德医风是医务人员在医疗活动中所表现出来的职业道德形象，是医院可持续发展的内在要求。患者重视医务人员的医疗技术水平，更信赖诚实行医，有社会责任感的医院。医院职业道德水平的高低，是社会评价医院形象的重要指标。强化医德医风建设是树立医德形象的有力保障。加强医德医风建设，关键是要健全自上而下的医德医风建设组织网络，逐级签订责任状，明确责任目标，实行责任追究，形成有责任、有目标，一级抓一级，层层负责的医德医风建设工作机制。在加强医德医风建设中，坚持对医务人员进行宗旨教育是一项十分重要的工作。引导职工树立正确的人生观、价值观，提高职工思想道德素质和爱岗敬业，立足岗位做贡献的积极性，形成文明行医、诚信行医、廉洁行医、依法行医，自觉维护医学圣洁的良好风气。广泛开展职业道德教育，在全院营造良好的廉洁行医的工作氛围，有效的遏制医药购销和医疗服务中的不正之风。以患者为中心，把卓越服务作为医德医风建设工作永恒的主题，把尊重、关心患者，开展人性化服务，作为全体医务人员努力的方向。

五、员工服务形象

员工是形象的塑造者，除具备良好的思想道德修养和优秀的个人品质外，还应具备较强的专业素质。如除了工作人员的着装仪表、言谈举止、服务态度等视觉可见的特定的有形物外，更重要的是从上到下的内在气质体现。

几乎每个医院职工在特定的场合都能代表医院的形象，如接待门（急）诊患者、接电话、与患者交谈都可以体现出来。这关系到社会人群对医院第一印象的优劣。医院的良好形象绝不是只靠院领导、管理阶层就能塑造完成的，而是要靠全院职工的共同努力，在医院工作的每一个人都是特定场合下医院形象的代表。当患者在对一所医院不熟悉，不了解的情况下，他看到的医院员工形象特别是医护人员的形象，就代表着医院的形象。

第四节　卓越服务行为模式

行为模式用于描述程序在运行时复杂的流程控制，即描述多个类别或对象之间相互协作共同完成单个对象都无法单独完成的任务。它是人们有动机、有目标、有特点的日常活动结构、内容以及有规律的行为系列，是对在不同的对象之间划分责任和算法的抽象化，是行为内容、方式的定型化，表现了人们的行动特点和行为逻辑。每个人都有自己的独特的行事方式，所表达出来的行为模式具有一定的差异性。

行为型模式不仅关注类和对象的结构，而且关注它们之间的相互作用。通过行为模式，可以更加清晰地划分类与对象的职责，并研究系统在运行时实例对象之间的交互。在系统运行时，对象并不是孤立的，它们可以通过相互通信与协作完成某些复杂功能，一个对象在运行时也将影响到其他对象的运行（图 1-5-1）。

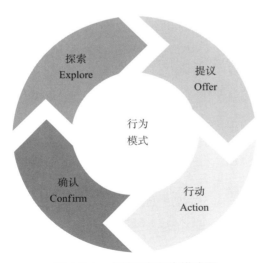

图 1-5-1　卓越服务行为模式图

在以往的服务管理研究中发现，一线员工与顾客之间的互动是交付顾客价值的重要途径，一线员工在服务接触中起着重要的作用，他们的行为可以直接影响顾客对服务质量的感知、顾客满意度、服务价值，一线员工是服务差异化和获取竞争优势的来源。医院亦是如此，随着当前经济和文化的共同快速进步，人们对健康的意识越来越高，医患合作时，患者在就医过程中应得到的治疗、尊重等提出更高的要求。

一、行为模式类型

1956年，《内科学成就》一书中由 Szasz 和 Hollander 共同发表了《医患关系的基本模式》，文章中谈到医患关系的行为模式包括三种类型：主动 - 被动型、指导 - 合作型以及共同参与型这三种合作关系模式。另外，1977年美国罗切斯特大学精神病学内科学教授恩格尔（GeorgeL.Engel）正式提了生物 - 心理 - 社会医学模式（bio-psycho-socialmedicalmodel）新概念。这种概念完全颠覆了传统的医患合作关系，能够适应社会发展的需求。

（一）主动 - 被动型

这是一种以生物医学模式及疾病的医疗为主导思想的医患关系模式。特征是"医生为患者做什么"。医生是完全主动的一方，患者处于被动地接受医疗活动。

（二）指导 - 合作型

这是一种一方指导，另一方配合的有限合作模式。特征是"医生告诉患者做什么"，医患双方在医疗活动中都是主动的。医生运用技术上的权威性，在指导患者治疗疾病的过程中占主导地位，而患者的主动性是以配合和服从医护人员的意见为前提的，他们承认并尊重医生的权威，并乐于合作。目前临床上的医患关系多属于此种模式。

（三）共同参与型

这是一种生物、心理、社会医学模式及以健康为中心的医患关系模式。特征是"医生帮助患者自我恢复"。医患双方的关系建立在平等地位上，有近似的同等权利，双方均为主动地进行着双方都满意的诊疗、康复活动，彼此相互依存。医患之间都具有治疗好疾病的共同愿望。这是医患关系模式中最高层次的医患合作关系概念。

二、卓越服务行为模式

调查显示，在频发的医患纠纷和事故中因技术原因引起的不到 20%，80% 左右均源于医务人员服务态度、语言沟通和医德医风问题等。当前医患关系中，医务人员与患者在合作中的不愉快往往不是医疗制度的不完善和相关法律的不健全，而是二者之间的语言沟通，行为举止，医德医风不良造成各种医疗纠纷频发。因此，规范好医务人员的服务行为模式，直接关系到保证医疗质量、提高服务水平、有效防范和降低医患纠纷，更好构建和谐医院、和谐社会。

（一）关注患者需求

卓越服务行为模式是现有医院服务模式的衍生，更优先专注于患者的需求，尊重患者的要求，更重视医患沟通交流，在与患者接触过程中高效地聆听、建立有效的信任，构建新型的医患合作行为模式。

（二）良好医患关系

卓越服务行为模式中的医患关系是互相平等、尊重、信任、配合的一种良好的人际关系。医护人员首先应将自己和患者置于平等位置，坚持以人为本，建立医患互信，尊重患者，体贴患者，关爱患者，从理性上尊重患者。医护人员将自己置于服务者的位置，就是要把为患者服务作为自己的职责，真正做到"以患者为中心，仁心仁义，方便为怀"。

（三）个性化服务

卓越服务行为模式应开展个性化的人文服务。人文服务是尊重人、了解人、体恤人、认可人的一种文化，它不断升华和转化，成为一种社会精神文明。开展个性化的人文服务，良好的沟通是基础。医患只有在平等基础上沟通交流，方能达到互相了解，互相信任。在医患沟通中医护人员要掌握相应的沟通原则，熟练掌握语言沟通与非语言沟通技巧，对患者的倾听要耐心听、用心听，并予以鼓励性语言，或非语言技巧鼓励患者，增强患者对医院和医护人员的理解，及时化解医患矛盾和纠纷。开展个性化的人文服务，主动服务是关键。时时、事事、处处为患者着想，在提供优质的医疗技术的同时，简化就医流程，方便患者就医，主动为其提供生理、心理和精神服务，使患者有温馨感、亲情感和家庭感。个性化的人文服务是针对不同患者群体需求提供对应的服务，为老年患者提供就医向导、为慢性病患者提供拓展延伸服务、为儿童患者提供缓解情绪的游戏区域。卓越服务行为模式规范了服务步骤，让人文关怀落实就诊、治疗的全过程。

（四）卓越服务效应

在卓越护理服务发展过程中，通过整体精心的设计、规划与实施形成了几点独特而有效的服务效应：第一，促进科研学术使命与社会服务使命的有机结合。第二，推动科室之间长期的团队合作，拓展延伸服务、快速康复服务。第三，重视医疗系统的整体性和跨学科性。患者的需求往往是复杂而多样的，并且不局限于医疗服务本身。病情的综合性和复杂多样性对卓越服务提出了跨学科的要求，不仅仅是单纯的技术问题，还会涉及心理、伦理及其他相关社会问题。

卓越服务行为模式是医院是经过长久努力而形成的核心竞争力。让患者满意是服务，让患者感动是卓越，让患者惊喜是忠诚。卓越的服务，能够提高整个医院的服务水平，是现代医院建设的必然要求。医院员工应牢固树立和贯彻"以健康为中心""以患者为中心"，注重"人文关怀"，用爱心、责任心、细心、耐心对待每一位患者，并落实到每项医疗服务流程中去。

第五节　卓越服务品质锻造

医院是服务业，在医院任何要素中，服务品质对医院的作用是永恒的。顾客满意是医院服务品质的核心，服务流程是关键，服务设施是基础。一切为了顾客满意是医院服务品质的永恒主题。医院的发展在于服务的整合，提供安全、有效、舒适、忠诚的服务，精准对接人民群众的护理服务需求，让人民群众就医更便捷、更有效、更舒适。

一、医院服务品质的概念

20 世纪 90 年代，美国学者对服务的定义是：服务是一方提供给另一方的任何活动或利益，基本上是无形的，也不会牵涉任何实体的所有权，而且不必要附属于实体产品。品质则是指人的思想认识和作风行为等本质。随着人民对健康的需求越来越高，在医院说为医疗服务对象较为患者服务更符合实际情况，医院除了为医疗服务对象提供服务外，对内部门、科室、员工之间都存在服务关系。国外学者对服务品质下一个广义的定义：服务品质是顾客预期服务与实际获得服务间的差别程度，即顾客被服务后的整体态度和满意程度。

二、医院服务品质的构成

（一）构成条件

医院的服务品质包括硬实力和软实力，硬实力包括医院的基础设施、仪器设备、医疗技术、环境、人才梯队。软实力包括管理方法，措施，人员服务素质等。医院服务品质追求的软实力，服务品质是一个医院发展的关键因素，是市场竞争的一个"王牌"。

（二）主要内容

美国医学会提出医院质量控制应保证 6 个目标：

一是安全（safe），避免治疗过程中所带来的医源性损伤，避免诊疗处置不及时而延误最佳诊疗时机。

二是实用性（effective），提供的服务必须有明确的科学理论依据，不能为了医院或个人利益在检查、用药、护理过程中随意增加或减少项目。

三是及时性（timely），尽量减少患者的候诊时间，特别是急诊患者。

四是高效率（efficient），避免浪费，包括设备、人员、供应品、时间、精力。

五是平等（equitable），无论患者的性别、年龄、经济状况、社会地位如何，医院都要一视同仁，提供同样的服务。

六是以患者为中心（patient-centered），包括对患者负责，在诊疗和服务过程中尊重患者的选择、需求、价值，在所有的临床过程中，以医疗服务对象的价值导向为工作导向。

（三）构成因素

构成因素包含 16 条：

信誉：医院诚实经营，讲究信用，诚信是声誉，是责任，也是行为准则，让医院成为医疗服务对象放心的医院。

安全：医院采取有效的管理方法和措施排除安全隐患，保证医疗服务对象安全；医疗服务对象关注的是就医的体验度和主观感受度。

方便：能就近就医，为医疗服务对象提供所需要的和想要的健康服务。

态度：医院员工良好的服务态度，不推诿，和蔼，热情，耐心，细心。

及时：医院员工能按时、准时、随时提供相应的健康服务。

沟通：医院员工与医疗服务对象之间的双向交流。

素养：医院员工有能力为医疗服务对象提供一切卓越服务，包括健康知识、专业技能、沟通技巧等。

主观：医院员工对医疗服务对象的服务是主动的。

忍耐：医院员工对医疗服务对象不满意时的气度、风格和姿态。

经济：医疗服务对象对医院提供的健康服务后的价格和价值认可程度，医院不会收取过重的费用。

连续：医院员工对医疗服务对象提供连续完整的服务。

差异性：针对不同医疗服务对象提供个性化服务。

瞬间：真实瞬间服务，也即关键时刻服务，能让医疗服务对象及家属对当次急需服务留有永久记忆。

职业：服务是一个发展的职业，服务要有上岗证，服务标准，流程，争创优秀服务个人或团体，这是服务品质的追求。

艺术：艺术是服务品质的最高境界。服务的内容不断延伸，服务品质不断提升，用心感受每一位医疗服务对象的真实需求。

信息化：这是现代医院不可忽视的新型服务，让就医更便捷、更智能。

三、医院服务品质的标准

服务品质标准的目的是提高服务的透明度，增加被服务者的知情权，确保安全，降低服务成本，增强医院竞争力。

（一）测定标准

1. **技术标准** 医疗服务对象来医院的目的是维持健康，医院必须为医疗服务对象提供满意的技术服务，按时按质完成健康需求。根据医院级别管理规定，患者疾病要符合诊断、治疗、护理、检查、用药、出院等标准，这个标准始终是医院必须坚持的最重要的标准。

2. **服务标准** 由于医疗服务对象存在广泛性与特殊性，主要是从健康需求去服务患者。

3. **满意标准** 这是服务品质的最高标准。满意是全方位、全程、高标准的，医院最终的服务品质标准就是医疗服务对象满意，医疗服务对象满意既包括符合技术标准，又包括预期感知和主观体验。

4. **统计标准** 指各种医疗技术与服务的指标，要科学、真实，有效，从而指导医院服务工作。

（二）测定方法

1. **测定医疗服务对象预期服务品质** 即医疗服务对象期望得到的服

务，这是医疗服务对象通过宣传广告、道听途说、以往感受等途径获得对医院的认识，希望自己到医院能接受到想象中的服务。此种测定方法需要制定测量方法表。

2. 测定医疗服务对象感知服务品质　依据医疗服务对象实际接受服务的切身体验。如满意度调查表，是现代服务品质的重要测定方法。

3. 统计方法　即对各种服务品质工作进行统计和分析，分析存在的问题和原因，制定改进措施，并进行追踪。

四、医院卓越服务品质的锻造

卓越服务的理念就是永远不满足现状，在工作中不断进取，同时不知足，通过努力不断改进，以获取更高的服务品质。卓越服务品质的锻造是依据医院发展的现实情况，核心竞争力的整体情况和医疗市场的竞争规律来设计服务模式、流程，努力提高服务品质，塑造服务品牌。服务品质的锻造是全方位的，比如，及时服务就是要做到医疗服务需要时第一时间到达。正确就是要做到在正确的时间内给正确的医疗服务对象予以正确的处理方法。卓越服务品质锻造就是要对医疗服务对象显示积极的态度，识别医疗服务对象的需求，确定医疗服务对象的健康需求，满足医疗服务对象的健康需求，谋求对"老顾客"的更卓越的服务。

（一）卓越服务品质再认识

卓越服务品质再认识就是要从医院发展新的战略高度来看待服务品质，因为医疗技术的提高是有限的，服务品质的提高是无限的，用发展的眼光看待服务品质，用服务的艺术去塑造服务品质。

（二）卓越服务品质是医院的催化剂

用卓越服务品质来改变医院的竞争状况，提升医院的知名度，提高医疗技术水平，专科特色知名度，员工素质，患者满意度；用卓越服务品质去再造医院服务流程；用卓越服务品质去推动医院可持续发展，最终实现"医患双赢"。

（三）卓越服务品质是医疗市场的竞争法宝

顾客评价最多的是服务。在医疗市场竞争日益激烈的现况下，把卓越服务品质作为医疗市场竞争的法宝来看待，这样才能把服务品质提高到一个新的高度。

（四）卓越服务品质就是医疗服务对象满意

卓越服务品质锻造主要是根据医疗服务对象的健康需求再设计服务流

程。把卓越服务品质贯穿到整个服务过程之中，其目的是创造和留住每一个医疗服务对象，使每一个医疗服务对象都满意。

五、影响医院卓越服务品质的因素

影响医院卓越服务品质是多因素的，如医疗技术水平、服务理念、人员素质、环境、基础设施和医患关系等。医疗技术和专科特色技术是吸引医疗服务对象的一个重要因素，开展高精尖的医疗技术，形成专科的特色和品牌是医院前进和发展的首要环节。医院领导层根据医院实际情况选择的服务方式方法；员工对服务方式方法有多高的认识就有多高的服务水平。整洁、舒适、方便的医院环境是提高卓越服务品质的物质基础，积极向上的文化氛围是凝聚员工、温暖患者的内驱动力。及时与医疗服务对象沟通与反馈在医疗过程当中存在的问题、意见，在工作中进行改进并追踪，这对卓越服务品质的提高非常重要。学习培训是不断提高卓越服务品质的最有效途径，定期对员工进行政策法规、管理能力、专业技能和质量安全培训和教育。

第六节　卓越服务文化载体

医院文化是医院在自身长期的历史发展进程中，以及为社会提供医疗服务的实践过程中逐渐形成的，是全体医务工作者认同和恪守的共同价值观念和行为准则。医院的每一位员工都是医院文化的载体，医院文化来源于员工，服务于员工。健康中国与医院高质量发展建设，必然要求公立医院重构先进的文化体系，通过塑造医学人文精神，培养有情怀的医务人员，提供有关怀的医疗服务，打造有温度的医院等，将高质量发展目标转化为员工的价值取向和自觉行动，保证医院发展与国家战略同步。

一、发扬文化传统

医院文化离不开前人的思想经验的累积，这反映了医务工作者的思想价值观念。对以往文化成果的吸收和改造，可以促进医院文化的可持续发展。继承优良的文化传统，对医院发展起到至关重要的作用。医院的价值观则是医务工作者的行为导向和行为规范，正是这种文化和精神影响着每位医院员工的从医、治学、为师。

二、凝炼核心价值

随着时代进步，医院员工对历史文化内涵进一步挖掘、丰富和延展，形成了以院训、医院精神、医院使命、战略目标等为核心的医院价值体系。医院应当将医院文化建设以愿景、使命和价值观为核心，延伸至医院的发展战略和长远目标，贯穿于医疗服务、队伍建设、学科建设、制度建设、学术研究、党建群团工作、安全生产、品牌形象、健康宣教等方面。

三、创新文化载体

文化的弘扬与传承，需要物化的形式与载体。医院制定了规范的院徽、吉祥物、标识牌，实现院区及托管医院、医联体视觉形象的统一。在历史文化挖掘上，定期组织编制《院史》，总结不同时期医院发展成就，多维度、多层次培育员工爱院情怀。在特色标识设计上，构筑医院特色文化坐标；同时，利用自媒体、新媒体、各类会议宣传改革发展成就和特色文化精神。传统的观念、制度、体制容易让员工形成定式思维，会成为医院管理、发展的阻碍。因此，创新医院文化载体，是医院文化建设的重要发展方向。医院文化应具有鲜明的时代特征，对传统文化的吸收、融合和不断创造的过程，也是医院文化内涵不断丰富和发展的过程。通过打造多元文化活动品牌，在员工中形成具有医院独特风格的理念、思维方式和价值观，树立医院文化创新的新风尚，提升医院文化内涵。医院可举办一系列既可丰富医院文化建设内涵，又可提升了医院文化建设水平的活动。通过优秀文化的传承创新，形成了多元化的医院文化品牌，让全体员工的思想观念、行为、追求与医院发展的目标一致，使医院各项重大战略决策易于形成全体员工的共识，增强了团队凝聚力，强化了员工对医院精神的认知和主人翁意识。

第七节　卓越服务团队构建

以人民健康为中心，以人民群众健康需求为导向，不断完善医疗护理服务体系，加强医疗护理人才队伍建设，提高医疗护理服务能力，全面推进卓越服务行动，为人民群众提供更高质量和更高水平的医疗护理服务。强化"患者至上"的卓越服务，构建"让患者更安全、让诊疗更有效、让患者更舒适、让医患更忠诚"的卓越服务体系，打造患者满意、员工幸福、社会赞誉的卓越医院，则需要构建一个卓越服务团队。构建一个卓越服务的团队，团队成员应充分认识到开展卓越服务对助力医院高质量发展的重要意义。医院高层领导必须有卓越服务的意识、明确客观的目标、清晰界定的制度和达成目标的方法；员工的思想上和行动上必须保持一致。

一、人员构成

团队是由管理层人员和基层人员组成的一个共同体，它合理利用每一个成员的知识和技能协同工作，解决问题，达到共同的目标。卓越服务团队以"人民至上、生命至上、健康至上、安全至上"为共同目标，团队人员通力协作，合力创造患者满意、员工幸福、社会赞誉的卓越医院。

二、组织框架

落实党委领导下的一把手负责制，成立医院一把手为组长的卓越服务领导小组，党办、院办、人事、财务、医务、护理、后勤等多部门联动机制，明确牵头部门和责任分工及相应的职责，提出清晰的目标以及完成目标的路线图，并获得团队核心成员的讨论和认可，加大统筹协调力度，系统推进医院卓越服务。坚持行政管理部门为医疗护理服务、后勤保障部门为临床服务、临床医技部门为患者服务的服务理念；制定具体可行，多部门合作的医院卓越服务方案，并形成长效机制。完善核心管理团队的决策机制，对外，核心团体必须团结一致，形成合力；对内，核心团队可以根据职责范围畅所欲言，直接面对问题。

三、团队文化

当一个团队的人对一件事有一致的看法，一致的做事方法和价值观，就会有一致的管理语言和业务语言，这就是文化。团队文化是团队生存和发展的内在驱动力，是提高团队核心竞争力的动力源泉。优秀的团队文化能够凝聚人心、促进创新，提高团队的服务质量和服务效率，推动医院可持续发展，从而提升团队和人民群众的获得感。

（一）坚持党建引领

以党建促进团队的先进性，引导团队成员弘扬崇高的职业精神和清廉风气，把践行党的宗旨融入团队文化建设，最终表现在业务上，精益求精，在服务上全心全意，在行动上无微不至。

（二）加强团队文化建设

医院之间的竞争日趋激烈，医院的硬件设施日趋同质化，要想在激烈的医疗市场竞争中占据优势，必须强化团队成员卓越服务的理念，提高卓越服务的意识，加强团队文化的宣传，树立团队的文化品牌。引导团队成员完成共同的使命，激发爱院、爱岗、敬业、奉献的热情，不断提高团队的凝聚力。逐步建立以患者为中心、注重医疗质量安全根植于服务理念的特色价值取向和行为标准。

四、制度规范

（一）制定并优化卓越服务的工作规范制度和流程

医院出台卓越服务理念、目标、内涵，严格落实医疗护理安全核心制度，建立健全医疗护理质量管理和控制体系，持续提升医疗护理质量和技术水平。以落实患者安全"十大目标"为重点，开展医院"10S 管理"，落实进一步改善就医环境、优化服务流程、提升后勤保障水平、加快信息化建设等举措，做好院前院中院后一站式连续服务，做到全员参与、全过程实施的全面质量管理，不断提高医疗护理服务效率结合实际制定并出台具体实施方案，确保各项任务落实到位。

（二）制定并完善卓越服务的考核指标

从卓越管理、卓越医疗、卓越护理、卓越人文四方面进行卓越服务团队工作的考核。

1. **卓越管理指标**　党建与服务相融合，行政服务临床，后勤保障医疗；优化预约流程；院内环境整洁安全，人车分流有序；医院标识标牌规范清晰，醒目全面，风格统一，设计体现人性化与医院文化；人员进出实行规范化管理，工作区、病区等实行门禁管理；专业技术人员、新技术新项目、大型设备技术档案完整；发生不良事件主动上报，有分析报告和持续改进措施。

2. **卓越医疗指标**　依法执业到位，建立医疗质量和控制体系，落实医疗核心制度；全面评估患者，检查治疗用药合理；医患沟通有效，提高患者满意度；急诊绿色通道畅通，应急反应小组在规范时间内应答；诊疗随访及时。

3. **卓越护理指标**　落实责任护士基础护理、分级护理，把好专科护理技术、风险控制，抓好核心制度的落实及品质管理，建立按岗定责的质量控制与管理体系；做到患者有问必答；提倡患者参与诊疗；观察病情仔细，实时评估者高危风险及病情；开展出院回访，互联网＋、上门巡诊等延续性服务。

4. 卓越人文指标　按照医院卓越服务手册或员工准则，全员全程参与卓越服务；维护患者知情权，尊重患者治疗选择权、决策权，保护患者肖像权、姓名权、隐私权；倡导志愿者服务，提供便民服务；畅通投诉渠道，及时化解投诉纠纷；开展患者满意度和忠诚度评价；关爱工作人员，提升员工素养；诊疗过程中主动提供科普指导，借助新媒体健康科普平台，用不同的科普形式，普及健康知识。

五、质量控制

卓越服务行动是一项系统工程，需要持续改进。医院坚持标本兼治，健全长效机制，健全医院、部门、学科、科室与个人相结合的质量管理机制，以患者满意度为导向，定期组织开展医院卓越服务工作情况的评价，积极总结经验和有益做法，督促问题整改，促进卓越服务行动持续深入开展。

六、有效沟通

从战略发展，到执行选择，再到团队文化的灌输，这一切都需要有效的沟通来开展。日常工作中对于不同看法及时反馈。领导者作为团队中的一员，参与到卓越服务的工作当中，团队一起努力把绩效做出来，用绩效证明战略目标是可实现的。

七、考核评价

根据卓越服务考核指标进行年度考核，评选出优秀科室及个人进行奖励。充分发挥媒体作用，通过示范先行、党建与服务相融合的典型案例、亮点推介，积极展示工作经验和感人事迹，树立行业标杆形象。广泛宣传卓越服务理念，普及和提高群众的社会认知，在全社会营造推进卓越服务发展的良好氛围。

第八节　卓越服务与医院标识系统

医院标识系统是医院形象的组成部分以及表达载体。医院可以把医院的理念、文化等灌注到医院标识系统当中，展现给患者，患者通过标识系统，接收医院所要传递的信息，经过认知、理解之后，辐射以至于形成对这个医院的整体印象。因此，一套完整、流畅、统一化、人性化的标识系统是医院卓越服务不可缺少的组成部分。

标准化的医院标识系统大幅方便患者就医，甚至能够提升患者的就医体验，良好的就医体验能带动医院的整体服务水平提升，形成良好的口碑效应。实际工作中，应从五个方面建设医院标识系统。

一、标识设计与医院整体环境同步

结合医院实际环境、布局的合理化是标识系统、流畅、清晰、有效的重要保障。科室布局设置符合患者就医顺序，标识系统的设计和安装也会随之流畅通顺，由此设计的标识系统才能给患者带来真正的就医方便。

二、建立三级导向的层级化标识系统

国际上，医院标识系统设计多采用三级导向原理，即医院标识的设计按照由近到远，由模糊到清晰的布点思路。三级导向具体包括：一级导向，即在医院进门处或大厅设置医院及大楼的功能布局平面引导图，让来院者明确大致方向和行走路径；二级导向，即在各楼层设置该楼层的功能引导标识，进一步强化信息指引，将来院者逐渐引导到达目的地；三级导向，即在具体科室、诊室门口设置标识牌，起到确定目的地的作用。

三、建立标准统一、独具特色的视觉形象识别系统

医院标识系统必须标准统一，同一区域的标识、标牌在色彩、文字、图形、规格、位置、材质等方面要统一设计，同时要体现医院独特的文化风格。统一的标准让标识系统更加醒目，便于来院者寻找和查看；独特的风格是医院个性化展示的重要渠道，以此区别于其他医院，强化来院者的记忆，形成独特的视觉形象体系。

四、建立凸显以人为本的标识系统

医院内不同区域的标识应根据各专科特色，因地制宜，做出符合专科特色的设计。来急诊的患者往往都是急危重症，就医心切，慌乱之中难免走错或者忽视标识牌。因此，急诊区域内的地标设计应色彩鲜明、指示明确。对

医院的基础设施，如卫生间、开水房、电梯间等，可以运用图文结合的方式，让任何地域、任何文化程度、任何职业的人都能够看懂。除了引导性标识，医院里还可以出现体现人文关怀的提示性标识。比如病区的防滑提示，X射线、CT检查室外张贴提醒小心辐射的标识以及医院内禁止吸烟的标识。此外，一些舒缓患者情绪的标识也是现代医院人性化服务的突出表现。比如在儿童医院诊疗区域张贴卡通贴纸、图画，用温馨的环境，转移儿童注意力，缓解儿童就医时的焦虑恐惧心理。

五、充分利用文化载体，建立标识体系

医院标识是医院品牌构建的形象化，传递出医院特有的身份标识，还应包括医院的具体的、视觉化的符号形式，如名称、标志、旗帜、宣传标语、衣着服饰等文化载体和符号的使用与管理，如院徽、院报、院歌等，也是医院标识建设的重要内容。体系构建要体现医院的管理理念与服务理念，充分体现医学特色。医院可以利用院内资源，如文化走廊、橱窗、宣传栏、电子屏等设施，充分展示视觉符号，让视觉符号见诸日常和细节，不仅对员工起到普及教育的作用，同时也对来院人员产生无意识的"识记"效果。

第六章

医院卓越服务内涵构建

第一节　卓越管理让患者更安全

　　管理是一门科学，是指经过长期发展，管理知识逐渐系统化，并形成了一套行之有效的管理方法，实践证明管理理论和方法可以指导实践。管理是一门艺术，是指管理人员在管理实践中，既要运用管理知识，又要发挥创造性。任何大型社会组织的运行都需要管理。医院管理是按照医院工作的客观规律，运用现代管理理论和方法，对人、财、物、信息、时间等资源，进行计划、组织、协调、控制，充分发挥整体运行功能，以取得最佳医疗效率和医疗效果的管理活动过程。

一、卓越管理目标

　　医院管理要坚持以习近平新时代中国特色社会主义思想为指导，以人民健康为中心，以人民群众健康需求为导向，以现代医院管理制度为指引，以落实患者安全"十大目标"为重点，推动医院管理规范化、精细化、科学化，全面提高医院管理水平与治理能力，实现医院治理体系和管理能力现代化，为人民群众提供优质高效的卓越管理，让患者更安全。

二、卓越管理服务理念

　　卓越管理要求各级医院要坚持"患者至上"、行政管理部门为医疗护理服务、后勤保障部门为临床服务、临床医技部门为患者服务的服务理念，在以上服务理念的引导下，根据患者及家属的需求提供服务，落实患者安全、改善就医环境、优化服务流程、提升后勤保障水平、加快信息化建设等举措，实行全员、全面、全过程参与，让患者更安全舒适、服务更优质高效。

三、卓越管理服务内容

（一）全员全程参与

卓越服务是一项全员行动，需要全员参与、全过程控制、全方位管理。要求全院员工要知晓并积极参与，各级医院要建立起以点带面、从线到片的全员参与、全过程实施的全覆盖流程，加强医疗服务管理、创新服务模式、完善服务流程，并持续改进。

1. 制定服务制度　推进卓越服务工作要以手册章程为统领，建立健全相关准则、管理制度、议事规则、办事程序等，让全体职工知晓卓越服务理念、目标、内涵等。各级医院要根据相关准则，在全院范围内推行实施，让全院上下参与、规范服务、建立制度化、标准化的服务体系。

2. 明确服务职责　在医疗服务过程中，须明确各科室、各部门责任，按照逐层开展、分级推广、全面覆盖的规则，围绕卓越服务内容，紧密结合具体的目标任务和工作要求，制定具体实施方案，并定期开展全员培训和指标解读，推动卓越服务全员参与全过程实施，确保卓越服务工作职责落实到位。

3. 制定任务清单　开展卓越服务要明确各科室及每位员工的任务责任清单，设置时间节点，严格执行清单事项。以全方位、立体式的清单台账确保事事有回应，件件有着落。强化协调配合，联动解决清单运行中出现的问题，建立健全清单动态管理机制，结合卓越服务推进情况动态调整，及时完善内容，并按程序审核确认、公布。

4. 定期考核督办　全院各部门要定期开展自查工作，主动查找问题并整改落实。医院设立考核小组，进行全方位、全过程监督与考核，定期反馈实施过程中的问题和建议，不断整改推进，确保措施落地见效。考核小组定期总结并向领导小组汇报工作进展，领导小组解决实施工作中的问题，考核部门负责整体督办。

（二）全员身份识别

身份识别指通过面部、声音和其他身体特征（如眼睛颜色、胎记或文身）或显著特征（如身高、步态）识别一个人的身份。医院的身份识别指通过人员姓名、性别、出生日期等基本信息及唯一的身份标识符来识别人员身份，包含患者、家属、员工和来访者等，通过一人一证件、一编码的管理方式，将身份识别与查询、认证、管理相结合，实现身份识别与权限辨别。医院建立门禁安装和使用的规章制度，病区、工作区实行门禁管理，出入各病区、工作区的所有人员实行身份识别管理是保障安全的就医环境、降低和控制危害及意外风险的重要举措。

1. 患者身份识别

（1）住院患者身份识别：①住院患者办理入院手续时，以身份证、各类医保卡、就诊卡作为身份识别的标志，医院制定住院患者手腕带佩戴制度与流程，患者住院后，按要求佩戴腕带，腕带上标注患者基本信息。②医护人员进行标本采集、给药、输血或血制品、发放特殊饮食等各种操作、治疗、护理、检查及转运前严格执行身份识别，禁止用床号作为唯一识别依据，必须使用2种以上患者身份识别方法，采用开放式提问姓名等确认患者身份，同时查看患者腕带信息，确认各项信息无误后方可执行。③对重点患者和无法进行有效沟通的患者，如重症医学病房（ICU、CCU、NSICU）、新生儿、儿童、昏迷、手术、意识不清、病情危重且无自主能力患者、语言不通或交流障碍等原因无法向医务人员陈述自己姓名的患者，由患者陪同人员陈述患者姓名，同时核查患者腕带信息，准确识别患者身份。④积极向患者做好宣教，以取得配合，若腕带损坏时，应及时更换。

（2）门（急）诊（患者）身份识别：①门（急）诊患者由患者本人或其家属提供患者信息并填写病历眉栏中姓名、年龄、性别等信息，确保准确；若患者为昏迷或意识不清的无名氏应佩戴腕带，腕带标记为"无名氏+大写字母"作为临时姓名。②急诊留观、昏迷、危重、抢救患者等均须戴腕带。腕带完好、信息准确、字迹清晰。③医护人员为患者进行各项诊疗操作和转运前，均须严格执行查对制度，至少用2种身份识别方法确认患者身份。

（3）患者转科或转运身份识别：①患者转科或转运时，核对患者身份和腕带信息，填写转交接记录单。②与接收科室交接时，接收科室医护人员认真核对患者身份，无疑问后在转交接记录单上签字，及时更换腕带信息。

（4）手术患者身份识别：①手术患者进手术室前，由病房护士与手术室护士核对患者身份、腕带信息、手术部位等信息，填写手术交接记录单。②手术室巡回护士、麻醉医师、手术医师在手术室及其他对患者进行手术或有创操作的场所，再次核对患者的相关资料"切皮前暂停"，按规定填写"手术安全核查表"。③手术麻醉后的患者，由巡回护士询问患者姓名、ID号，麻醉医师看着患者腕带信息回答。④手术转运患者至重症医学科或PACU时，手术室护士与重症医学科或PACU护士交接患者身份、腕带等信息并填写记录单。

2. 员工身份识别 医院职工身份通过工牌予以确认识别，工牌由 LOGO、单位名称、个人照片、姓名、部门、职务、职称、工号八个部分组成，员工在岗必须佩戴工牌，通过工牌职务及岗位权限赋予相应门禁功能，并严格执行一人一卡制度，工牌不得借给他人使用。

3. 其他人员身份别 医院人员身份识别管理，除员工及患者、陪护等主要人员外，还有进修、临时参访等人员需纳入管理。①进修实习、规培、研究生、物业、保安人员需要佩戴相关部门发放的不同类别的工号牌，工牌不得借给他人使用。②外聘日常维修人员及临时维修人员应佩戴临时工号牌以确认识别，维修完毕后回收临时工号牌。③临时参访人员由相应部门工作人员陪同参访。

（三）"一站式"服务模式

"一站式"服务的本质就是以集成的方式将服务项目、服务流程整合起来，优化患者就医全流程，让"仪器设备、信息技术、医护人员跑"，患者"不用跑、就近跑"，就诊省心又省时，从而让患者及家属享受到更加便捷、优质的服务。一站式服务要贯穿患者就医的全过程，包括入院前－住院中－出院后。

1. 后勤维修保障"一站式" 后勤维修保障"一站式"是利用信息化技术，以集中式受理、协同化办理、信息化运行为特征建立的"一站式"维修保障平台，来提供后勤保障"一站式服务"。实施后勤维修保障"一站式"是规范细化后勤管理制度、探索实行智慧后勤服务的重要体现，其利用智能的电子信息化工作管理方式，不仅有利于后勤工作更加规范有序，服务更加及时高效，同时也促进了后勤精细化管理以及服务质量的提高，为推进现代医院管理建设发挥了积极作用。

（1）建立后勤维修服务"24小时受理平台"，设置指挥统一调度、及时受理记录、追踪评价反馈一站式流程，提供"全天服务、及时受理、按期办结"三位一体院内维修管理服务。

（2）利用互联网技术整合优化后勤维修维护流程，在短时间内迅速反应，完成故障维修，并且维修数据可量化、可监管和可追踪全过程，实现了后勤一站式维修全程 PDCA 的闭环管理。

（3）后勤部门定期下临床进行巡检、保养维修，分片包干责任制。

2. 门诊服务"一站式" 门诊服务"一站式"是指整合资源，优化服务流程，深化服务内涵，提高整体服务水平，打造"一站式"特色服务品牌的同时，改善就医体验，提升患者满意度。"门诊服务一站式"服务的目的是充分体现"以人为本""以患者为中心"的服务理念。

（1）"一窗通办"，入出院"一步到位"，医保登记"一站解决"。患者只需要通过一个窗口就能完成所有预约，减少中间环节，避免患者"四处奔波"，做到"最多跑一次"，减少患者时间、资源的浪费。

（2）提供一站式便民服务中心，从提供一次性水杯、针线包、租用轮椅等扩充到配备专职工作人员提供医学诊断等相关证明，审核盖章、协助自助血压测量、租借雨伞、广播寻人、失物招领、行李寄存服务、取报告、预约诊疗、化验单的打印及代寄、免费电话、医院热线咨询服务等。

3. 住院服务"一站式" 住院服务一站式是医院优化服务流程，对患者、病床、医技等资源实行集约化管理，简化"入院－住院期间－出院"期间手续办理流程，让医疗资源围着患者"转"，为患者带来更佳的就医体验，是医院践行"以患者为中心"服务理念的又一重要举措。患者预约住院后，在预约的日期入院治疗。住院缴费、床位统筹调配、手续办理、医保登记、检查预约、专科会诊、出院手续、出院患者电话回访等一体化、一站式服务集中办理，真正做到"预约住院有人管，手续办理不乱跑，专科会诊不用愁"的人性化服务，提高医疗护理服务效率，改善患者就医体验，让患者就医便捷、满意。

4. 行政服务"一站式" 行政管理是医院管理的重要组成部分，对保证医院管理完整性具有重要意义。随着医改工作持续纵深发展，我国对医疗服务行政管理有了更高要求。提高医院行政管理工作效能是当前新形势下推动医院高质量发展的有效着力点。行政服务一站式即利用信息化手段整合医务、医保、门诊、病案、计财等多个部门的功能于一体，让患者在一个窗口或办公室就能完成多个行政审批手续。行政服务一站式让"信息多跑路、患者少跑腿"，实现流程优化，提升患者就医效率，从而进一步改善患者就医体验。

（1）设置便捷高效的行政、财务审批流程。医疗机构制定行政事务审批制度，指导和规范医院行政事务审批流程，明确行政审批项目的依据、内容、条件、程序和办理时限。构建行政事务信息化平台，实现员工财务结算（报账）、行政实行审批"一站式"或信息化审批等方式。

（2）制定院内跨部门审批流程和事项清单。优化院内跨部门项目相关审批流程，加强跨部门审批流程的工作衔接，避免审批反复跑腿的现象。

（四）便捷服务流程

1. 预住院服务　预住院服务是指针对需要住院治疗且病情相对稳定的患者，在没有空床不能立刻收治的情况下，建立相关的管理制度或者流程，通过收住虚拟床位的形式办理预住院，预住院期间完成正式住院所需要的相关检查、检验或术前准备后，再根据床位情况安排患者正式入院。预住院服务能缩短患者住院时间，有效缓解住院难，缩短平均住院日，加快病床周转，提高医疗资源运行效率，使更多患者得到救治。

（1）预住院适用于非急、危、重症须收住院诊治的患者。医院通过流程再造和集约化服务，成立院前准备中心，搭建预住院平台，统筹医院床位管理，对住院患者在主要临床诊疗服务之外的其他医疗和非医疗服务进行整合。其目的是不断优化重组入住院服务流程，缓解床位紧张，缩短平均住院日、降低患者住院费用、提高医院运营效率、体现公立医院的公益性。

（2）预住院服务内容包括知情告知、评估处置、入院缴费、检查预约、化验采血、床位调配、信息登记、健康指导、随访转介等，预住院服务中心可根据患者自身需求及医生时间工作安排，预约每项检查，提供预约检查导诊单，导诊单上明确有具体检查时间、地点、检查注意事项等，并尽量安排患者的检查集中完成，减少患者在家和医院间来回奔波，避免患者每项检查均需排队登记造成无序流动和无效等待时间长的问题。

2. 预约服务　医院落实预约诊疗制是改善医疗服务的有效途径，也是智慧医院建设的一项重要内容，根据《国家卫生健康委办公厅关于进一步完善预约诊疗制度加强智慧医院建设的通知》（国卫办医函〔2020〕405 号），二级以上医院应当普遍建立预约诊疗制度。医院实施预约诊疗服务有利于患者就医咨询，提前安排就医计划，减少候诊时间，减少患者集中聚集现象，维护就医秩序。

（1）实行网络、电话等多种预约方式，保证门诊号源充足。医院提供网络、现场、电话等形式的预约挂号服务；在门诊大厅设置服务台或预约服务管理中心，为老年患者或者网上预约有困难的患者提供电话或现场预约；为患者提供门诊分时段预约挂号和实时查询就诊科室排队进度服务，分时段预约精确到 30 分钟，有预约就诊短信提醒。

（2）门诊检查等集中预约。医院有信息化系统支持检查预约等，门诊医生开出检验检查单后直接在门诊系统内预约，检验检查实现集中预约。预约完成立即打印出预约回执单，同时将预约信息发送至就诊人员；患者在相应的检查时间段到达检查候诊区根据叫号系统按序检查。

（3）实行住院床位、日间手术、择期手术、出院复诊等预约。有预约住院／预约治疗的流程、制度，门诊就诊后需要住院或门诊治疗时，提供或协助患者床位预约或预约治疗，利用医院信息系统实现门诊、住院部住院治疗预约，根据患者病情轻重缓急合理安排床位；开展日间手术的医院应当提供日间手术预约。通过预住院管理将病情评估和麻醉访视关口前移，入院当天即可安排手术，缩短手术等待时间；对需要复诊的患者出院时预约复诊时间、复诊医生、需要复查的检查项目。

3. 后勤下收下送服务 医院后勤保障部门支持着医院各项业务的开展，承担与临床一线相关联的服务工作。医院后勤管理是为医院提供优质的后勤服务，以保障医院能够实现各项计划与指标。下收下送服务是后勤职能部门改善服务方式，主动为临床一线服务的一项重要措施，能够减轻临床工作负担，提高工作质量与效率，主要包括药剂、消毒供应、食堂等部门将后勤物资、医用药品、餐食等及时送去或收回。下收下送直接服务的是临床，间接服务的是患者，下收下送减轻了临床一线工作人员的劳动强度，节省了临床一线工作人员来回领取物资的时间，把时间还给他们，使其能以充沛的精力和体力为患者提供优质的服务，而卓越服务的核心理念是患者至上，因此下收下送是实现卓越服务的有效方式，是贯穿卓越服务的主线。

（1）药品下送：鼓励医院建立静脉药物配制中心，负责全院静脉药物配制工作，口服药物实行单剂量摆药。临床所需药品由配送员或通过物流系统运送至各病区。

（2）消毒器械、诊疗用品下收下送：如医院消毒供应中心对消毒器械、实行下收下送，供、接及时，保障临床各种诊疗物品供应及时。

（3）餐饮服务下送：医院有专职部门和人员负责膳食服务工作，开展线上订餐等，为职工提供膳食，为患者提供营养膳食指导、营养配餐和治疗饮食，并提供送餐服务。

（4）物资下送：医院物资供应部门及时下送临床所需各类医疗行政物资或医用耗材等。

（五）信息化的服务路径

随着 5G、大数据、人工智能等新型基础设施正在逐步进驻各级医院，大到多院区、集团化建设，小到用药状况评估，不同程度的智慧化应用场景正在逐渐连成医疗服务闭环，医院信息化建设迎来新一轮智慧升级。信息化服务是医院高质量发展的重要内容，也是卓越服务走上快车道的提速器。提高信息化等级，稳步打造高效智慧医院，是"十四五"规划中各医院发展建设的重要目标。完善医院信息化建设，补齐制约信息化发展的短板，要以国家电子病历应用水平评价指标、互联互通标准化成熟度测评、互联网医院建设相关标准为基础，建立支持临床、科研、管理等板块的信息化体系。实施信息化服务路径可从以下方面着手：

1. 借助智慧医疗，实现便民惠民。进一步完善患者诊前、诊中、诊后的一体化智慧服务，提升患者就诊体验；加强预约诊疗服务管理，拓展互联网医院与自助服务机服务项目；整合医保系统功能，实现床旁结算、移动结算等自助服务。

2. 利用前沿技术，提高服务质量。加速利用 AI、5G、大数据、云计算等新兴技术，丰富临床应用场景。推进结构化电子病历系统建设，实现病历无纸化，在数字签名认证系统的基础上实现病历有效下载，提高诊疗效率；建立各病种病历档案数据库，实现随时随地多学科移动会诊。

3. 搭建数字化平台，践行现代医院管理。建立决策管理平台、成本核算平台、科研管理及大数据平台，按病种建立全院共享的健康全病程平台，统一的医政与护理管理平台，DRGs 及智慧医保管理平台以及财务、党务、人事、绩效考核、安保、后勤管理等综合服务平台。通过落实以上举措，做到统一数据口径，实现医疗质量有保障，科学研究有数据，决策制定有依据。

（六）安全整洁的服务环境

加强医院绿化美化，不断改善就医环境，为患者和职工创造安全整洁的就医和工作环境，是卓越管理的一项重要内容。可以通过在医院全面推行 10S 管理（具体见本书第七章）和严格落实垃圾分类等措施来改善就医环境，安全舒适的环境能改善患者就医体验，提升患者满意度，也能让职工安心舒心为患者服务，提升职工归属感和幸福感。

垃圾分类收集是指根据废物的种类和组成分别进行收集的方法，这种方法能提高回收物料的纯度和数量，减少需处理的垃圾量，从而有利于废物的进一步处理和综合利用，同时可以较大幅度地降低废物的运输及处理成本，还能减少需要后续处理处置的废物量，从而降低整个管理的费用和处理处置成本。一是成立组织机构。各级医疗机构要成立由主要领导任组长的生活垃圾分类管理工作领导小组，通过党委会和院办公会部署垃圾分类工作。二是加强培训宣传。及时召开专题培训会，利用线上线下多种媒介宣传垃圾分类的方式和益处，提升全院职工及患者垃圾分类素养。三是强化设备配备。各级医院要在每幢楼、每个楼层、每个科室配备分类垃圾桶，医疗垃圾可由专业的公司进行运输、处置。四是落实监督管理。层层落实监督管理职责，分类垃圾的收运情况、分类考核状况要建立台账，确保垃圾分类有效落实，建立由各部门组成的垃圾分类督导员队伍，定期监督垃圾分类。

第二节 卓越医疗让诊疗更有效

一、卓越医疗的目标

全心全意为广大人民群众提供最优质的医疗服务，通过卓越医疗，让诊疗更有效，推进医疗事业的高质量发展。

二、卓越医疗服务理念

坚持生命至上和患者至上，把提高医疗服务质量和技术水平作为核心任务，持续提高重症救治和应急处置能力，为人民群众提供安全、有效、经济、规范的诊疗服务。

三、卓越医疗服务内容

（一）落实医疗核心制度

医疗质量安全核心制度是指在诊疗活动中对保障医疗质量和患者安全发挥重要的基础性作用，医院及其医务人员应当严格遵守的制度。"医疗质量安全"确定了制度的属性，"核心"精准描述了此类制度在医疗质量安全工作中发挥的基础性作用和中心性地位。国家卫生健康委在《医疗质量安全管理办法》中确立了由18项制度组成的医疗质量安全核心制度，并规范了各项核心制度的定义与基本要求。医院内部建立完善院、科两级医疗质量管理责任制，明确主要负责人是本机构或本科室医疗质量管理第一责任人，切实将医疗质量管理情况作为重要指标纳入科室及负责人考核；加强对医务人员进行医疗管理相关培训和宣传教育，调动全体医务人员积极参与医疗质量管理工作，自觉在临床工作中严格遵守医疗质量安全核心制度。医疗管理部门运用信息化手段和大数据分析策略，使核心制度体系在临床活动中得到严格落实和有效监管，助力医疗质量安全管理水平的不断提升。

（二）健全医疗质控体系

医疗质量管理传统模式中存在宏观管理薄弱，管理工作层次不清楚，重点不突出，某些方面的管理过粗，缺乏客观数据评价指标，主观随意性大等问题，这些弊端不利于医院的高质量发展，卓越医疗管理中，采取将医院分级管理工作与三级公立医院绩效考核评价指标有机结合起来，提出"医院高质量发展是总目标"，赋予了医院高质量发展的内涵。构建医院、行政职能部门、大学科部、科室单元与个人自评相结合的质量管理和控制体系，成立医院医疗质量与安全质量管理委员会为一级委员会，下设医疗质量与安全质量委员会为二级委员会，挂靠医务管理部门，各医疗大科设立大科质量监督员，临床科室均成立质量与安全管理小组，科主任为第一责任人，科室设立科质控员，倡导"人人是医疗质量第一责任人"制度。搭建全院分级管理体系，各级质量部门制定质量管理方案，完善组织体系建设，并加以督导和落实，实施分级管理。医疗质量管理体现全局意识、责任意识和安全意识，是促进医院高质量发展，医院管理走向科学化的重要保障。

（三）建立个人技术档案

医务人员是医疗服务之关键，医生的资质和能力，是确保医疗质量的重中之重。医院专业人员个人技术档案室专业技术人员个人经历和医疗服务工作实践的记载，是将经过医院认可的反映专业人员工作成就、业务能力和技术水平的有关资料，集中、整理而形成的个人专业技术档案。为此，医院建立健全医务人员个人技术档案资料，规范并完善医务管理部门的技术档案管理工作，不仅可方便医务管理人员对个人业务技术资料的实时查询，同时为医务人员今后晋升、考评、评优，提供客观公正的参考依据，提高医务管理工作的质量和效率。

医务人员技术档案主要用来记载医疗技术水平和学术能力，以及相关的职业道德行为。其内容，除姓名、年龄、性别等一般资料外，主要包括执业范围、最高学历、学位、职称、业务能力范畴、开展医疗技术清单（内科诊疗服务和外科手术目录）、进修经历、申报的新技术新项目情况、获奖情况等。每年动态更新，能促进医务人员在医疗技术上的竞争意识，促进自身素质的提升和人才成长。

（四）推动医疗技术创新

医疗新技术是指在诊疗过程中，引进具有创新性、先进性、科学性、实用性、适宜性且易于推广应用的临床项目。医疗新技术是医学科学迅速发展的产物，也是现代医学进步的标志。医疗新技术在临床上的推广，有利于维护人民群众的生命健康，有利于提高医务人员的医疗水平，助力于提升医院的诊疗服务能力，提高医院竞争力，但它同时具有较大的风险性和高度的复杂性，医院应加强对新技术、新项目的全过程管理，从实行项目准入制度入手，需制定新技术准入制度和管理规范，强化项目的立项管理、目标管理、风险管理、绩效管理、成果管理。成立医疗新技术准入管理委员会，制定工作职责和流程，医务部作为管理科室，负责日常工作的管理。伦理部分由医院伦理委员会负责审核，在实践中规范医疗新技术临床准入与应用的伦理审查也十分重要，一方面能够有效补齐相关法规尚不完善的短板，推动新法出台，另一方面能有效降低医疗技术风险，构建良好的医疗质量管理与改进体系，更好地维护人民群众健康权益。另外，在项目全过程管理中除注重安全性之外，要突出项目的创新性、重视自主创新，体现创新价值，助力医疗技术的发展。

新技术准入制度的实施，首先规范了医院的医疗行为，为医疗工作提供了更科学、更规范的安全保障；其次，使医院的管理观念不断更新，实现医院管理体制的不断革新；第三，推动了医疗技术的进步，调动了医务人员开展新技术的积极性；第四，充分体现了"以患者为中心"的服务理念，要求医务人员有良好的医德风尚，避免滥用，正确处理好医学传统技术和医疗新技术的关系，避免对新技术的过度依赖，在医疗新技术的实施过程中，医务人员还要坚持救死扶伤和人道主义的原则，更要坚持科学的最优化的原则，使患者享受到最优质的服务。

（五）完善急危重症处置体系

医院是一类特殊的公共区域，人员高度密集且弱势群体居多、建筑结构复杂、危险化学品多，是火灾、爆炸、放射性物质暴露、疫情传播等各种应急事故易发的场所。针对随时可能发生的应急事故，各家医院都需要制订详细的应急预案。通过构建医院应急管理体系和统筹管理应急工作，规范应急管理运行机制，推进应急管理制度建设，完善应急预案和演练方案，落实应急物资储备，规范应急信息报告制度，建立应急管理监督评估机制，提升医院应急工作的综合管理水平和专项反应能力，在实践中收获经验，保障人民群众的生命安全。

突发应急事件的偶发性容易导致防范意识的淡薄，但应对突发事件变化的处置能力需要不断强化提升，突发事件的危害性更警示我们必须常备不懈。为提升医院应对突发事件的现场救援能力和水平，增强院内应急医学救援队的整体配合、应急指挥、组织纪律、信息保障、后勤保障等能力，医院定期组织全院工作人员（含物业、保安、后勤服务人员）基本急救技能操作培训，针对医务人员还需组织紧急医学救援知识、应急预案、现场医学救援等内容的应急培训和组织演练，对于院内应急救援队定期接受上级或有关学术部门组织的急救技能培训，熟悉掌握心肺复苏术、电除颤、止血、包扎、骨折固定、急救搬运、洗胃术、简易呼吸器、静脉穿刺置管、动脉穿刺、腹腔穿刺、吸痰术、环甲膜穿刺术等 10 种以上的急救技能。通过全院全员培训考核，营造人人懂急救，人人都会急救，具备现场救护的良好氛围，通过十大急救技能操作考核保障应急救援队急救能力持续提升，通过应急演练，检验医院救援队伍在应急事件紧急医学救援过程中的决策指挥、组织协调、舆情应对等能力，进一步磨合了医学救援队伍协作水平，以确保突发事件紧急医学救援有序、高效开展。

（六）实施单病种与临床路径管理

1. 临床路径是指医疗机构中专业人员以循证医学证据和指南为指导，针对某一疾病建立的一套标准化治疗程序与模式，从而达到提高医疗服务质量、减少资源浪费的目的。作为规范医疗行为、提高工作效率的医疗质量管理工具，临床路径已越来越受到医疗行政管理人员和医务人员的重视。

2. DRGs（diagnosis related groups）是当今世界公认的比较先进的支付方式之一，随着 DRG 支付方式改革的推进，其通过统一的疾病诊断分类定额支付标准的制定，达到医疗资源利用的标准化。而实施临床路径是 DRGs 良好运行和医疗质量保障的内在要求。各医疗机构需要扩充临床路径管理的病种数，力争将各科室常见疾病均纳入临床路径管理，并进一步细化各病种临床路径，优化诊疗流程，明确治疗药物，限定使用耗材，确定入、出院标准，逐步完善疾病规范化诊疗体系，提高医疗服务效率和质量，科学引导医务人员主动开展临床路径管理工作，提高工作效率，降低患者的医疗费用，避免工作疏忽，并在一定程度上有效防范差错和事故的发生，起到有效的引导作用和良好的监督。最终做到合理诊断、合理治疗和合理用药，切实解决群众看病难、看病贵问题。

（七）建立医疗机构间协作机制

医疗联合体（以下简称医联体）的概念范畴主要是指不同地域、不同层级的医疗机构通过不同形式（线上或线下，紧密或松散，综合或专科）建立的服务共同体。服务内容随着疾病谱变化和健康中国战略的实施，一方面偏向于能够实现全生命周期保障的健康服务合作内容，另一方面偏向于专科诊疗的深度合作，并通过远程医疗协作，力图提升地区间医疗服务同质化水平。根据管理办法，医联体的四种模式分别为：城市医疗集团、县域医共体、跨区域专科联盟、远程医疗协作网。

1. 城市医疗集团　城市医疗集团即以 1 家三级医院为牵头单位，联合若干城市二级医院、康复医院、护理院以及社区卫生服务中心，构建"1+X"医联体，纵向整合医疗资源，形成资源共享、分工协作的管理模式。有条件的地区推行医联体内人、财、物统一管理模式，促使医联体成为目标一致的共同体。不具备条件的，可在医联体内以对口帮扶、技术支持为纽带形成松散型合作，引导优质医疗资源下沉，提升基层医疗服务能力。

2. 县域医共体　县域医共体重点探索以"县医院为龙头，乡镇卫生院为枢纽，村卫生室为基础"的县乡一体化管理，并与乡村一体化有效衔接，充分发挥县医院的城乡纽带作用和县域龙头作用，形成县乡村医疗卫生机构分工协作机制，构建县乡村三级联动的县域医疗服务体系。医共体建设可进一步优化我国医疗卫生资源结构布局，促进医疗卫生工作重心下移和资源下沉，实现由以治病为中心向以健康为中心的转变，逐步提升区域医疗卫生服务质量，构建分级诊疗、合理诊治及有序就医秩序，着力增强群众健康获得感、幸福感和安全感。

3. 跨区域专科联盟　跨区域专科联盟是根据区域内医疗机构优势专科资源，以一所医疗机构特色专科为主，联合其他医疗机构相同专科技术力量，形成区域内若干特色专科中心，提升解决专科重大疾病的救治能力，形成补位发展模式。专科联盟在推动构建分级诊疗制度的同时，也要通过专科共建的形式不断提升联盟各成员单位的临床研究、人才培养和科研协同能力，以实现专科联盟的高质量发展。

4. 远程医疗协作网　远程医疗协作网是由牵头单位与基层、偏远和欠发达地区医疗机构建立远程医疗服务网络。大力推进面向基层、偏远和欠发达地区的远程医疗服务体系建设，鼓励二级、三级医院向基层医疗卫生机构提供远程医疗服务，提升远程医疗服务能力，利用信息化手段促进医疗资源纵向流动，提高优质医疗资源可及性和医疗服务整体效率。2019年底暴发的新冠病毒感染疫情打破了正常的医疗秩序，各家医院对就医模式进行了调整，门诊采取远程预约挂号的方式开展医疗工作；开通线上门诊咨询服务，回答患者的医疗咨询；采取网络会诊，开通热线电话，指导患者合理就医。利用远程会议系统，各医学专家委员会召开会议制定新冠病毒感染诊治指南，规范治疗标准。远程医疗协作网可为偏远地区的患者提供医疗服务指导：疾病的诊断、治疗、用药指导等，提高疾病诊断的准确性，改善疾病的治疗效果，更好地发挥医院、医务工作者的社会效益。

分级诊疗作为深化医药卫生体制改革的产物，是实现有序就医的重要制度保证。随着分级诊疗的深入推进，医联体建设日趋成熟，患者就医流向不断趋于合理，双向转诊成效正在逐渐显现，区域医疗资源实现共享，医疗服务能力明显提升。各医联体在完善诊疗能力提升的基础上，需要加强对医防融合的提升，推进医务人员健康管理理念及相关服务技能的提升，推进全民健康为中心的服务理念。

第三节　卓越护理让患者更舒适

护理是最古老的艺术。自从有了人类，就有了生、老、病、死的问题，而人类为解决或减轻自身的疾病和痛苦需要护理。"三分医，七分养"包含了丰富的护理内容和思想，抗击新冠病毒感染疫情的斗争更是凸显了护理在人类的生存和发展中的重要性。护理直接关系着人类的健康与生命。南丁格尔在《护理札记》中写道："护士应该做什么，可以用一个词来解释，即让患者感觉更好。"

一、卓越护理服务目标

落实护理核心制度，做实责任制整体护理，夯实基础护理质量，强化护理人文关怀，优化护理服务流程，构建全面、全程、专业、超值、高效的护理服务体系，精准对接患者护理服务需求，为患者提供更高质量和更高水平的服务，让患者更舒适。

二、卓越护理服务理念

（一）全人理念

全人服务理念是现代医学发展下产生的护理理念，包括身体上、心理上、社会以及精神上的完整护理照护，在护理过程中强调以患者为中心，为患者提供身、心、社、精四位一体的全人照护。台湾地区的医院以全人照护，提供优质护理服务为主旨，注重医院环境人文化，护理工作人性化，有效地提高了护理服务质量和服务品质。为适应经济社会发展和人民群众日益增长的健康需求，党中央、国务院作出全面推进健康中国建设的重要部署，要求以人民为中心，为人民提供全方位全周期健康服务。护理事业需要紧紧围绕人民健康需求，针对工业化、城市化、老龄化等社会热点问题，护理人应当精准发力，将全人护理理念的内涵从个体延伸至人群，扩展至全人类，体现护理服务品质，体现大健康战略的概念。

（二）全程理念

"有时去治愈；常常去帮助；总是去安慰。"医学关注的是在病痛中挣扎、最需要精神抚慰和治疗的人，人文关怀和人文服务需贯穿于患者的诊疗全过程，融入护理的各个环节。人类整个生命过程均需要关怀与照护，《健康中国行动（2019—2030年）》提出维护全生命周期健康的号召。构建全生命周期全人照护体系，是大健康战略目标下的服务理念和服务模式的重要创新，把以治病为中心转变为以人民健康为中心，关注人的全生命周期，注重人的生理、心理及社会等方面的健康需求，提升人民群众对医疗护理服务的满意度。全生命周期的内涵，狭义的是指从患者诊断初期到入院、出院直至康复期、终末期各阶段都给予专业护理，进行全方位的关怀，精准对接患者的服务需求，为患者提供入院到出院连续、全程、无缝隙的服务；广义是指人的一生包括出生、生长、发育、衰老、死亡的全过程，服务对象包含了不同年龄阶段、不同性别特征、不同职业特点等人群的健康服务。作为提供服务的主体，护士应深刻领会全生命周期健康的内涵，根据不同生命阶段的特点，提供相应的、有针对性的疾病防控和健康管理，在重点时期为重点人群提供健康干预，满足人民群众对疾病预防、治疗、护理、康复的需求，拓宽健康中国战略内涵。

（三）全心理念

《护士条例》中强调"护士应尊重、关心、爱护患者"。护士必须要有爱心、耐心、细心、责任心，满足患者的医疗需求，使护理工作更加贴近患者、贴近临床、贴近社会。护理工作唯有坚持全心服务理念，提高人文关怀能力，才能切实改善患者的就医体验。全心服务理念是护士专业素质与人文素养相结合的集中体现，在开展优质护理服务活动中，涌现了"信心、爱心、细心、诚心、舒心"为服务标准的"五心"服务和"热心接、耐心讲、细心观、诚心帮、温心送、爱心访"的"六心"护理服务，减轻了患者恐惧、焦虑的情绪，缓解紧张的医患关系，提高了患者的满意度。全心服务理念可以促进护理人员形成"以人为本"的护理核心价值观，提升护理人员的人文素养和服务意识，在培养高素质的护理专业人才中发挥重要的作用。护理人员要充分认识到全心服务的重要性，在构建优质、高效的卓越护理服务体系中坚持全心服务理念，用心呵护生命，用爱服务健康，永葆守护人民健康的初心。

三、卓越护理服务内容

（一）构建五级质控体系

护理质量是医疗质量管理的重要组成部分，也是医疗质量考评重要的指标。护理质量管理与控制是持续提升护理质量的重要手段和有效途径。建立健全按岗定责的护理质量管理和控制体系是护理服务的核心举措。由患者参与的"患者/家属 – 责任护士 – 护理组长 – 护士长 – 护理部"按岗定责的五级护理质控体系，可以形成"患者参与""自我控制""同级控制""逐级控制"的质控网络，实现人人参与质控的全方位质量管理。

1. 患者或家属 患者对于促进护理质量的提高具有不可替代的作用。鼓励患者或家属参与医疗护理服务过程，不仅有利于护理管理者发现和整改护理工作中的问题，还能促进护患合作，有利于提高护理质量，提升工作效率和促进患者健康结果改善。因此，应将患者或家属纳入护理质量管理与控制体系，可以提升医疗服务质量，提高患者自我效能、治疗依从性和满意度。患者或家属质控包括患者参与对自理能力及疾病的自我评估，准确报告病史；参与医护人员的健康指导练习，正确掌握手术、康复、特殊饮食、管道等自我管理；参与环境维护与安全防范，配合医护人员的身份识别，保障医疗安全；参与症状、诊疗副反应的自我观察和监测，早期发现、识别并向医护人员报告异常情况，使医护人员能及时处理不良反应等。

2. 责任护士 责任护士是落实护理质量标准的主体，因此，责任护士首先要掌握质控标准，在执行各项治疗护理操作时进行对标自查、自评、自纠；参与医生查房和科室大查房，掌握分管患者病情、主要的诊疗及护理措施；在落实基础护理、分级护理、专科护理过程中要有"慎独"精神，进行自我管理，自我完善，达到自我控制的作用。

3. **护理组长** 负责把关专科护理技术、风险控制，疑难危重患者护理和护理新技术的落实。护理组长须取得相应的专科护士资质，业务熟练。护理组长要加强环节质量的风险控制，消除护理安全隐患；除做好对分管患者的护理外，主动对低年资护士的工作进行检查指导，起到及时纠偏、堵漏的作用，并将一些共性质量问题及时反馈给护士长；带领本组责任护士充分落实护理各项工作及管理制度，做好科室"10S"管理，完成专科护理技术培训等工作；运用 PDCA 循环的管理方法，对科内护理工作中的风险实施有效控制。

4. **护士长** 护士长参与科室层面、护理部层面质量管理。将科内各项工作具体落实到每一个责任人，每周安排质量检查项目，每月召开护理质量安全分析会，总结分析存在的问题，并提出改进措施。护士长要坚持护理质量的"一日五查"，加强交接流程、医嘱执行、查对等核心制度的日常督查，并做好记录，及时指导，确保护理核心制度有效落实，保障患者安全，把好病区总的质量控制关。

5. **护理部** 负责制定院区护理质量管理目标和质控方案，建立按岗定责的质量控制与管理体系，按照计划组织各项护理质量与安全督查，监管重点部门、人员、时段、环节及重点问题，并进行反馈与持续改进。定期监测护理质量监控指标，对监控指标数据有分析，制订改进措施并落实，对改进后的监控指标数据有评价，改进有成效。

（二）加强护士队伍建设

1. **加强护士队伍建设是卫生健康事业发展的基础** 护理工作服务于人的生老病死的全过程，广大护士都用实际行动彰显了敬佑生命、救死扶伤、甘于奉献、大爱无疆的崇高职业精神，履行服务人民健康的重要职责。护理工作作为卫生健康事业的重要组成部分，得到了党中央、国务院的高度重视，习近平总书记在 2020 年国际护士节之际，强调全社会都要理解和支持护士，把加强护士队伍建设作为卫生健康事业发展重要的基础工作来抓。护士作为医疗卫生战线的重要力量，在保护生命、防病治病、减轻病痛、增进健康方面发挥着不可替代的重要作用。近十年来，我国护理工作快速发展成效显著，护士队伍持续发展壮大、队伍素质不断提升，护理服务能力持续提高、服务领域不断拓展，对实施健康中国战略和积极应对人口老龄化国家战略，发挥着非常重要的作用。为推进我国护理事业高质量发展，《全国护理事业发展规划（2021—2025 年）》明确指出"十四五"时期护理事业发展的主要目标之一，就是加强护士队伍的建设，包括护士数量的增长、护士能力的提升、护士积极性的调动等。

2. 科学合理配置护理人力资源　护理人力资源不足影响护理服务质量提升。要提供更优质的护理服务，需要在护理人员配置上努力。近十年来，我国护士的数量每年以平均 8% 的增幅逐年增加，截至 2021 年底，我国护士队伍已经超过 500 万，达到 501.8 万人，每千人口注册护士的人数达到 3.56人，护士数量呈持续增加的良好趋势。《全国护理事业发展规划（2021—2025 年）》中提出，到 2025 年，全国的护士总数要达到 550 万，每千人口注册护士的数量要达到 3.8 人，医护比要达到 1：1.2，并且把床护比作为护理事业发展目标的约束性指标，三级综合医院和部分三级专科医院全院病区护士与实际开放床位比不低于 0.65：1，二级综合医院和部分二级专科医院全院病区护士与实际开放床位比不低于 0.55：1。此外，要采取有效措施增加护士队伍数量，特别是从事老年护理、儿科护理、中医护理、社区护理、传染病护理和安宁疗护工作的护士以及在基层医疗机构工作的护士数量。有效实施卓越护理，护理人力资源的充足是先决条件，因此，医疗卫生机构要根据功能定位、服务半径、床位规模、临床护理工作量和技术要素等科学合理配备护士人力，保证临床一线护理岗位护士数量充足适宜，满足患者临床护理服务需求，适应经济社会和卫生健康事业发展的需要。

3. 持续提升护士岗位能力　加强护士队伍的培养培训，特别是强化基层护士队伍和老年、儿科、重症监护、传染病等紧缺护理专业护士的培养培训是护理事业发展的基础。目前，临床护士的培养逐步建立以岗位需求为导向、以岗位胜任力为核心培训体系，护士岗位能力培训形式多样，但对护士的临床实践能力、教育能力、循证与科研能力以及伦理决策能力需进一步加强，如何持续提升护士岗位能力还需护理管理者进行多方位思考。推进护理服务进入高质量发展的轨道，护理管理者需不断创新方式和机制开展护士岗位能力培训，加强临床护士"三基三严"培训，坚持立足岗位、分类施策，切实提升护士临床护理服务能力，同时注重护理服务的实质，制定多层次支持计划，提升护士的主观能动性和工作投入度，持续加强护士岗位能力建设，推进我国护理的专科化发展，从而有效推动卓越护理服务的开展，进而全面推动全省护理高质量发展。

（三）创新护理服务模式

随着人口老龄化的加快、疾病谱的变化、平均住院日的降低，以及人们对医疗卫生服务要求的日益提高，患者的医疗护理服务不再局限于住院期间，出院后的康复管理和慢性病管理问题日益凸显，传统的护理服务模式已不能满足当今需要。建立新型护理服务模式，是国家政策的要求，也是医院发展的需要。医护一体化和全病程管理模式，为患者提供全面、全程、专业、个性化的护理服务，既精准对接患者多层次、差异化的护理服务需求，又可促进护理学科高质量发展。

1. **医护一体化工作模式** 医护一体化是指医生和护士形成相对固定的诊疗护理团队，以医护小组的形式为患者提供治疗、护理、康复一体化的责任制整体服务模式。医护一体模式打破了原有的医患、护患工作两条平行线的模式，重建医、护、患三位一体的创新格局。医生和责任护士组成诊疗小组，建立医护一体化排班模式；医护共同进行入院评估，根据患者病情和自理能力确定护理级别，并根据护理级别提供相应的护理服务；责任护士参与医生查房和科室大查房，掌握分管患者病情、主要的诊疗及护理措施；医护共同执行出院随访等。医护一体化模式的核心理念是医护之间合理分工，密切联系，交换信息，相互协作，帮助患者及家属掌握疾病的相关知识，积极配合治疗，其中最重要的是医护双方共同计划、共同决策、共同制定目标和解决问题，并且共同承担对患者的责任。目前，医护一体化模式应用于临床护理、护理管理的工作中，取得了一定效果，但需进一步夯实和持续深入开展，并将其贯穿于患者院前－院中－院后的全病程管理中，应用至护理科研和护理教育等更广泛的护理领域，以更好地促进卓越服务的推进。

2. **全病程管理模式** 全病程管理模式是指跨区域、跨团队的全程协作管理模式，建立完整的患者电子健康档案，实现患者的院前－院中－院后的持续性健康照护，形成全病程闭环式管理模式。全病程管理模式是集疾病预防、治疗、康复、照护等一体化的服务，可以缩短患者住院时间，提高患者疾病照护需求与出院满意度，是高质量、高效益、信息化的符合新时代管理与服务趋势的一种照护模式。

（1）院前：开展患者线下检查、就诊的线上预约，优化患者就医流程，减少患者往返医院的不便，提升患者就医体验；进行住院预约，指导患者完善院前准备，优化再造住院流程，提高医疗资源的利用效率。

（2）院中："全病程管理＋个案管理"的服务新模式，医护团队参与患者的全病程照护管理，采用"线上＋线下"的方式，为患者进行个性化的管理，建立健康档案，根据患者不同疾病期制订对应治疗护理计划。

（3）院后：包括出院后的随访、健康指导、远程健康管理等。

（四）夯实基础护理

基础护理是运用护理学的基础知识和基础技能，针对患者生理、心理、社会、精神及文化等各层面的健康问题，采取科学、有效的护理对策，使其尽可能恢复到健康的最佳状态。其内容涵盖了生活护理、病情观察、基本护理技术操作、心理护理、健康教育、临终关怀、书写护理文书等护理工作，是整个护理工作的基石。夯实基础护理，可以让护理人员转变服务理念，产生良好的服务态度和行为，对加强临床护理工作、提高护理质量、提升患者满意度、构建和谐医患关系等方面都起着至关重要的作用。夯实基础护理需要护士具备敏锐的病情观察能力和评估能力、熟练的操作技能和良好的责任心与爱心。

1. **敏锐的病情观察能力和评估能力**　在疾病诊断治疗过程中，护士与患者接触时间长，对病情的观察有连续性，因此，护士应在患者入院后及时完成入院评估，住院过程中实时评估患者高危风险；落实基础护理时要认真观察患者症状、体征与心理的变化，参与医生查房和科室大查房，掌握分管患者病情、主要的诊疗及护理措施；当患者出现症状时、特殊检查后、治疗后应及时观察，严密观察危重患者病情，保证危重患者体位舒适正确，无护理并发症；及时处理设施设备警报故障，及时识别病情变化的前兆和预见不良事件的风险，为诊断治疗提供可靠线索和依据，保障患者安全。

2. **熟练的操作技能**　操作技能标准熟练可使患者安全、舒适，提高护理质量。护士应掌握心肺复苏、海姆利克急救、AED 及创伤止血、伤口包扎等基本的急救操作技术，抢救危重患者时，快而准确地执行各项操作，用最短时间，取得最佳效果；实行各项注射操作时，根据患者年龄、皮肤个体差异，采取不同的进针手法，降低疼痛，减少患者痛苦。

3. **良好的责任心与爱心**　夯实基础护理要注重人的生理、心理、社会的整体性，满足患者的身心需求。如长期卧床的患者除药物治疗外还需护士做好皮肤护理、预防静脉血栓和坠积性肺炎等基础护理，促进患者的舒适，保障患者安全。良好的责任心与爱心能促进我们不断提升自身的技术，满足患者的需求。

（五）做精专科护理

随着医疗护理技术的不断发展，专科护理逐渐成为护理学科发展的主要方向。专科护理是临床各专科特有的基础护理知识和技术，包括各种专科疾病护理、各种手术患者的护理技术以及各种功能试验、专项治疗护理技术等诊疗技术。发展专科护理能提高基础护理的科学化、专业化和精细化水平，降低患者再入院率和减少住院时间，使患者享受到高质量的临床护理服务。

1. 加大专科护士的培训培养 我国 20 世纪末才逐步开展专科护士培养，培养机构以中华护理学会、各省市护理学会及各级卫生行政机构为主。目前，培养的专科护士种类和数量逐渐增多，培训机构在选拔专科护士时，应适当提高专科护士准入门槛，加大硕士研究生学历专科护士的培养，并统一培训教材，增加培训师资力量，同时建立完善的专科护士培养认证体系，培养高素质专科护理人才，推进专科护理同质化、国际化发展，保证培训质量和效果。医改政策的逐步推进、医疗卫生技术水平的不断提高给专科护理带来了新挑战和高要求，结合群众护理需求和护理学科发展，有针对性地开展老年、儿科、重症监护、传染病、急诊急救等紧缺护理专业护士的培训，提升护士专科护理水平，促进高质量专科护理的发展。

2. 科学合理地管理和使用专科护士 在临床护理实践中，专科护士对患者进行专科疾病评估、指导和健康教育，解决临床疑难问题，并根据科室疾病谱和诊疗特色开展相应的专科护理技术，定期对本科室护士进行专科知识技能培训，部分专科如糖尿病、造口、心理、疼痛等专科护士还定期对全院护士进行培训，专科护士在患者的专业化照护过程中发挥着举足轻重的作用，科学合理地管理和使用专科护士是专科护士队伍健康发展的必然要求。医院管理者要完善专科护士管理体系，进一步细化专科护士角色；完善专科护士的晋升制度、薪酬制度，充分调动专科护士的工作积极性；应给予专科护士更多支持，包括政策支持、明确岗位职责等；探索建立能解决临床实际问题的临床护理专家，能开展临床、循证、创新护理科研的研究护士，兼具领导力和执行力的护理管理者，能因材施教、创新理念的教育护士共同组成的专科护士发展平台，全面提高专科护理质量，推动护理学科高水平发展。

（六）做优人文护理

护理人文是以人为本，将对人的理解、护理与美学知识进行整合，帮助他人达到生理、精神、灵性及社会文化的健康。没有关怀就没有护理，人文关怀是对患者的关怀和尊重，是护理学科的核心。从南丁格尔开创现代护理之时，关怀就被深深地植入护理专业中。护理人员应具备职业良知、整体仁爱、职业崇高和关爱生命的关怀理念，这种理念能使护士从思想上形成关怀意识，在领悟人的生命价值和人性的基础上更加关爱生命，能使护士始终坚持以患者为中心，为患者提供全人、全程、全心的卓越护理服务，改善患者就医体验、促进医护患关系和谐。

1. 护理人文素养的培养

（1）护士应具备的人文能力：护士应能及时、准确评估并确认患者与健康相关的身、心、社、精等方面的需要，并运用专业的知识技能，满足患者各种健康需求。护理服务过程中，护士应不断培养价值判断能力、情感交流能力、精神支持能力、健康指导能力、解决问题能力和共情同理能力等，将科学解决问题的原则和方法运用于工作中，做出最佳决策，帮助患者解决健康问题，使人文关怀落到实处。

（2）护士应具备的人文素养：包括护士文化素养、护士沟通素养、护士美学修养、护士礼仪修养。护患沟通中，护士应遵循平等、尊重；真诚、信任；配合、协作；宽容、谦让等原则，使护士的沟通行为起到积极的治疗作用。

2. 践行护理人文关怀

（1）尊重患者的生命价值、尊严及权利：护理人员在工作中要接受患者特征性的思想和行为，不因患者的独特性而有偏见。尊重患者的隐私，要做到不在公共场合讨论患者病情，在护理操作、检查、转运的过程中注意遮挡隐私部位，保护患者隐私等。尊重患者的选择，贯彻知情同意的原则，充分告知患者及家属诊疗计划，让患者了解治疗、护理的情况及可能导致的后果，为患者提供可供选择的方案，帮助其做出最合适的选择。理解患者的文化背景和习俗，在最大程度上给予满足，这有利于减少患者对医院环境的陌生感和排斥感，促进患者康复。

（2）提供全程、全人、全心的人文关怀：①诊断初期的人文关怀：在疾病得到确诊后患者一时不能接受，心理变化较大，易出现抑郁、恐惧、烦躁等不良心理变化。这一阶段重点内容包括住院环境、心理支持、信息支持、照顾者辅导等。②治疗期的人文关怀：临床治疗不仅给患者身体带来痛苦，患者心理也承受着巨大的负担，此时患者易出现绝望、悲观等心理变化。此阶段的重点包括舒适照护和心理社会支持。③康复期的人文关怀：实施出院随访、多维度网络干预的延续护理服务。可以通过网络医疗健康管理模式延伸护理服务中的人文关怀，定期进行电话随访、网络在线讨论和病友们在线分享，及时解决患者的疑惑，增强护理服务的时效性，以积极乐观的心态面对患者的生活和社交，从而提高患者的生命质量。④终末期的人文关怀：评估患者的需求，同时制定个性化的护理服务。有效缓解患者疼痛，提高生活质量；提供社会支持，缓解患者的负性情绪，树立战胜疾病的信心；开展死亡教育，传达适当的死亡相关知识，加强晚期患者对死亡的理解，减少负面情绪，进而能够平静接受死亡。

第四节　卓越人文让医患更忠诚

医学是与人类密切相关的科学，宗旨是救死扶伤，是带有人文特征的学科。随着医学模式的转变和社会经济的发展，人文关怀成为医学发展重要基础。医院文化中的人文关怀是衡量医院文化品位与精神文明建设的指标，丰富并完善医院文化的内涵，是医院文化中不可缺少的重要内容。医院人文建设对改善患者就医体验，促进医患关系和谐，助力医疗专业可持续发展及建设健康中国具有重要意义。

一、卓越人文服务目标

坚持以"人民至上、健康至上"为目标，树立以人民为中心发展理念，建立关爱患者身心、保障患者权益、改善患者就医和医务人员行医感受为核心的医院人文关怀制度，将以人为本、生命至上的理念贯穿服务流程，提升患者就医体验，提升服务品质，实现卓越人文，让医患更忠诚。

二、卓越人文服务理念

人文服务理念是一种自觉的心理活动，是人对客观事物的自觉、本能的反映，发自内心，行于外表，并使之成为一种"以人为本"的工作习惯，是在规范的人文服务基础上，强调求善、求美和关注情感的体验，以提升患者就医的获得感、员工幸福感为重点，将人文关怀和人文服务贯穿于整个医疗护理服务过程。

三、卓越人文服务内容

（一）加强人文教育

健全人格是医护人员的行医基本素质条件，也是医护人员人文素质的主要内涵及外在表达，具有健全人格素质的标准有五条：自我意识正确、人际关系和谐、积极向上的人生观、道德品质良好、创新能力较强，这些素质通过人文精神和人文素质培训可以达到。人文素质教育或培养，就是通过知识渗透、环境熏陶及自身实践等系统的教育活动，使受教育者学会正确处理人与自然、人与社会、人与人的关系，学会正确对待自己，不同的人文素质会有不同的个性表现，可将其大体分为三个层次来比较，即基本层、发展层和高境界。基本层的人文素养主要表现为珍惜生命，有同情心、羞耻感、责任感，己所不欲、勿施于人，乐于助人，有一定的自制力，做事比较认真，能顺利运用母语，思维顺畅，有逻辑性和个人见解，言行基本得体，懂得一些文艺基本知识等。发展层的人文素养表现为积极乐观、崇尚仁善、热情助人，热爱生活，有较强的责任感，有明确的奋斗目标和较强的自制力，做事认真，能准确流畅地运用母语，思维清晰、灵活，逻辑严密，有独到见解，言行得体，有一定文艺特长，会品评高雅艺术等。高境界层次的人文素养则表现为关爱所有生命和自然，有高度的使命感，百折不挠，奋斗不息，能生动、自如地运用母语和熟练应用一门外语，思维敏捷、深刻、善于创新，言行得体且优雅，有魅力，对艺术有较高的悟性等。人文素质教育一般要经历三个心理阶段，一是人文知识的感性认识阶段，二是人文精神的理性形成阶段，三是人文知识的感性升华阶段。在这三个阶段中，人文知识是人文素质的基础，人文思想、人文理念是人文教育的核心和关键。作为良好职业个性的重要组成部分，他们的人文素质，将更多地体现在以下几个方面：①珍爱生命，视防病治病，救死扶伤，以"实现社会主义全心全意为人民的身心健康服务"为天职。②爱岗敬业，一切以患者的利益为重，急患者之所急，想患者之所想。③尊重患者，做到一视同仁，老幼不欺，贫富无别。④团结友爱，能够妥善地处理工作中的各种关系，与其他医务人员和睦相处。通力协作，具有较强的团队意识。善待自己，能够欣赏和接纳自己，合理安排自己的业余时间，做到劳逸结合，生活丰富多彩。

（二）制定服务手册

卓越服务手册是医院卓越服务的指南，它是为了满足患者的需要，针对患者的健康需求、尊重需求、生活需求、生命需求、物资需求、信息需求、社会需求等在内的服务技术标准或规范，它的目的是让患者对就诊过程满意。

卓越服务满足患者需求质量是：①功能性：指服务发挥作用和效能，满足患者需求的程度；②经济性：指患者得到服务的费用是合理的，感受到健康消费是值得的，是享受超值服务；③安全性：指服务过程中对患者的诊断、治疗、检查、用药、手术、护理、康复、保健是安全的，是身体上、精神上的享受；④时间性：指服务在时间上满足患者要求的程度，包括关键时刻服务、及时服务、准时服务、按时服务、省时服务、随时服务和人性化服务等；⑤舒适性：指服务过程中的适应、舒适程度，包括办理门诊入院手续、诊疗过程、护理服务、设施方便、环境的整洁、病房卫生、房间的采光、装饰色彩以及病区的舒适程度等；⑥文明性：指服务过程中的文明程度，包括亲切友好气氛、和谐的医患关系、与医师和护士的沟通无障碍；⑦职业风范：指服务中医院员工特别是医务人员的仪容和举止符合医院职业规范，体现医院严肃、紧张、团结、活泼、谨慎、科学的工作作风，给患者留下科学、严谨、尽职、敬业的良好印象。

在医院服务中，患者的满意具有多维性和决定性作用，对服务质量的评价往往有患者的全部感觉和受他人影响的效应，所以，要尽可能通过服务的合格来验证患者的满意。

（三）维护患者权益

医学人文的核心价值是维护人的生命尊严和权利，维护患者的权利不仅是医学人文的需要，也来源于公民的权利。患者的权利是医院、患者、家属和员工相互交往中最基本的要素，患者拥有生命权、健康权、肖像权、隐私权、名誉权、身体权、知情同意权、自主决定权、遗体处分权、请求权、监督权和平等医疗保健权。患者在医疗机构进行诊疗的过程中，依法可以享有上述基本权利。

（四）倡导"五心"服务

1. **信心**　信心是一个人自信力的表现。作为医务工作者，自信力包括对专业的自信，对技术的自信和对自身综合能力的自信。医务人员必须具备较高的理论水平，精湛的专业技术，深厚的文化底蕴、扎实的专业知识及全面的综合能力，才能拥有充足的信心，因此，需不断学习现代医学新理念、新技术、新方法，与时俱进，跟上学科发展，提升专业能力，用专业自信心帮助患者增强治疗疾病的信心。

2. **诚心** 医务人员要真心诚意对待患者并融入服务的每一个环节,树立"人民至上、生命至上、健康至上、安全至上"服务理念。在服务中坚持以患者为中心,落实各项治疗护理措施,诚心主动帮助患者,对患者的呼叫到达及时,对患者的意见合理改进,想患者之所想,急患者之所急,一切工作围绕患者,一切服务面向患者,努力为患者提供温馨、卓越的人性化服务。

3. **爱心** 拥有爱心的医务人员才能更好地为患者服务。医务人员在诊疗活动中要理解患者感受,满足患者合理需求,照顾患者的自尊,同情同理,认真地倾听,耐心地解答,用地宽慰,体贴地抚摸与搀扶,适度地称赞与激励,及时有效沟通,主动关心询问患者,为患者提供康复锻炼、健康咨询等帮助,让患者得到更好的照顾。

4. **细心** 医务人员对病情细心观察,才能对疾病做出准确的判断,提出最佳的治疗方案和护理措施。细心需要医务人员全面掌握患者病情,严格执行疾病诊疗规范,实时准确评估患者高危风险,及时观察并处理患者的病情变化,不断提升服务品质,提高患者满意度。

5. **舒心** 个性化服务能让患者在诊疗活动中感到舒心。医务人员应加强病房管理,落实基础护理,创建安全、温馨、舒适的诊疗环境;医护人员举止文明,态度和谐,接待热情,服务周到,文明用语,暖心沟通,微笑服务,提供令患者舒心的心理支持;尊重患者的权利,保护患者的隐私,对患者一视同仁,为患者提供舒心的服务。

(五)关爱工作人员

医务人员日常工作面临工作强度大和心理压力大两大问题,尤其是新冠疫情以来,医务工作坚守岗位,超负荷工作。医务人员的工作具有其特殊性,面临高风险、高智力投入、高体能消耗,心理压力大,给医务人员的身心健康带来风险隐患,许多医务人员有睡眠困扰,长期处于亚健康状态。作为提供医疗服务的中坚力量,医护人员始终守护着人民群众的生命安全和身体健康,但他们本身也是群众的一员,应当让他们的付出和努力被看见、被承认、被尊重,让他们没有后顾之忧,能够更好地治病救人、履职尽责。

1. **关爱医务人员有利于提高医疗服务质量** 医疗服务质量依赖于多种综合因素,但其中医务人员的积极主动性至关重要。加强对医务人员的关爱,能从多个方面激发医务人员积极向上的情绪,克服消极悲观的心态,保持健康的身心状况，使医务人员的工作热情迸发，思维敏捷。医务人员在得到关爱的同时，会有良好的心理回应，会增强工作的神圣感，能增强工作责任心，能在医疗工作中更加细心、精心、用心，能增强克服困难的勇气及信心。国内外研究表明工作满意度高的医生比满意度低的医生更有可能提供更好的卫生服务，医生工作满意度与患者满意度之间存在着直接的关联。在良好的身心健康状态下，人的创新能力也会更加增强，思考问题更加周全，判断更加准确，服务更加到位，医患关系更加和谐，这对提高治疗效果，防范医疗差错事故都有十分重要的意义，医疗质量改善的直接受益者是患者。因此，加强对医务人员关爱的意义不仅仅在于医务人员本身，最重要的是这种关爱可以通过医疗服务质量的提高而传递到广大患者。因此，对医务人员的关爱，实质上也是对患者的关爱。

2. 对医务人员的关爱涉及心理、生理，应从多个角度进行

一是保障医务人员的工作和休息条件，加强职业防护设施的建设和设备的配备，做好医务人员的生活服务和后勤保障，加强医务人员职业安全保障，保障医务人员在院人身安全，维护正常医疗秩序，为发生职业暴露的医务人员建立绿色通道，第一时间给予规范处置及有效救治。

二是严格落实"两个允许"要求，优化薪酬结构，完善岗位绩效工资制，探索年薪制，合理确定薪酬水平；稳步提升养老、医疗、工伤等保险缴费基数，发放节日慰问品、生日蛋糕券、电影券。

三是合理安排工作任务，动态优化调整医务人员的编组、医疗力量的配备和工作班次的安排。优化医疗服务岗位人力资源配置、工作流程和工作环境，逐步增加医务人员数量，保障合理休息休假时间，通过信息化、结构化、电子病历闭环管理为医师减负，避免过度劳累。

四是做好医务人员身心健康监测，每年定期为所有员工免费健康体检，对临床一线岗位医务人员进行心理咨询和疏导，开展各位文化活动和文体俱乐部缓解医务人员心理负担和工作压力。

五是落实激励保障政策，为所有职工提供职业晋升路径及职称晋升路径指导与培训，对在院 30 年老专家给予相应奖励，加强医院卫生健康高层次人才培养。六保障医务人员工作环境，落实"三室一餐一休"，做好困难医务人员的帮扶和慰问。

（六）开展健康科普

每个人是自己健康的第一责任人，对家庭和社会都负有健康责任。普及健康知识，提高全民健康素养水平，是提高全民健康水平最根本最经济最有效的措施之一。当前，我国居民健康素养水平总体仍比较低。2017 年居民健康素养水平只有 14.18%。城乡居民关于预防疾病、早期发现、紧急救援、及时就医、合理用药、应急避险等维护健康的知识和技能比较缺乏，不健康生活行为方式比较普遍。科学普及健康知识，提升健康素养，有助于提高居民自我健康管理能力和健康水平。开展健康教育和科普，能使患者在顺利接受治疗的同时，增强健康投资意识，密切医患关系。注重科普与健康教育应做到以下几个环节。

1. 讲解疾病知识　患者对疾病的突然发生产生恐惧、焦虑，对即将实行的手术治疗不了解，此时及时给予患者心理援助，介绍疾病目前病情、病因、病理、临床表现、治疗方案、护理、疾病控制与变化，服务态度和蔼，操作技术熟练，取得患者及家属信任、支持、配合。

2. 掌握患者的心态　患者到医院都希望对自己所患疾病有更多的认识和了解，这时患者对医护人员的嘱咐和要求特别重视，医护人员要及时利用医院这种特殊的环境和患者求医的迫切心态，有针对性地进行健康指导，将会取得很好的效果。

3. 掌握健康教育的时机　在为患者实施健康教育前，医护人员要根据病情的轻重、心理状态及患者的文化水平高低，社会背景及患者对自己健康状况的了解程度，制订相应的指导计划，按计划逐步实施。但由于病情是发展变化的，患者的思维也是动态的，医护人员应随时对健康教育和科普计划进行调整和补充。

良好的医患关系是实施健康教育和科普的保证，健康教育和科普是医务人员必须与教育对象建立良好的人际关系，良好的医患关系需要双方建立在相互理解、相互尊重的基础上。而指导合作或参与的新型医患关系则对医护人员提出了更高的要求。医护人员要具备丰富的专业知识，还应具备社会文化等方面的知识，还要注重自身的素养和优良的品质，更重要的是如何运用自己所学到的知识，牢记以患者为中心的服务宗旨，以爱心来为患者服务，这样才会调动患者的主动参与合作的积极性，才能建立融洽的医患关系，使健康教育活动得以顺利进行，保证健康教育取得明显成效。

各论

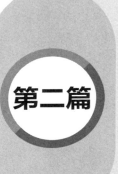
第二篇

第七章

卓越服务与 10S 管理

医院卓越服务落到实处，需要从细节着手。现代 10S 管理对医院卓越服务有重要的现实意义。以 10S 管理为切入点来推行医院卓越服务，可以使医院卓越服务有章可循，有迹可查。

第一节　10S 管理对医院卓越服务的重要性

"10S" 管理是从 "5S" 管理发展演变而来，由 10 个要素组成，包括整理（seiri）、整顿（seiton）、清扫（seiso）、清洁（seiketsu）、素养（shitsuke）、安全（safety）、节约（saving）、速度（speed）、满意（satisfaction）、学习（study）。10S 通过培养个体的自觉意识，来促进工作环境的美化，对医院来说，它不仅是一种态度，更是医院执行力的体现，对医院卓越服务而言，它的重要性主要体现在以下几个方面：

一、10S 管理对医院安全生产有保障作用

对医院而言，安全是第一位的。10S 管理使医院的工作现场整洁，物品摆放有序，消防设施齐全，消防通道无阻塞，能够保证环境的安全。长期坚持 10S 管理，可以培养员工认真负责的工作态度，遵守操作规范流程，不违规操作，这样也能减少安全事故的发生，进一步保障生产安全。

二、10S 管理对医院人才培养有助推作用

10S 管理对建设一流的高素质员工队伍有重要作用。10S 管理组织体系的使命是焕发组织活力，目标是提升人的素养，提升医院的执行力和竞争力。虽然人们对 10S 管理的第一印象是物品摆放整齐有序，环境整洁干净，

标识清晰明确，但这些只是 10S 的基本表现。10S 的深层次作用表现在是员工素养提升的助推器。员工在干净、整洁的环境中工作，能够心情愉悦，在 10S 管理的过程中能够不断提升自己，产生成就感。

三、10S 管理对医院文化建设有促进作用

10S 管理是一个形成组织认同、文化认同，进而产生一流医院文化的过程。10S 管理的 10 个要素是一个相对完备的体系，要素之间有着内在的逻辑关系。其中，提升人的素养，形成追求卓越、精益的医院文化是 10S 的内核。将 10S 管理融入医院管理的各个环节，将卓越服务的理念根植于每个员工的内心，可以使医院形成追求卓越、不断超越的氛围。

社会环境在变化，市场在变化，医院的管理也要随之变化。卓越服务使医院自身变得更强大，是应对这些变化的最佳手段。做好 10S 管理，是医院卓越服务必不可少的一步。

10S 的构成要素说明及彼此之间的关系如表 2-7-1 所示。

表 2-7-1　10S 的构成要素说明

构成要素	说明	概括
整理	区分必需品和非必需品,定期处置非必需品	要与不要,一留一弃
整顿	定位必需品,明确数量并准确标示,减少寻找时间	合理布局,省时省力
清扫	保持岗位无垃圾、无灰尘、干净整洁	清除垃圾,美化环境
清洁	将整理、整顿、清扫进行到底,维持前 3S 成果,并制度化、标准化	形成制度,贯彻到底
素养	培养遵守规章制度、积极向上的工作习惯,形成文明作业和团队精神	养成习惯,文明作业
安全	清除事故隐患,保障员工、患者安全,保证业务正常开展	规范操作,安全第一
节约	减少人力成本、空间、时间、库存、物料等消耗	内部挖潜,杜绝浪费
速度	以最少时间与费用换取最大效能	提高效能,快速反应
满意	让员工满意和服务对象满意	始终关注,不懈追求
学习	不断完善和进步,做到持续改进	不断学习,持续改进

第二节　10S 管理的卓越内涵

卓越服务旨在构建"让患者更安全、让诊疗更有效、让患者更舒适、让医患更忠诚"的卓越服务体系，提升服务对象的满意度、舒适度、幸福感、获得感。

10S 管理强调行为和结果的统一，对人的管理和对物的管理的统一，员工个人提升和团队建设的统一，通过制度化、规范化的管理体系，使员工能够在舒适、和谐的环境下做好整理、整顿、清扫、清洁几个行为，从而能够形成安全的环境，减少人力、物力的浪费，提高服务的质量，提升运营效率，促进员工个人提升与优秀团队的打造，进而提高服务对象的满意度，与卓越服务的初衷不谋而合。

一、1S 整理（seiri）

由于缺乏有效管理会对医院造成危害，尤其是嘈杂影响效率、凌乱造成浪费、狭窄埋下隐患……因此，整理在医院的各个角落、诊疗的各个环节等都非常重要。无论是在门诊诊室、检查室、治疗室，还是在住院部护士站、仪器室、医生办公室，对必要物品予以保留、长期不用的物品予以坚决清除非常重要，不仅有利于医务人员快速取用所需物品，提高工作效率，也有利于诊疗环境的整洁有序，增进患者信任。

（一）整理的定义

整理，汉语词典里的解释有"整齐而有条理""料理、安排""整治、修理"等，但在现代医院 10S 管理中，整理是指区分需要与不需要的事、物，再对不需要的事、物加以处理。

（二）整理的作用

整理在现代医院 10S 管理中具有基础性作用，主要体现在：

1. 整理可以使工作和生产现场无杂物，增大作业空间，提高工作效率。如门诊诊疗区尽量不设办公室、更衣室（可在诊疗区以外设置），让有限的空间用于业务用房，有利于拓展医疗业务；诊室、检查室、治疗室不放更衣柜、文件柜等与诊疗活动无关的东西，让有限的空间用于诊疗活动，有利于营造宽松的诊疗环境；住院部建立门禁系统，聘请专职人员对进出病区人员进行规范管理，有条件的要减少患者家属陪护，尤其在医师查房期间应将陪护人员请出病区，有利于营造安静的病区环境；病区不随意增加床位或陪床，特殊情况需要临时性加床时应建立严格的审批程序，有利于确保医疗质量与安全。

2. 整理可以减少不必要的碰撞和人为的障碍，时刻确保抢救通道通畅，保障医疗安全。如门诊诊疗区的通道不应放置更衣柜、文件柜，可少量放置候诊椅，但要保持有足够的通道宽度，时刻确保急救通道畅通，病区走廊不放置座椅，亦不得放置各种更衣柜、文件柜、仪器设备等，有利于避免对病区急救通道的影响；配电室、锅炉房、空调机房等不随意堆放杂物，保持设备设施和各种管线之间的通道畅通，有利于设备维护和节省抢修时间。

3. 整理可以消除混料隐患，有利于减少库存、节省成本。如总务物资仓库、维修组配件室等，通过整理可以让常用物资便于取放，减少非常用物资的库存，避免不必要的物资长期占用有限的库存空间；科室、各病区二级库或储物间，通过整理应做到只存放一周用量或三五天用量的物资，有利于减少二级库存、降低资金占用成本。

4. 整理可以让员工视觉开阔，环境良好，心情舒畅，工作热情高涨。无论是门诊诊室、检查室、治疗室，还是住院病房、护士站、医生办公室，随处都整齐有序，没有多余物品，不仅有利于诊疗活动开展，更有利于确保医疗质量与安全。

（三）整理的实施

1. **整理是一个永无止境的过程** 现代医院紧张的工作、铺天盖地的信息、可怕的惰性容易使人陷入混乱，丧失热情和创造力。如果不做整理，生活工作就会变得一团糟。但在瞬息万变的时代，传统的整理方法早已过时。现在，不仅资料需要整理，环境、信息、生活、思维、人脉也需要整理。单位和个人只有养成整理的习惯，转变思维、调整运营方式和成功模式，才能化被动为主动，最终获得成功。尤其现代医院是一个人员流动、人群密集的公共场所，物品与环境保持规整非常难。所以，每时每刻都要整理，决不能为应付检查而突击整理、做做样子，检查过后又恢复到原来的样子，这样就完全失去了整理的意义。

2. **整理要达到一个重点区分的效果** 需要的留下，不需要的坚决清理。整理要厉行"三清"原则：即清理——区分需要品和非需要品；清除——挪除非需要品；清爽——按属别管理需要品。其中，清理是基础，要根据工作需要和环境、空间要求来加以区分需要品和非需要品；需要品一般是近期或以后能用到的物品，非需要品一般是暂时或永久不会用到的物品；如果不能合理地取舍需要品和非需要品，就会影响整理的整体效果。清除是过程，要下决心彻底清除非需要品，决不能瞻前顾后、犹豫不决；如果不能彻底清除非需要品，久而久之也会影响整理的整体效果。清爽是结果，要把留下来的需要品按属别进行管理，让其整整齐齐、规范有序地放置；如果非需要品清除后，需要品还是乱七八糟、横七竖八的，也会影响整理的整体效果。

（四）整理的要领

整理的要领在于持之以恒地对所在工作场所（范围）全面检查，包括看得到和看不到的；制定"需要"和"不需要"的判别基准；坚决挪除不需要物品；合理确定需要物品的使用频度和日常用量；制订废弃物处理方法；坚持每日自我检查、自我改进。

1. 看得到和看不到的都要纳入整理范围，不能仅仅整理能看得到的，而忽略看不到的。如看得到的，一般都在办公桌上、操作台上、治疗车上、床头柜上等容易发现的地方，而看不到的，往往在抽屉里、文件柜里、更衣柜里以及储物间等位置，容易在整理时被忽略，必须制订计划定时进行整理，就不容易遗漏。

2. 制定"需要"和"不需要"的判别基准很重要，不能合理界定"需要"和"不需要"的物品，就难以达到整理的效果。必需品是指经常使用的物品，如果没有它就必须购入替代品否则会影响正常工作的物品。非必需品则可分为两种：一种是使用周期较长的物品；另一种是对目前的生产或工作无任何作用，或者需要报废的物品。只有对这两种物品进行分类处理，整理活动才能取得成效。

（1）必需品和非必需品判别基准。很多场所之所以难以整理，重点就在于没有将必需品和非必需品做明确的分类管理，而是统统放在一起，杂乱无章，经常用到的东西平时都要花很大的力气去找，结果发现埋在很多无用物的下面，影响了工作效率不说，匆匆忙忙翻找还会让工作现场更加混乱。判断必需品和非必需品，是实行分类管理和处理的基础。在实际工作中，很多物品很难界定是必需品还是非必需品，对此需要做出一定的甄别，这也是令管理者很头疼的一件事。那么，如何快速有效判断必需品和非必需品呢？

1）使用频率。判断必需品和非必需品，不是根据物品好坏，而是根据使用频率来决定的。闲置超过一个月的物品，都是非必需品，必须清理出工作场所；使用频率在一个星期之内的为必需品，可以放在工作现场；对于使用频率在一个星期到一个月之间的，可根据具体情况决定。

2）有用但多余，属非必需品或不要物。

3）有用但不急用，根据频率判定原则，属非必需品或不要物。

4）客观不需要而主观想要的物品，属不要物。很多现场管理者在保存物品方面总是采取一种保守的态度，也就是"以防万一"的心态，认为有些物品几个月或者几年后可能会用到，舍不得处理，结果导致无用品过多堆积，把工作场所的某些位置变成了"废品站"。

（2）病区物品分类为"需要"与"不需要"的范例（参考）

1）需要：①正常使用中的仪器、设备或电气装置；②正常使用中的清洁、测量等工具；③正常的工作椅、板凳；④尚有使用价值的消耗用品；⑤使用中的垃圾桶、垃圾袋；⑥使用中的办公用品、文具；⑦使用中的病历夹、医疗文书、杂志、报表；⑧其他（少量必要的私人用品）等。

2）不需要：①地板上的，如废纸、灰尘、杂物，不再使用的仪器、设备、工具、办公用品、纸箱、抹布、耗材、过期药品等；②桌子或柜台上的，破旧的记录本、文件夹、书籍、报纸、破椅垫，老旧无用的报表、账本，损坏的工具、耗材、药品包装等；③墙壁上的，有过期海报，过时的年历、标语，损坏的时钟等；④吊着的，不再使用的配线配管、老吊扇，更改前的门牌等。

同时，我们还可以从使用频度来进行需要物与不需要物的区分与处理（表 2-7-2）：

表 2-7-2 需要物与不需要物的区分与处理

类别	使用频度		处理方法	备注
需要物	每小时		放工作台上或随时携带	
	每天		现场存放（工作台附件）	
	每周		现场存放	
不需要物	每月		仓库存储	
	三个月		仓库存储	定期检查
	半年		仓库存储	定期检查
	一年		仓库存储（封存）	定期检查
	二年		仓库存储（封存）	定期检查
	未定	有用	定期检查	定期检查
		不需要用	定期检查	定期清理
	不能用		废弃/变卖	立刻废弃

3. 坚决清除不需要的物品是整理的关键环节，不能对那些不需要的物品犹豫再三、舍不得丢弃，否则在后续整顿中将会造成无效的空间占用。判断必需品与非必需品后，就需要进行清理；对必需品进行登记，对非必需品另存，对不需要的物品进行清除。这里重点强调一下非必需品的处理原则：

（1）对于发现的低值的、可以立刻判断为不能用的非必需品，应及时放置到附近的一般废弃物桶中。比如病区很多破旧的床单、被子、被套等物品，不能因为偶尔还能派上用场而留存，应该果断清理掉，避免占用有限的病区空间。

（2）对于发现的具有较高价值或无法判断是否能用的非必需品，交给科室管理者或资产管理员/10S管理员。比如已经报废的监护仪、吸引器等医疗设备，不能因为部分配件仍有用而长期留存在科室，应该尽快移除，交予设备管理部门处理。

（3）对于判定为需要仓库存储的非必需品，责任部门应尽快使非必需品转入仓库存储状态。

（4）对于判定为无用或不能用的但属于医院固定资产的非必需品，按照医院"固定资产管理制度"的要求进行处理。

（5）对于判定为无用或不能用的不属于公司固定资产的非必需品，由管理员和后勤部负责变卖或废弃处理。

4. 合理确定需要物品的使用频率和日常用量，对有效使用空间和提高工作效率非常重要。虽然需要物品是必要留存的，但也要根据使用频率和日常用量合理确定留存数量。太多了会占用有限的空间，会影响取放时的工作效率，太少了也会造成多次领用，带来工作不便。固定数量的整理包括备用品、消耗品库存数量以及工作场所消耗品的最大允许数量、安全放置数量等。比如医用耗材，一般领用一周左右的用量，管理比较好的病区能做到只领用三天的用量，既减少了库存，又节约资金占用。

5. 制订废弃物处理方法是清理不需要物品这一环节所必需的，尤其医疗废弃物不能随意处理，必须按照有关法律法规进行规范处理。比如《医疗垃圾处理办法》从专用垃圾袋、专用运输桶、专用暂存间等方面规范医疗垃圾的处理切实保障废弃物处置安全无隐患。

6. 坚持每日自我检查、自我改进是整理真正达到效果的保证。只有每日坚持对整理过的物品进行习惯性的检查并持之以恒进行改进，才能使整顿的效果得以保持，也才能使整理形成一种习惯和素养。比如医生要每天整理病历架，护士每天要清理治疗车等。

在整理过程中，需要强调的重点是：我们看重的是物品的使用价值，而不是原来的购买价值。物品的原购买价格再高，如果在相当长的时间没有使用该物品的需要，那么这件物品的使用价值就不高，应该处理的就要及时处理掉。很多人认为有些物品几年以后可能还会用到，舍不得处理掉，结果导致无用品过多的堆积，既不利于现场的规范、整洁和高效率，又需要付出不菲的存储费用，最重要的是妨碍了管理人员科学管理意识的树立。因此，现场管理一定要认识到，规范的现场管理带来的效益远远大于物品的残值处理可能造成的成本。

（五）整理的推行步骤

俗话说：一步错，步步错。整理是推行 10S 管理的第一步，对达成 10S 管理的效果具有基础性作用。如果整理不到位，后续工作就难以达到理想状态，甚至难以进行下去。

1. **整理的推行思路**　对每件物品都要看看是必要的吗？非这样放置不可吗？要区分对待马上要用的、暂时不用的、长期不用的；即便是必需品，也要适量，将必需品的数量降低到最低程度；可有可无的物品，不管是谁买的，有多昂贵，也应坚决处理掉，决不手软；非必需品：在这个地方不需要的东西在别的地方或许有用，并不是"完全无用"的意思，应寻找它合适的位置；当场地不够时，不要先考虑增加场所，要整理现有的场地，你会发现竟然还很宽绰。

2. **整理的推进步骤**　整理步骤中非常重要的是"将所有物品分类"，比如可以区分以下几类物品（可根据自身喜好或工作环境和物品特点自行分类）：不能用的和不再使用的，很少使用的（1 个月至 1 年使用一次），经常使用的（3 ~ 7 天使用一次），几乎每天都使用的。再就是"将分类后的物品进行处理"，比如不能用的和不再使用的，坚决清除出工作场所，并做废弃处理；很少使用的，可放置于储存处，到时取用；经常使用的，放置于日常工作场所，便于取用；几乎每天都使用的，放置于随手处，随时取用。

（1）整理第一步：现场检查。无论是办公室现场，还是门诊、住院的诊疗工作区，每天都要常规检查一遍（最好是有一个检查流程，以免漏项），主要看物品增减变化，是否移位，是否整洁等。

（2）整理第二步：区分必需品和非必需品。现场检查之后，对物品要进行区分，可根据自身工作习惯或喜好，将物品分为必需品和非必需品。诊疗工作区尤其要区分出与医疗无关的物品。

（3）整理第三步：必需品的处理。区分需要留下的必需品应根据其使用频度再进行细分，比如每天要用的、每周要用的、每月要用的；或按照使用功能进行细分。比如检查类的、治疗类的、药物类的等。必需品经过细分后，再按照细分类别予以处理。比如每天要用的，放在随手处；每周要用的，放在抽屉里；每月要用的，放在库房里等。

（4）整理第四步：非必需品的清理。物品区分完成之后，对非必需品要及时进行清理或销毁，尤其是在诊疗工作区与医疗无关的物品。如医护人员的个人物品、食品等不应遗留在诊疗工作区，必须立即清理。

（5）整理第五步：每天循环地整理。必需品按类处理、非必需品彻底清除后，仍然要坚持每天检查、清理和处理，达到常态化整理状态。

（6）整理的推行技巧：医院人员流动大，物品取用频繁，要保持整理好的状态非常难，但只要掌握一定技巧，推行起来则可以事半功倍。比如整理后设立样板区，典型示范，复制效果即可；比如定点摄影，即在整理前选择某一角度拍一张照，整理后再选择完全相同的角度拍一张照，前后对比鲜明，有利于客观反映整理的"震撼"效果；比如不要物品处理登记，即非必需品在清理后，仍然留存一份记载，便于建立清理相同物品的清单，也有利于避免清理的差错。

（7）让整理成为一种习惯。对工作场所（范围）进行全面检查清理，包括看到的和看不到的；制定"需要"和"不需要"的判别标准；清除不需要的物品；调查需要物品的使用频度，并确定其日常用量；制定废弃物的处理方法；每日自我检查。

（六）常见问题与解决对策

1. 物品要与不要难以区分怎么办？

可以用抽屉法进行整理，如果不是现场工作所需之物，则可以清理掉或另寻他处保存。

2. 现场人员对一些不要物有所保留怎么办？

询问现场人员对不要物进行保留的想法，由物品的使用周期和频率做出留与不留的决定。

3. 科室人员对改善问题不敏感或不能全力配合怎么办？

从部分员工开始，逐步提高员工认识，可以让员工认识到一些物品可有可无，会影响工作效率，使员工逐步配合进行物品整理工作。

4. 整理工作效果不错，但是无法长期维持怎么办？

10S 活动中这种情况很常见，主要是对整理活动不够重视，应该制度化、固定化，每天坚持下班后进行必要的物品整理，尽量保证零散的工作用品等不在办公桌现场过夜，减少摆放凌乱的情况。

5. 遇到把有用的东西当废品卖掉怎么办？

这类物品被当作废品卖掉，多是由于事前制定的标准有问题，或者未界定这类物品的处理标准。可设立暂存区，这样就可以对一些难以界定的物品进行暂存，然后在会议上提出整理方案，避免给医院或科室造成无端的浪费。

二、2S 整顿（seiton）

整理完成后，工作现场遗留下来的都是必要的物品。但是如果随意堆放久而久之又会打回原形，丧失了整理的效果，仍然会造成管理混乱、效率低下和安全隐患。例如，病区内低值耗材随意堆放在一起，没有分类、没有登记，不知道剩余量和有效期，这就会导致耗材的积压或短缺，给使用造成不便而降低工作效率，更会导致浪费而增加科室成本；办公室或治疗室设备、设施随意摆放和挪动，没有区分固定和临时放置，使室内空间格局或通道随之随意变动，会增加寻找物品的时间，使工作或治疗环节衔接不畅，影响工作质量，也易导致设备设施损坏；处置间生活废物和医疗废物混放、没有明确分类标识，极易造成污染和院感发生的风险。因此，整顿是强化整理效果，提升效率的关键步骤，也是打造卓越安全体系强制性、基础性环节。

（一）整顿的定义

整顿，汉语词典里的解释是使紊乱变为整齐，使不健全的健全起来（多指组织、纪律、作风等）。在现代医院 10S 管理中，整顿是指把整理后需留下的物品按规定进行科学合理的布置和摆放，并对所有物品进行适当的标识。

（二）整顿的作用

整顿的核心在于"分门别类、定置管理"。要根据设备、设施、器械、用品的种类、性质、用途进行分类管理，以拿取方便、流程顺畅为目的确定其放置位置并用定置图方式予以确认，并通过不同颜色标线、架位标签、登记台账等方式进行明确标识和数量的确定。整顿目的在于使工作场所整齐舒适、一目了然，便于目视化管理；消除过多的积压品，减少找寻物品的时间，提高工作效率（注：此项是 10S 管理活动的重点。也是提高工作效率的基础），其作用体现在：

1. 减少寻物时间，提高工作效率。整顿是在整理的基础上对物品放置的进一步规范，在实施的过程中严格分类管理，以"拿取方便流程顺"为目的确定放置位置，并且做到定置管理、标识清楚，这就为我们工作中常用物品制定了最佳取放路线，并且固定位置"按图索骥"免去了凭记忆寻找的不确定性，最大程度降低了寻物时间，提高工作效率。例如文件管理要求在整理的基础上，按不同工作内容分装不同的文件盒（如"医院下发文件""医疗质量安全""科室继续教育""医德医风管理"等），文件盒统一标识、整体编号，按序码放在文件柜中，按发文时间将文件按序放进文件夹，并在首页制作详细目录并定期更新。这样我们在寻找某个文件时只需要简洁的两步（查文件盒、查目录）即可迅速准确完成。

2. 减少资源浪费，降低运行成本。整顿中的定置管理本身就要求在确定物品存放位置时充分考虑最大限度提高空间利用率，且物品分类整理、标识明确、台账清晰对于控制物品使用率、库存量非常关键。例如，各病区储物间通过分层货架、统一收纳盒将物品分门别类放置，对于每种耗材剩余量一目了然，且清晰的台账可以有效控制物资请领频率，监控每种耗材的使用率和库存情况（数量、有效期等），很好地杜绝了耗材遗失、积压、重复申领而造成浪费，同时使科室管理更有序，降低了科室运行的经济成本和管理成本。

3. 减少随意堆叠，改善工作环境。整顿对于物品放置场所进行科学合理布局，并结合利用定置图与标识，最大限度提高空间利用率；物品存储摆放方法上充分考虑科学人性化，避免随意堆叠等不良存储方式；标识清晰，易于辨识。例如办公电脑线路集束，既统一美观，又保障信息安全和用电安全；药品严格定置管理，分类标识清楚；运行病历按医疗要求排序，化验单等回报单粘贴整齐规范，病历用后即放入病历车，合格病历和不合格病历分类标识清楚等，这些都能塑造一个整齐有序、节约高效、一目了然的工作环境。

（三）整顿的实施

整顿是 10S 管理第一步整理工作的延续，关键在于通过整理后对需要的物品进一步明确放置场所，规定整齐、有条不紊地摆放方法，比如地板划线定位、对场所与物品进行明确有效地标识、制订废弃物处理办法等。工作要点是将工作区域依实际情况进行区域规划（制作定置图），将所有物品进行科学合理的摆放，并将工作区域内所有物品进行明确的标识，以便在最短的时间内取得所需之物，在最简洁有效的规章制度和流程下完成事务。整顿要领在于把握好"三个要素""三定原则"和"三种状态"。

1. 整顿"三个要素"。整顿"三个要素"指的是场所、方法和标识。判断整顿"三个要素"是否合理的依据在于能否形成物品容易放回原地的状态，即寻找某一件物品时，能够通过定位、标识迅速找到并很方便将物品归位。

第一个要素是场所。首先是对物品的放置场所布局进行研讨，确定物品放在哪一个位置比较方便，经常使用的物品要放在工作者触手可及的近处。例如病区护士站桌台旁设置一个与桌面等高的分层式标本架，主要用于护士方便对患者检查标本统一收集、管理和处理；医生站工作台旁通常设置一台病历车等。其次是物品的放置场所原则上要100%做到定位放置，通常是利用画定置图的方式规划并明确设施、设备、物品的放置区域，然后在实际场所空间内严格按照定置图用地标线圈出位置、放置相应物品，并要注意定位放置的原则必须是固定放置的物品，临时放置的物品要按规定及时清理。最后是对于特殊物品、危险品、污染物等要设置专门的场所进行保管。例如毒麻药品要有专柜保存；医疗垃圾要有专用垃圾桶通过专用电梯进行回收和运输处理；档案资料要在设有特殊标准的温湿度的房间内储存等。

第二个要素是方法。最佳方法必须符合容易拿取的原则，也就是经过科学设计、讲求人性化的摆放方法，即要求按物品的规格和种类区分放置。方法可以多种多样，如架式、箱式、工具柜、悬吊式等，但要尽量立体放置，做到平行、直角、在规定区域放置，便于充分利用空间。堆放高度应有限制，一般不超过1.2米。对于易损坏的物品要分隔或加防护垫保管，例如所有电脑主机都必须离地放置；食堂主食仓库严格执行"离墙隔地"存储；各种设备做好防潮、防尘、防锈措施。工作区管理人员应在物品的放置方法上多下功夫，最好的放置方法就是要遵循"先进先出、方便取放"的原则。

第三个要素是标识。标识清楚是使工作区一目了然的关键。合格的标识应该是任何人都能十分清楚任何物品的名称、规格等信息，同时放置场所和物品一一对应的。标识通常分为5类：即区域标识、类别标识、名称及编号标识、数量标识、状态标识。标识的实施通常要遵循以下几点：一是采用不同颜色的油漆、胶带、地板栅栏划分区域。例如红色标线代表消防设施、黄色标线代表医疗垃圾放置区、绿色线代表垃圾置区、蓝色线代表普通设备设施置区。二是摆放场所要标明摆放的物品。例如在仓库的货架上要用标签标明架号、层号、位号及物品的类别、名称。三是摆放的物体上要有明确的标识，某些物品还要注明存储或搬运的注意事项以及保养的周期和方法。例如毒麻药品采用"五专"（专人负责、专柜加锁、专用账册、专用处方、专册登记）管理；医疗仪器采用"五证"（即设备名称、责任人、操作流程、简单故障排查、清洁状态）管理。四是暂放物品应挂暂放牌，并标明管理责任人、放置时限和跨度。五是要求所有物品要 100% 实施标识管理。

2. 整顿"三定原则"。整顿"三定原则"指的是定点、定量和定容。工作现场保留下的物品按照"三定原则"进行科学合理地布置和摆放，并设置明确、有效的标识，有利于在最短的时间内取得所要之物，最简洁有效地完成事务。实践中，最好落实"三定原则"的方法是"形迹管理"，即把物品的形状勾勒出来，将物品放置在对应的图案上。比如后勤用的各种工具，画出每件物品的轮廓图形以显示工具搁放的位置，这样有助于保持存放有序，某件工具丢失便立即能够显示出来。这种方法比采用工具清单管理表更科学、更方便，也更加直观、一目了然。

（1）第一个原则是定点。定点即根据物品的使用频率和使用的便利性确定物品的放置场所或位置，也称定位放置。通常遵循"先进先出、方便取放"的原则，具体做到：①位置原则上要绝对固定。也就是说物品一旦确定位置就不能再随意改变，这样便于寻找和管理。在工作场所，我们一般要求利用定置图对应地标线的方式来确定物品的摆放位置，要求一一对应。②按使用频率放置。一般是使用频率高的物品应该放置在距离工作场所或工作者较近的地方，方便取用和放回原位，这样可以减少找寻和取放物品的间，提高工作效率。③按使用顺序放置。这样不容易取错、放错，形成习惯后可以提高取放效率。例如医疗器械柜规定按照"左取右放"的路径进行放置和规范，这样不容易混淆未用和已用器械。④按重低轻高、大低小高的原则摆放。这样主要是考虑物品摆放安全，不至于因重力平衡问题出现物品坠落损失或伤人的危险。

（2）第二个原则是定量。定量即确定在工作场所内或其附近的物品保持合适的数量。通常是在不影响正常工作的前提下，数量越少越好，也就是要通过定量控制使工作有序化，降低和消除浪费。例如规定办公抽屉物品放置不得超过抽屉的 2/3 高度。当然，要做到合理设定定量管理标准，就要充分考虑最大、最小库存量，以及科室或病区该种物品或耗材的用量和频率，最好就是利用台账的方法予以记录。在具体的操作中，可以通过设定限高标识线或限量数字贴纸的方式进行可视化标准管理。

（3）第三个原则是定容。定容即明确放置物品位置或使用容器的容量大小材质。定容放置所要达到的效果是整齐、高效。所用的容器包括箱子、盒子、托盘捆扎、整数码放、小车存放等多种形式。要求同一场所内放置的容器规格尽量统一并且配以标准的包装、标识。但是不同物品的容器要在颜色、标签方面加以区分，以防混淆。

3. 整顿"三种状态"。整顿"三种状态"指的是人与物结合的状态，最佳的状态是人与物处于立即结合并能发挥效能的状态，例如工具随手可得，物品即用即到。不佳的状态是人与物处于寻找状态或尚不能很好地发挥效能的状态（为了使人与物结合到最佳状态还需要进行整顿），例如需要维修的医疗器械、库存量不足的耗材等。最坏的状态是人与物失去联系的状态，例如长期无用、报废或失去价值的物品。

（四）整顿的推行步骤

整顿的结果要达到任何人都能立即取出所需东西的状态。实践中，都要站在新员工或非专职人员的立场来看，清楚什么东西该放在什么地方更为明确，要想办法使物品能立即取出使用，并在使用后要能容易恢复到原位，没有恢复或误放时能马上知道。最后可以试着自问：现场必要的物品是否整齐、有序存放？存放的物品和地点有无标识？当你需要取用物品时，是否能迅速地拿到并且不会拿错？因此，整顿要以问题为导向，紧紧围绕这些问题，一步步地解决。

1. 第一步是分析现状。取放物品时间长原因在于物品在哪里？叫什么？有多远？是否太分散？是否太多？是否用完？必需物品管理状况如何？物品的分类、放置等规范情况？找出问题，对症下药。第一步的关键是在整理后摆放最低限度的必需物品。

2. 第二步是物品分类。制定标准和规范，确定物品的名称，并标识物品的名称等。关键是要正确地判断出是工作用品还是私人用品。

3. 第三步是决定储存方法（即场所、方法、标识）。第三步的关键是确定放置场所例如在岗位上的哪一个位置比较方便？要进行布局研讨；可以制作一个图形便于布局规划，如将经常使用的单据、凭证放在工作地点的最近处，特殊单据、凭证、危险品必须设置专门场所并由专人来进行保管，单据、凭证放置要 100% 的定位。

4. 整顿过程中可以按照"小就是美、简单最好"的原则实施，"简单"要素包括一套齐全的工具、文具；文件存放在一个地点；储存一份副本；无纸化；只开一小时的会议；一分钟电话；今天的工作今天做等。简单最好，意味着简化操作和促进管理。这里所说的简单要素，就是尽量地限制每人所使用的物品，每人最多就是一套。对于使用频率不高的物品，如绳线和大号的订书机等，可以让整个办公室共用一套；文件存放在一个定点，把文件集中存放在一个地方，这样做会减少必要文件的数量，采用较好的文件储存方法，尽量地获得有效文件，限制文件的分发数目，这样既能加快收回文件的速度，又可减少管理的难度，而这种方法对已经实施计算机办公的办公室来说至关重要。在储存的过程中，最好无纸化，对于那些没有文件就不能工作的人，也要尽可能地限制分发给他文件的数量。如果你采用的是电子邮件系统，最佳的策略就是把电子邮件系统作为一种日常工具来创造一种无纸化的网点。任何事情，越简单越好，今天的工作今天做，这样将会大大地减少待办的工作量，缩短处理工作时间，减少文件传阅的部门或人的数量，尽可能地利用电子邮件。

5. 整顿要达到的效果是需用物品立即可以取到；提高效率不仅是使用者知道如何寻找需要的物品，其他人也能一目了然很快找到；工作场所整齐有序，给人清爽舒适的感觉。尤其是在对物品进行整顿时，应该尽量腾出作业空间，为必要的物品规划合适的放置位置和方法，并设置相应醒目标识。这样，使用者就能够清楚地了解物品的所在位置，从而减少选取物品的时间，在医院甚至能够有效争取抢救生命的时间（表 2-7-3）。

表 2-7-3　医院 10S 管理标准

实施项目	管理标准
办公系统标准	1. 办公桌水平摆放，桌沿与墙面保持平行 2. 办公桌上的物品要分门别类，分出哪些物品常用、哪些不常用、哪些天天用 3. 物品摆放位置要体现顺手、方便、整洁、美观，有利于提高工作效率 4. 与工作无关的物品不要放在办公桌上 5. 桌面所有物品都要放在标签所标记的位置 6. 桌面上放置的左右矩形物品应与桌沿平行 7. 办公桌下方的物品要摆放整齐、贴标签注明名称 8. 抽屉内的物品要按类别摆放整齐

续表

实施项目	管理标准
卫生间标准	1. 各科室对所辖区域卫生间必须张贴目视责任人、监督人、电话 2. 保证所有卫生间内的门窗整洁无灰尘,内外墙壁、屋顶无灰尘、蜘蛛网 3. 保证卫生间内所有设施完整、可用,冲洗大小便通畅。若出现故障要及时整修并明示 4. 保证卫生间内外通道干净无杂物,做到地面无杂物、无积水、无非常明显污迹,并定期喷洒药水 5. 纸篓里的垃圾必须当天清理,同时必须保证纸篓中的垃圾不得溢出 6. 做到便池内无污垢,无残留尿液及粪便、纸张等 7. 卫生间内无异味,卫生打扫工具定置归位摆放 8. 保证洗手盆内无污垢 9. 保证洗手台除洗手液外无其他杂物,同时洗手台随时保证干净无积水 10. 保证洗手间内无烟头、烟灰
会议室管理标准	1. 严禁在会议室内吸烟,非特殊情况不在会议室用餐 2. 保证会议桌上无灰尘、无杂物 3. 不占用会议室堆放物品,不擅自利用会议室接待非公亲、朋、客人休息或娱乐等活动 4. 不乱拿、乱用会议室内的设备及一切物品(如音响、话筒、投影仪、会议桌椅等) 5. 备会时,不随意挪动、变换室内设备位置,若有布置会场需要,会后应立即撤除,不得影响下次会议的使用 6. 闭会后,必须关闭好音响、空调、照明等电器和门窗;话筒按指定位置摆放 7. 保持室内整洁,不乱扔废弃物品,不在会议桌上乱写、乱画 8. 保持会议室内的椅子摆放整齐,椅子紧靠会议桌摆放,每张椅子距离一致
楼道公共卫生	1. 保证楼道无纸屑,无尘土 2. 保证楼道墙面无划痕及其他涂画 3. 保证楼道扶梯无污垢、灰尘
服饰着装	1. 工作场合及区域必须着工作服 2. 其他非工作场合及区域严禁着工作服(有外事活动除外) 3. 头发梳理整齐,服饰熨烫挺括,领带正挺,皮鞋亮净 4. 工作时间内必须佩戴胸卡
诊疗现场	1. 各操作设备、物品、使用工具固定位置放置 2. 物品、样品分类放置 3. 工具书、规程、置于明显位置,以便查阅 4. 仪器设备标识明显

实施项目	管理标准
诊疗现场	5. 工作场合光线适中,通风良好,安装有温控设施。不允许乱画、乱挂或乱粘贴各种标语 6. 工作过程中,保持工作现场的干净整洁,下班时地面要打扫干净,物品摆放整齐 7. 现场的各种流程图、学习园地等完整、整齐、清洁 8. 工作现场严禁吸烟,无各种违反劳动纪律的现象 9. 工作现场的消防器材由专人负责检查、维护,确保能正常使用,禁止损坏及挪作他用 10. 工作人员必须持证上岗 11. 工作场所周围的环境经常清扫,保持道路畅通、整洁,无杂草丛生,无堆积杂物,无烟蒂、废纸、痰痕 12. 科室墙壁、门窗保持清洁明亮无蜘蛛网、沙尘,照明设施齐全完好,内部通畅 13. 工作现场设置定置区,设置规范,界标清晰,有清晰的定置框(线) 14. 维修器械、工具统一规范,摆放整齐、清洁,柜内工具、物品排列有序,不得放置其他物品 15. 危险物品、用具、易燃物品要单独存放,严格执行有关制度

三、3S 清扫(seiso)

经过整理、整顿,必需品处于立即能用的状态,但取出的物品还必须完好可用。尤其是医院注重提高医疗质量、确保医疗安全,不允许有垃圾或灰尘的污染,更不允许有致病菌的滋生或传播。因此,清扫对于医院来说不仅仅是除去垃圾、尘土、污垢那么简单,更重要的是做到"无污染、无毒害、无致病菌",特别是要通过清洁保养好医疗设备,搞好环境卫生,形成固定的符合要求的清扫程序和标准来规范今后的工作,防控院内感染的发生。

(一)清扫的定义

清扫是扫除,或者是清理干净之意。"清扫"的"清"字是指用水使物品变得郁郁葱葱的意思,即擦拭之意。"清扫"的"扫"是"手"旁加上"彐"字,即打扫的意思。擦拭再打扫就是清扫的意思。清扫,在《现代汉语大词典》中的意思为清除,扫净。清扫就是清除工作场所内的脏污,并防止污染的发生。其目的是消除"脏污",保持工作场所干干净净、明明亮亮,稳定品质,达到零故障。

(二)清扫的作用

清扫绝不是打扫卫生那样简单。清扫对医院搞好 10S 管理具有承上启下的重要作用。

1. 保持洁净，避免感染。使医疗场所保持干净整洁。医院对清扫的要求较高，需要达到院感的标准要求，特别是患者接触或停留的区域，例如诊室、病房、公用厕所，候诊座椅、电梯间、楼梯扶手……医院是"病菌无处不在，清洁随处可见"，清扫的实施可明显减少微生物在空气中、使用物表面的量，降低院感的发生概率。

2. 避免故障，提高效率。保持设备设施清洁，提高设备设施性能，延长使用寿命，减少设备设施故障，提高工作效率。清扫的重要内容除了清除污物以外，还有就是对设备、设施进行例行点检、维修和保养，对于存在安全隐患的设备瑕疵要及时处理，保证设备、设施始终处于性能最佳状态。

3. 消除隐患，避免不良事件发生。消除不利于医疗质量、成本效率和环境卫生的因素，降低不良事件的发生。医院在清扫工作的过程中，能让环境干净无污物，避免跌倒、病菌传播等事件的发生。清扫的本身也是院感控制的过程，是保证医疗质量与安全的重要措施和必要环节。对于设备设施的定期检修和养护，延长了其使用寿命，避免了因使用不当、维护不当造成损坏而导致的投入成本增加。

4. 美化环境，提高满意度。美化就医环境和工作场所，有利于提高服务对象及员工的满意度。清扫使医院的所有角落看起来都很干净、整洁、明亮，让服务对象和员工始终在一个舒适、安全的环境下就医、工作，提升人们的幸福感和安全指数。有利于医院塑造良好的文化氛围，提升医院影响力，为服务对象提供卓越的服务。

（三）清扫的实施

清扫工作是一项系统工作，也是长期性工作，不是突击式的大扫除，而是标准化、常态化的日常工作内容，要求医院从领导到基层员工，全员上下每个人都要从自己做起，对自己责任范围的清扫工作按照清扫方案的标准不打折扣地执行，从而形成医院整体的整洁、有序、卫生、安全的最佳工作状态。

1. 清扫前准备

（1）确定清扫的区域：首先要将医院所有区域进行分区细化，最好按部门科室划分区域。每个部门科室再将所属区域不留死角地细化清扫范围。各部门科室可以将清扫区域按照功能区域进行细化分类，也可以按照员工的不同岗位进行分类，但是一定要将设备设施包括在清扫的范围内。可以采用表格或者区域图的形式进行划分，要求清楚明了，避免出现遗漏的区域（图2-7-1）。

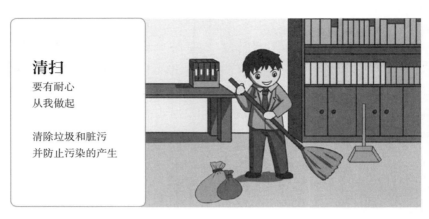

清扫
要有耐心
从我做起

清除垃圾和脏污
并防止污染的产生

图 2-7-1　清扫

（2）确定清扫的人员：医院的清扫工作涉及院感，不仅是打扫卫生那么简单。很多医院会聘请第三方公司承包医院的保洁工作，其业务范围和专业性远远不能满足医院清扫的需求。医院的清扫工作专业性强，不能仅仅依靠卫生员或者保洁员完成，需要医院医务人员的共同参与，尤其是设备设施的检修和保养工作更是需要医务人员及专业的设备维护人员亲自执行。医院的清扫区域需要固定责任人。对人员的分配要合理。可以用表格的形式罗列出来并告知到所有人，同时在清扫责任区内粘贴责任人标识也是有必要的。尽量要所有人都参与进来，包括管理者也以身作则参加清扫。

（3）培训清扫的方法：确定了区域和责任人后，要对区域和责任人进行评估，指导责任人如何进行清扫。医院是对感染控制要求特别高的场所，所以正确地分区清扫、使用正确的清扫工具及清扫方式就显得尤为重要，不然就达不到清扫的目的。医院的设备设施，尤其是一些精密的仪器、特殊的器械，如果清扫的方法不对，容易损坏，甚至造成不良后果。医院不同区域有不同的清扫要求，这就需要制定详细清扫方案，说明清扫的工具、方法（特别是仪器设备的检修和保养方法）、标准以及清扫时间和周期，对清扫责任人进行培训和考核，确保清扫工作符合要求。同时，清扫责任人做好清扫安全教育也是非常有必要的。对可能发生的事故（如跌倒摔伤、触电、针刺伤、传染等不安全因素）制定预案和警示教育。

2. 清扫的内容

（1）清扫工作内容：①扫除垃圾、灰尘、污垢。包括所有区域垃圾的打扫和清除、台面的擦拭、污垢的清理等。对服务对象使用或停留的区域、设施还要按照院感的标准进行严格的消毒清洁。②对仪器设备的清扫除了表面的打扫和擦拭外，还要监测其性能，把清扫和检修、保养、监测结合起来，对有问题的设备需要马上报修，确保仪器设备处于正常功能状态。③正确处理产生的垃圾。医院产生的垃圾不同如其他公共场所产生的垃圾。医疗垃圾和生活垃圾必须分开。医疗垃圾包括感染性废物、病理性废物、损伤性废物、药物性废物以及化学性废物，这些也都需要分类放置。医疗垃圾暂存点应注意上锁并专人管理，储存的医疗垃圾要及时清运并按规范交接处理。

（2）清扫的检验：清扫结束后，责任人及督查人需要检查清扫结果，确定清扫的内容和目的是否达到以及清扫工作是否彻底，可以通过以下几个方面进行检验。

1）一看：用眼睛查看现场环境和物品。看是垃圾是否及时清理，表面是否有灰尘和污垢，地面是否有积水；垃圾是否分类，清扫工具和方法是否使用合理；仪器设备是否处于完好备用状态。

2）二摸：通过用手，或者戴上白色手套或者用干净的白棉签触摸物品的表面以及缝隙处，检查是否有灰尘和污垢。同时也可以检查仪器设备是否有松动、损坏。

3）三闻：干净的场所应该是没有异味产生的。通过嗅觉可以检验现场是否有异味，辨别垃圾是否及时清理，物品是否变质。

4）四测：通过专用的方法可以用专用试纸测试清扫的溶液是否符合标准。仪器设备尤其是精密仪器是否正常。

5）五听：有些仪器设备故障从外表无法辨别故障，通过听仪器设备运转的声音能辨别是否有故障。

6）六查：查看清扫的工作记录、仪器设备检修保养本记录，检验清扫是否及时。通过设计清扫检查表，全面细致地检验清扫工作是否到位。

四、4S 清洁（seiketsu）

清洁是将整理、整顿、清扫进行到底，并且标准化、制度化、规范化，维持成果。其目的是通过制度化来维持成果，成为惯例和制度，促进医院文化的形成，体现卓越服务理念。

（一）清洁的定义

清洁不仅是一个概念，也是实际要执行的事情，是通过制订检查机制，并形成相应的规章制度，依照标准定期巡视、及时整改，从而达到对前 3S

的深入及维持。清洁具有两个特征。一是常态化：活动的常态化，检查的常态化。二是标准化：活动的标准化，检查的标准化。

（二）清洁的作用

清洁的作用如下：

1. 维持作用 将整理、整顿、清扫活动取得的良好成绩、作用维持下去，成为医院的制度。

2. 改善的作用 对已取得的良好成绩，不断进行持续改善，使之达到更高的境界。

（三）清洁的实施

因为清洁是对前面已经做好的 3S 起到维持作用，让工作现场能够维持清爽，不要放置不用物品（整理）、不要把物品弄乱（整顿）、不要把现场弄脏（清扫），所以清洁步骤要通过实施检查来持续工作现场的三不要（图 2-7-2）。

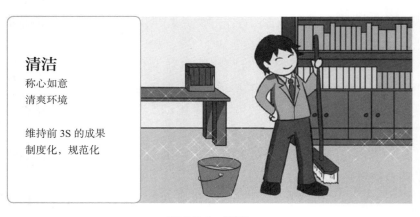

图 2-7-2　清洁

1. 制定制度规范，固化整理、整顿、清洁工作模式。医院要针对前 3S 所做的内容进行核查，确保所做的工作能保质保量。这就需要将核查的内容进行细节化、明确化、标准化。医院根据各部门特点，制订《科室现场核查表规定》，对规定的内容进行核查。规定至少要明确以下几个方面的内容：核查的科室；核查的时间；负责核查的人员；核查的区域、对象；核查的标准；核查的方法；结果反馈；考核。

2. 培训员工，确保清洁工作同质化。对医院员工的培训是确保所有人员知晓如何去做、什么时候做、需要达到什么标准，让清洁工作同质化、标准化。不能出现不同的人对规划标准理解不一样，从而按照不同的方法和标准去执行，最终得到的结果也不同，达不到贯彻实施后的同质化效果。所以《科室现场核查规定》制订出来之后，必须对推行人员和全体员工进行必要的培训和宣传，达成共识非常重要的。《科室现场核查规定》可以制订目视管理及看板管理基准，除了制定文字材料外还要加入相关图片和表格，提高清洁工作的可操作性，便于员工理解，利于培训取得好的效果。

3. 持之以恒，形成日常核查机制。执行人员执行完自己负责区域的整理、整顿、清扫工作之后，应该先自我检查，查漏补缺，弥补不足，不断改进，确保自己所做的工作是否已经达到了标准要求，并按规范形成日常工作核查机制。

（1）检查有没有放置不要的物品。科室负责药品、一次性物资、财产的人员需要按照规定的时间，定期检查有没有不要的物品堆积，检查清扫的效果，重复整理的步骤。不要的物品不能随意丢弃，要根据医院废弃或者报废的相关规定，填写报废物品申请表，交由负责人审核批准，依照流程完成报废。

（2）检查物品摆放位置。依据整顿步骤中物品放置的位置及方式，制订整顿核查表，并使用该表到现场进行核查。整顿的查验重点主要是检查各种仪器设备及物品是否放置在相应位置，摆放有没有阻挡通道，标签标识有无脱落，数量是否正确等。将各区域的自检细则罗列出来，人员以细则进行现场检查，让清洁工作有章可循、有据可依。

例如制作急救车核查表及急救车物品平面图表。急救车药品物品以照片的方式将摆放位置标识出来，并配合清点目录，方便人员点班，以目视管理的方式进行急救车的管理（表2-7-4）。

表2-7-4　急救车物品平面图（从左至右）

分类	层	子类	物品		
常见抢救用物	第一层物品	1-12号抢救药	1 肾上腺素 1ml:1mg	2 异丙肾上腺素 2ml:1mg	3 去甲肾上腺素 1ml:2mg
			4 多巴胺 2ml:20mg	5 利多卡因 5ml:0.1g	6 去乙酰毛花苷 2ml:0.4mg
			7 阿托品 1ml:0.5mg	8 地塞米松 1ml:5mg	9 呋塞米 2ml:20mg
			10. 10%葡萄糖酸钙 10ml:1g	11 艾司洛尔 10ml:0.1g	12 氨甲环酸 5ml:0.5g
专科药物、输液用物	第二层用物	专科药物、输液用物	输液器5副(输血器1副,普通输液器2副,避光输液器2副); 留置针2副;留置针敷贴2副;三通管2个;	甘露醇250ml　　1瓶(备网套); 5%葡萄糖注射液250ml　1瓶 0.9%生理盐水注射液250ml　1瓶 碳酸氢钠注射液250ml　1袋 羟乙基淀粉注射液500ml　1袋	第13种抢救药胺碘酮 3ml:150mg 第14种抢救药地西泮 2ml:10mg 第15种抢救药纳洛酮 1ml:0.4mg 第16种抢救药苯海拉明 1ml:20mg 第17种抢救药甲泼尼龙 40mg*1支
			注射器17支(5ml注射器,10ml注射器,2.5ml注射器各5支;20ml注射器2支;		
			输血管9根(紫色管1根,粉色管2根,黄色管3根,蓝色管2根,红色管1根;压脉带2根;一次性手套2副;棉签2包 采血针头5副;	弯盘　　　1个 剪刀　　　1把 砂轮　　　2个 胶带　　　1卷	吸痰用物: 一次性吸痰管5根; 一次性灭菌橡胶外科手套2副; 氯化钠注射液500ml(玻璃瓶装)1瓶 开口器舌钳1套(供应室消毒打包); 弯钳1把(供应室消毒打包); 剪刀1把(供应室消毒打包);
输氧吸痰用物	第三层用物	输氧用物、吸痰用物	输氧用物: 面罩　　　1个; 氧流量表　1个; 一次性使用吸氧装置　1套	血压计　　1台 听诊器　　1副 手电筒　　1个	
复苏用物	第四层用物	复苏用物	新生儿复苏用物1套	成人复苏用物1套: 成人简易复苏气囊1个(连接好面罩及输氧连接管;性输氧管2根;注射器20ml1个;面罩1个(备用)	成人复苏用物1套

（3）查验不要把现场弄脏方法。依据清扫步骤中对于现场环境干净整洁的要求，制订清扫核查表，并使用该表到现场进行核查。清扫的检查重点主要是各种物品表面、台面、墙面是否干净无污渍，通风口有没有积灰尘，仪器是否做好消毒与维护等清扫的各项要求。

（4）为了检查表使用方便，在实际操作中可以将整理、整顿、清扫这3S需检查的项目整合在同一个检查表当中。检查表可包含以下主要项目：

科室（what）：被检查的科室名称。

检查者（who）：负责检查的人员名字。

检查时间（when）：检查时间、时段，多久查一次。

检查的区域（where）：检查地点。

检查重点（how）：列出被检查各区域的检查要点，包括整理、整顿、清扫的各项检查要点。

检查结果：可以用"√"表示通过，"×"表示不通过，针对不通过的必须追踪。

（5）区域"责任者"明确标识，加强管理。依照整理步骤中区域空间的责任人划分，在各区域将"责任者"（负责的人）以较厚卡片较粗字体标识，且张贴或悬挂在责任区最明显易见的地方。将点检表直接悬挂于"责任者"旁边；作业人员或责任者，必须认真执行，逐一点检，不随便、不作假；主管必须不定期复查签字，以示重视。

（6）巡查评比促提升。个人所负责的区域，经过日常检查会有改善，但是由于是全员执行，难免会有做得好和做不好的，因此医院、部门科室可定期进行巡查评比，起到监督作用。对于表现好的给予鼓励，激励继续保持，对于表现不好的，将存在的问题向该区域负责人进行反馈。通过评比宣传推广好的做法，对需要改进的工作提出来讨论分析，提出整改措施，促进清洁工作的落实提升。

五、5S 素养（shitsuke）

素养是指员工通过外在环境的影响及内在环境的训练培训，把各种规章制度、行为准则等内化于心、外化于行的意识、习惯、行为，即以"人性"为出发点，通过整理、整顿、清洁等合理化的改善活动，逐步培养上下一体的共同管理语言，使全体员工养成守标准、守规定的良好习惯，进而促进管理水平的全面提升，为服务对象提供卓越的医疗服务。

（一）素养的定义

"素养"在一定程度上体现的是"自律"。汉语词典里的释义是指由训练和实践而获得的技巧或能力，亦指平时所养成的良好习惯，即平时的修养。广义上，素养包括道德品质，外表形象，知识水平与能力等各个方面。随着经济社会快速发展，其含义已扩展为包括思想政治素养、文化素养、业务素养、身心素养等各个方面。

（二）素养的作用

素养的核心意义在于使员工将有益于工作的行为，逐渐形成可延续性的职业习惯。正如所谓"复杂的事情简单做，简单的事情认真做，认真的事情重复做"，精炼地描述了促使员工形成良好素养，并最终形成素养而获益的过程。现代医院10S管理中培养形成良好的职业素养，对于员工、科室、医院都具有极其重要的作用。

1. 提升员工素质，改善员工工作意识，完善综合素质。通过前面4S工作的培训和落实，有利于提升人员职业素质，不仅行为习惯、业务技能等会得到提升，而且职业道德、文化素质等也会得到显著提升。此外，素养提升更重要的是体现在个人素质或道德修养。

2. 持之以恒，有利于养成持续改进意识。通过员工的教育培训及行为习惯的养成，能够帮助员工养成发自内心的意识素养，诸如规范意识、规则意识、效率意识、成本意识、品质意识、安全意识等，这些意识会成为行为的先导和内驱力。只有良好的意识，才能产生有益的行为。

3. 总结分析，有利于医院工作标准化实施。在前面4S的实施过程中，员工不断总结经验教训，对工作进行持续改进、科学分析，不断完善工作标准，对流程方法加以优选优化，就能自觉制定标准和贯彻标准的措施，并按照标准化要求进行作业。

4. 有利于营造和谐的工作氛围。从员工实际需要出发，坚持以人为本、人文关怀，通过各种文化活动凝人心、聚人力，打造良性竞争又团结协作的文化，促使形成比学赶超、和谐共事的文化氛围。

5. 有利于改善患者就医体验。从员工着装、形象、礼仪、沟通等基本素质出发，以基本功为抓手提升医疗技术水平，以患者安全为目标打造高品质医疗服务，真正让患者体验到卓越的医疗服务。

（三）素养的实施

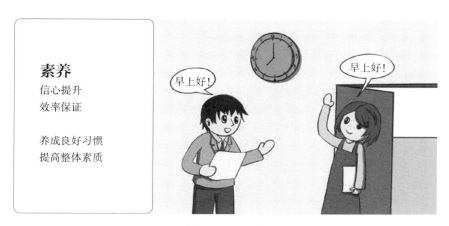

图 2-7-3　素养

素养是一种习惯，不只是口头表达，具体表现为工作态度、仪表礼仪的相应规范。素养的实施要通过行为来判断，就必须通过外在行为规范来引导，关键在于让员工遵章守纪，培养形成良好的职业习惯。医院应向每一位员工灌输遵守规章制度、工作纪律的意识，反复强调创造一个有良好风气工作场所的意义。绝大多数员工对此付诸行动，个别员工和新人就会抛弃坏的习惯，转而向好的方面发展。这样有助于人们养成遵守规章制度的习惯（图 2-7-3）。素养要领在于持续保持良好的习惯，其实施要点在于：

1. 党建引领，促进意识转变。通过医院党建活动策划宣传，让员工了解到 10S 活动的意义，意识到这是提升医院质量安全、保障服务质量的重要举措，让员工重视这项工作的开展，转变工作态度和意识。

2. 制定并完善规章制度。素养的养成绝非一朝一夕之功，需要有一个比较长的过程。通过整理、整顿、清洁、清扫等活动来提升员工素养，就必须持之以恒地坚持，促使员工在坚持中养成遵章守纪、规范行为的习惯。

（1）制订可共同遵守的行为准则、规定，如形象、礼仪、语言行为规范等，如《员工手册》《素质评价标准》《行业标准》《行为规范》《行风建设》等，并加强培训与督促检查。

（2）制订各级各类岗位职责与技术操作规程，注重强化教育培训（尤其新员工），让其在岗位上真正"知道做到"。

（3）制定安全生产细则，紧紧围绕安全生产开展各项工作，让员工时刻牢记安全生产原则，紧绷安全生产弦，把安全生产融入每日工作核查中。

3. 对员工进行全方位的职业教育培训。对各项规章制度、行为规范、文明礼仪等进行有计划地培训，提升员工综合素质。持续推动整理、整顿、清洁、规范等活动，注重培训、检查与考核，与绩效挂钩，促使其形成常态化、习惯化。

4. 加强各种宣传推广活动，组织开展精神文明提升活动，促进形成素养提升的人文环境。如开展团队拓展、礼仪展示、文明用语和禁语使用、作风建设年、文明单位建设、评选文明职工等活动。

5. 营造良好的医院文化氛围。医院文化对员工的影响是显而易见的，良好的医院文化能起到正面激励的作用。通过持续推进整理、整顿、清洁、清扫等活动，可以促进员工自觉融入医院文化中。制订医院特色院徽、院景、院训以及医院特色标识、用物标识、工作服装、胸牌等，处处体现人性化关怀。

素养的核心要素是人，而人是生产力因素中最活跃，最重要的因素。因此，全面提升员工职业素质，需要通过反复推行整理、整顿、清洁、清扫等活动，其意义就在于改变人们不良习惯，养成良好职业习惯。

六、6S 安全（safety）

安全对于医院管理至关重要，是卓越服务体系四大内容之一，医疗安全是医院的生命线。在医院，安全不仅停留在人的意识层面，更是一个庞大而复杂的管理体系，必须按照安全管理系统的要求开展相关工作并持续改进。

（一）安全的定义

所谓安全，就是要消除各种存在与不存在的隐患，排除各种险情以预防事故的发生，从而保障医患双方的人身安全和减少财产损失。其目的在于落实患者安全目标和医疗安全为底线，防患于未然。做到在管理上制定正确作业流程，配置适当的工作人员监督指示功能；对不合安全规定的因素及时举报消除；加强从业人员安全意识教育；签订安全责任书。

（二）安全的作用

安全旨在保障医院职工及患者安全，保证医疗机构生产安全正常地进行，同时减少因安全事故带来的各种损失。其主要作用在于：安全管理到位，保障患者的身体健康；让职工放心，使之能更好地投入医疗工作；提高医疗场所的安全系数，使医疗服务更加顺畅，提高患者满意度；减少因安全事故引发的各种损失；实施安全管理，做到有效预防，保证在万一出现突发事故时员工能够从容应对。

（三）医疗机构安全的实施

1. **安全组织机构** 成立由一把手任组长的安全生产领导小组；按规定设置安全生产机构，配备安全管理人员。

2. **落实责任制度** 按照管理职责，分级落实责任，逐级签订安全管理责任状，并建立安全管理、检查、考核、评比、奖惩制度。

3. **完善制度建设** 制定完善的安全生产管理制度，主要有：各级领导、部门及从业人员安全生产职责。安全生产检查制度。安全生产宣传教育培训制度。安全生产事故统计报告制度。安全生产例会制度。安全生产目标管理考核及奖惩制度。安全生产事故隐患管理制度。安全生产事故应急救援制度。职业危害管理制度。劳动保护用品管理制度。特种设备管理制度。领导"一岗双责"制度。危险化学品安全管理制度。主要工种安全操作规程等。

4. **安全生产台账** 建立安全生产基本工作台账。主要包括：安全生产会议台账。安全生产检查台账。安全生产宣传教育培训台账。特种作业人员管理台账。安全生产奖惩台账。特种设备管理台账。事故隐患和危险源管理台账。职业危害管理台账。生产事故管理台账。建设工程（项目）管理台账。单位安全生产管理台账。单位主要工种安全操作规程台账。

5. **特种作业人员** 所使用的电工、锅炉工、电梯工、高压氧舱设备操作工、急救车辆驾驶员等特种作业人员必须要经过专门培训、考核合格，取得证书后上岗等。

6. **特种设备** 由具有相应资质的企业设计、制造、安装、维修；到质监部门办理登记，经许可后投入使用；由检验机构定期检验；建立检查、检验档案和管理制度。定期进行检查，及时消除隐患。急救车辆的定期维护保养等。

7. **剧毒化学品** 实行"双五"管理制度即双人双锁、双人登记、双人双发、双人运输、双人使用；使用场所设置防泄漏报警装置，设置不少于两个安全疏散口。实行专库储存，安装防盗报警装置，设置和配备足量、与毒害性质相适应、完好的消防设施和器材；制定剧毒化学品安全管理制度等。

8. **现场安全**

一是供配电环境符合安全要求，电气设备接地（漏电）保护装置齐全可靠，配电箱、柜、板安装、设置符合安全要求，低压线路（临时线路）和开关符合安全要求，低压电气设备定期检测和鉴定。

二是门诊、住院等人员密集场所设置火灾自动报警系统；配备足够的灭火器材和消防栓等设施，每个楼层要求有两个或两个以上疏散通道，标志醒目，照明良好，保持畅通。

三是急救车辆的停放、内部停车场的安全管理。

9. **应急救援** 制定火灾、中毒、爆炸等事故应急救援预案；建立应急救援指挥系统和应急救援组织；定期进行安全生产事故应急救援演练。

七、7S 节约（saving）

面对日趋激烈的医疗市场竞争，医药卫生体制改革全面实施，医院通过完善制度、加强管理、查找漏洞，厉行节约，是医院应对挑战、赢得发展主动的必由之路。

（一）节约的含义

节约旨在对时间、空间、能源等方面进行充分合理地利用，使它们发挥最大的效能，从而创造出一个高效率、物尽其用的工作场所。实施时应该秉持三个观念：能用的东西尽可能利用；以自己就是主人的心态对待医院的资源。节约就是对整理工作的补充和指导，在医院服务中秉持勤俭节约的原则。

（二）节约的目的

节约的目的在于遵循科学地利用时间法；合理规划与使用空间；制定合理的能源使用标准，积极改善医疗服务。

（三）节约的推行要领

培养节约意识，推动提案改善，推行制度化、程序化、透明化。实施目标管理（节约成本目标）。

1. **能／资源管理节约** 养成随手关灯、关水、关气的良好习惯。节约用纸。不可浪费财物。如：笔、文件夹等。防止材料过多或过少，造成浪费。

2. **时间节约** 防止等待的浪费。防止无价值的工作造成的浪费。防止传递资讯、信息错误造成的浪费。

3. **空间节约** 防止物品积压，标志管理混乱造成的浪费。

（四）建设"节约型"医院

建立节约型医院，医院在各种资源消耗方面厉行节约，降低医疗运行成本，获取经济效益。从另一角度来看节约型医院，就是为患者创造优越的就医环境，合理收取患者费用，从根本上解决老百姓"看病难，看病贵"的现实问题，从而为医院创造社会效益。

1. **节约型医院的含义**　节约型医院是与节约型社会相适应的社会细胞形态。节约型医院中的"节约"有两层含义，第一层含义是指医院采取各种有效措施，科学高效地管理、利用有限的医疗卫生资源，即投入方面节约各种开支，不铺张浪费，如合理利用水、电、油、气等资源，降低运行成本，获得经济效益。第二层含义是指对患者收费要严格执行国家药品价格政策和医疗服务收费标准，合理用药、合理检查、合理收费，在不影响医院合理收入的情况下，尽量降低患者费用，减轻患者负担，创造社会效益。

2. **节约型医院的理想模式**　理想的节约型医院模式是相对而言的，站在不同的角度理想的模式当然不会一样。从医院的角度看，医院的运转主要靠医疗活动中患者支付的费用来维持，低投入、高回报，能保证医院的正常周转，又能使医院职工有高收入，以便在日趋激烈的医疗市场竞争中能稳定、聚集医院人才队伍；而站在老百姓的角度，则是以过硬的医疗技术、优质的服务、合理的收费、优越的就医环境，为患者提供不同层次、不同种类的健康服务。作为政府举办的非营利性医院，要将这两个方面的工作有机结合起来，扬长避短，趋利避害，在市场竞争中谋求生存与发展，充分利用现有医疗资源，在区域内实现资源共享并共同完善基本医疗服务与个性化特需医疗服务的架构，最终共同完成保障国民身体健康，提高国民身体素质。

3. **理想节约型医院模式阐述**

（1）提高医院的内涵量，为服务打好基础。医院的内涵量是医院具有的，基于技术、服务、信用信誉、文化、环境等多方面的组成因素。医院内涵量提高了，医院有了知名度与美誉度。求医者自然就会给医院带来效益。

1）有过硬的专业技术力量：专业技术力量是医院赖以生存的基础，是其生命力所在，可分为人才（软件）和设备（硬件）两个方面。众所周知，各医院的两个效益、技术进步、学科建设和医院发展离不开优秀人才，有了他们的技术，患者将减少误诊的概率，提高诊疗效率。加上对先进设备（这里讲的先进设备不一定是价高款新的设备，而是指技术参数可靠、实用、可信的设备）的应用，更能让医生准确诊断，提高疗效，从而既能减少患者肉体、精神上的痛苦，又能减轻经济方面的负担。

2）优质的服务：优质的服务，靠医院全体员工的共同劳动来创造，是医院各个工作流程、各个环节践行以患者为中心指导思想的具体行动。

一是体现在合理检查、合理用药、因病施治；多与患者及其家属沟通、交流，态度和蔼，主动听取对方的意见；勤查房，多关心患者各方面的情况（如饮食、睡眠、伤口疼痛与愈合等），给患者宣传防病、治病的知识，为其解除心理压力。

二是体现在以人为本开展人性化护理服务，微笑"待客"，让患者有"家"的感觉，加强业务学习和管理，不断提高护士的自身素质和健康教育能力，确保对患者健康教育的质量；有娴熟的护理操作技能，以便减少患者的"皮肉之苦"，有良好的护患沟通意识，取得患者以心交心的信任感。

三是优质的后勤管理服务：主要体现在饮食能适应各种患者的营养需求，生活用水、饮用开水能满足冷暖所需；保证病服干净舒适，保持全院环境卫生清洁；能为患者及陪护人员提供方便的生活设施。

3）合理收费：节约型医院，必须在拥有精湛的技术和优质服务的基础上，完善收费制度。医院药品、医用耗材和医疗服务收费严格执行国家和各省、市制定的项目规范和标准，各项目和标准通过公示栏、电子屏幕、病历本、墙报等方式向社会公示，主动接受社会和患者的监督，严禁自设项目随意收费和变相多收费；严禁小病大治，增加治疗次数，过度医疗，重复收费；严禁分解项目超标准收费。只有这样，医院的诚信度和社会对医院的信任度才会得到提高。

4）祥和的就医环境：目前大中型医院大部分都分布于闹市中，交通便利，但院内环境不一。院内有花园及健身器材，能让患者有散步休闲的场所，各通道标有指示牌，院内环境和设施干净、舒适、温馨，无纸屑、烟蒂、水果皮等垃圾，一次性用具有固定地方回收，门诊部必须有候诊椅、轮椅、电话、饮水设施，挂号、划价、缴费、取药实行"一站式"服务。住院病区增设电冰箱、热饭灶具、床头台灯和书报杂志，引入宾馆式服务理念，把白墙、白褂、白床改为温馨色彩，让患者有身不在家胜在家的感觉。让医院文化创造出一种具有广泛兼容性和高度亲和性的有利于患者生理和心理健康的环境。

（2）内部资源的节约：内部资源的节约，不仅体现在水、电、煤、油、汽、纸张等方面，也体现在一些伸缩性较大的费用开支方面，如招待费、车辆维修及各种其他费用。实现内部资源节约的主要手段如下。

1）费用包干制：实行费用包干到科室的目标是总量控制、定额消耗。

医院在实行预算的基础上,将各项支出费用指标按人员结构、工作性质、工作数量等内容分解到科室,定额指标一年一定,由科室在总指标数内掌握使用,这样可以杜绝浪费,让卫生资源充分发挥其作用。

2)车辆管理改革:车辆的消耗占医院费用不小的比例,控制好车辆的消耗也能为医院节约不少费用。目前来看,车辆管理较好的方法有:以车辆行驶的公里数为基数,按每公里多少费用实行全额包干给司机,医院不再支付车辆的汽油费、修理费、养路费、过路过桥费等,由司机从包干费用中自行买单;另一方法是取消公车制,以交通费形式按级别档次发放给每个在职职工,医院不必购车,既节约车耗、司机人员经费及管理成本,又不存在车辆方面的风险,而对于医院必不可少的救护车,则实行上述包干方法管理,促使司机自觉节约救护车的开支。

3)充分发挥政府采购的作用:对药品实行集中招标采购政策,规范药品的采购行为,降低药品虚高价格,减少药品成本;而对医疗设备的购置,实行政府采购,这样能使医院自行采购的暗箱操作行为公开化、透明化,在一定程度上遏制了医院设备采购中的不正之风,降低设备的购置成本,为医院节约资金。

4)实行成本核算:加强内部管理,实行科室预算,强化科室完全成本核算工作。医院应建立一种机制,把水、电、办公用品、医用材料等资源的消耗量纳入到医务人员、管理人员的考核中,把降低能耗、节约开支与全院工作人员自身利益紧密结合起来,使全院职工真正养成主动节能的习惯。另一方面是充分利用信息资源。医院都利用了网络信息,病历、护理文书等可以改用电子版本,既能节约存放空间,又能节约办公用的纸张、笔墨等。再者改良节能设备,如利用太阳能设备,可节约电、煤和油,减少环境污染,充分利用无偿资源,从根本上走节约的路子。

(3)区域内医疗资源共享,避免浪费。造成群众看病难、看病贵的原因很多,最关键的问题是医疗资源的利用不充分、不合理。那么,区域内医疗资源的合理利用,实现资源共享,也是建设节约型医院必须考虑的一个问题。对区域内医疗资源合理利用,实现医疗资源共享的建议如下。

1)医疗集团化:在区域内选择一家技术力量强、管理水平高、设备先进的医院为总院,区域内其他医院则为其分院,实行机构统一命名、人事统一调配、业务统一开展、物资统一配送、检查结果互相认可、财务统一核算管理,这样组建区域内医疗集团,可以充分利用区域内的医疗技术人才及医疗设备，节约人力、物力、财力，又带动了技术力量薄弱的医院的发展，使区域整体医疗水平得到提高，群众就医质量、健康水平也得到了提高，同时也消除了群众选择医院就医的顾虑，同时也保证了人们的就医需求。

2）建立医院间联合机制：区域内医院间的联合主要是指技术力量强且拥有高新设备的医院与技术力量弱又无先进设备的医院间的联合，当后者遇到疑难病例时，申请前者教授来院会诊指导，并把其不能做但又必须做的各项检查送往前者检查，这样可以减少患者转院麻烦，争取治疗时间，在区域内形成一个网络，网络中形成的收入在医院间定期按比例分成，当然这里必须有合同或协议来保证网络畅通。

3）组建区域内检验中心：对于高、新设备，政府可以按区域投资成立检验中心，中心的职能是承担区域内外患者的相关检查和化验，这样就可以避免每个医院都为购置高新设备而发愁，检验中心的设立既满足了医院和患者的需要，又节约了医院为购置设备及人才培训等方面所花费的资金，也提高了高新设备的使用率，充分利用了区域内的有限资源。

4）组建区域内集中大药房：政府出面在区域内组建集中大药房，并在每个医院内设立分药房，让患者购药有选择的余地，增强医院药房的竞争服务意识，也能把医院药品价格市场化，让人们得到更多的实惠。

八、速度（speed）

速度就是效率，而效率是医院发展的三大驱动力之一，面对高质量发展方式要从规模扩张转向提质增效，运行模式要从粗放管理转向精细化管理，资源配置要从注重物质要素转向更加注重人才技术要素要求，医院需制定自身的管理规划，并提升医院经营效率。

（一）速度的定义

速度是指运动物体在某个方向上单位时间内所经过的距离，泛指快慢的程度，运动的迅速程度。医院时间管理的意义是极其重要的，从医疗救治来看，医院作为一个救死扶伤、抢救患者生命的场所，医疗工作对时间有着特殊的要求，救治患者犹如战斗，危重病情往往是瞬息万变，如能争取时间就能赢得生命。从精细化运营来看，减少时间浪费、提升工作效率至关重要。

（二）速度的作用

新冠病毒感染疫情的暴发给处于防疫抗疫前哨位置的公立医院带来了新的挑战和思考，医院迫切需要速度管理。

1. **培育突发状况的预警嗅觉**　全球一体化带来经济社会高速发展的同时也面临着突发特大公共卫生事件的滋生，很多新发传染病疫情都是由病毒（及变异）所引发，病毒客观上与人类生存环境共存我们已知，但何时重大新发传染病出现及传播却是未知。因此，医院需要培育这方面的预警嗅觉能力，一方面在医疗过程中发挥前哨点作用，有能力主动甄别新发传染病的出现；另一方面应建立起围绕报道、告知、提醒与新发传染病相关的信息预判网络，提升预警意识和及时启动响应能力。

2. **突发状况防范应急机制的响应要更迅速**　随着国家突发重大传染病直报系统的建立与完善，国内任何一地出现重大传染病信息上报后能及时传递到全国其他各地，因此随着传染病分级划定确认疫情发生，将直接触发医院进入应急响应，如何让医院应急机制响应效率提升将是掌握突发状况主动权的关键。应急预案一定要准确完整，职责到岗，流程清晰，步骤连贯，特别要强调的是应急预案的可及性，效率的前提是可操作可执行。

3. **突发状况时人员调配既要准确又要灵活**　如疫情防控打乱医院正常工作秩序，多方面影响导致医院提供医疗服务的范围不得不缩减，如何进行弹性排班和梯队换班计划也都考验着医院的人力资源编排统筹能力。

4. **搭设信息化应用场景提升管理加速度**　信息化虽然不再是热门的词汇，但新型信息技术的应用在医院临床方面却是不断展开，而在医院管理方面效果不明显，关键还是缺少可搭设的应用场景。

（三）速度的实施

"科学管理之父"泰罗认为："管理就是确切地知道你要别人干什么，并使他用最好的方法去干"。对于一个医院来说，速度就是生命线，医院的速度管理最重要的就是"四管"和"八理"。

1. "四管"

（1）管理"人"的行为：医院管理的核心就是人的管理。管人要管什么？"思想"和"行为"。而思想决定行为，所以，人的管理最终要落实在人的"行为"管理。人的行为直接影响着医疗质量和工作效率。行为受三个方面的制约，一是意识，二是技能，三是标准。所以，要通过岗位素质要求、标准化作业、技能培训、检查考核、激励和沟通等方式规范人的行为。

（2）管理"物"的状态：物的状态分三层含义，一是物的存在状态，二是物的防护状态，三是物的账目状态。很多医院之所以浪费较大，其中一个重要原因就是没有有效实施"物的状态"管理，受损、变质、丢失较多。应从建立标准、完善台账、监控物流、规范操作、定期盘点、检查审核等方面加强物的管理。

（3）管理"事"的结果：医院管理一定要贯彻 PDCA 循环的要求，"事"要形成"计划、实施、检查、处置"的完整闭环链。管理"事的结果"，本质上来说就是执行力管理。管理过程中，如果工作只有布置，没有检查，结果 = 0。在管理实践中，要本着四不放过和 PDCA 原则，运用统计工具、8D、防错、审核等方法做好"事"的管理。

（4）管理"钱"的效率：钱的效率是指两个方面，一是钱要用在该用的地方，不能乱支冒花造成浪费。二是堵住钱的漏洞，防止发生内部腐败。所以，应该从审批权限、内部制约机制、会计监督、内部审计、全面预算管理、供应商确定、采购订单分配等方面加强"钱"的使用和监督管理。

2. "八理"

（1）把战略理"优"：医院要想持续健康发展，离不开战略定位和战略规划。把医院的发展战略理清、理优，才能在未来的市场竞争中占有一席之地。所以，应该从医院的战略使命出发，运用科学的战略分析工具，进行内外部环境分析、战略选择和评价，并形成医院的战略规划，对战略进行实施和控制。

（2）把目标理"精"：医院要想达到战略愿景规划，必须建立科学、系统的目标管理体系。把长远战略目标，分解为医院的年度经营目标，并利用年度经营计划的方式，将经营目标层层分解，最终落实到科室。目标管理的核心是"精"，而不是"多"，精，则抓住重点；多，则手忙脚乱。

（3）把风险理"低"：医院在经营过程中，会遇到来自内部和外部的各种风险，包括政策、技术、市场、财务、运营、合规、人才等方面。这些风险如果不及时识别和控制，会给医院带来不可估量的，甚至是灾难性损失。所以，应该认真建立医院的风险防范机制。

（4）把制度理"顺"：制度是最好的老板，制度管理远比人的管理要辐射广、链条长、效率高。但是，中国医院普遍存在制度不完善、内容不具体、衔接有盲区、实施有冲突、执行难落地等问题。应着力解决好管理制度的"合理、适用"问题。把制度建完整，把节点理通顺，这样才能"有法可依，有法必依"。

（5）把职责理"实"：医院部门之间为什么存在扯皮现象？因为职责不清。扯皮的理由有四个不知道：不知道该谁干，不知道怎么干，不知道何时干，不知道干到什么程度。要想解决推诿扯皮问题，必须把职责理到"实处"。应该从医院经营管理事项开始，首先明确部门职责。然后根据岗位设置，进一步分配岗位职责。同时，职责要和管理制度、手册、程序有机结合。

（6）把流程理"快"：机构臃肿、办事拖拉、审批烦琐、效率低下，可以说是很多医院管理现实的写照。为什么会这样？因为流程管理出了问题。流程一定要跟"权"和"责"结合起来，并和时间目标和绩效考核挂钩，这样才能提高流程效率。应通过分级流程图明确责任，必要时可以结合办公自动化系统提高流程速度。

（7）把标准理"精"：医院的各项工作标准是什么？是指导员工规范、高效作业的依据。诊疗和健康管理过程中为什么出现冷漠、失误、低效等问题？与医院工作标准不健全有很大的关系。应按照标准化、精细化、目视化管理的要求，建立简洁、明了、可操作的工作标准。

（8）把信息理"畅"：医院管理过程有三个流：人流、物流和信息流。其中，信息流对数据分析、问题发现、正确决策、过程控制、绩效考核、持续改进起着非常重要的作用。医院应该明确信息需求、信息形式、责任人员、使用人员及传递渠道，让各级决策者能及时了解有关医疗和经营信息。如果有条件，可以通过 HERP 进行信息流管理。

九、满意（satisfaction）

满意是一种心理状态，是指一个人对一段关系质量的主观评价。它是服务对象的需求被满足后的愉悦感，是服务对象对诊疗或医疗服务的事前期望与实际医疗服务后所得到实际感受的相对关系。如果用数字来衡量这种心理状态，这个数字就是满意度，服务对象满意是医患忠诚的基本条件。

（一）满意的定义

卓越服务中的满意是指高满意，从服务标准化到满足差异化服务的需求，通过分析不同背景、不同消费行为和态度用户对服务感知的差异性来实施差异化服务，达到服务对象高满意的状态。满足活动是指医院开展一系列活动以使各有关方满意。

1. 医疗机构的满意　通过 10S 管理或建立服务管理体系，使医疗机构达到社会效益和经济效益的最大化。

2. 服务对象满意　服务对象从一般满意到非常满意，体验强调塑造和传播口碑，注重服务细节和服务创新，表现为高质量、令人印象深刻，容易描述和传播等特点。

3. 员工满意 效益好，员工生活富裕、人性化管理使每个员工可获得安全、尊重和成就感；一目了然的工作场所，没有浪费、勉强、不均衡等弊端；明亮、干净、无灰尘、无垃圾的工作场所让人心情愉快，不会让人疲倦和烦恼；人人都亲自动手进行改善，在有活力的一流环境工作，员工感到自豪和骄傲。

4. 社会满意 服务对象对医疗机构的高满意状态，可展现医疗机构良好的社会形象，最大限度地维护社会稳定和发展。

（二）满意的内容

1. 横向层面

（1）医疗机构的理念满意：医疗机构的运营理念带给服务对象和员工的满足状态，包括医院宗旨满意、运营理念满意和运营价值观满意等。

（2）行为满意：医疗机构全部的运行状况带给服务对象和员工的满足状况，包括行为机制满意，行为规则满意和行为模式满意等。

（3）视听满意：医疗机构具有可视性和可听性的外在形象带给服务对象和员工的满足状态，包括医院标志（名称和图案）满意、标准字满意、标准色满意以及上述三个基要素的应用系统满意等。

（4）技术满意：医疗技术带给服务对象和员工的满足状态，包括诊疗技术的质量满意、诊疗过程满意、诊疗结果满意和价格满意等。

（5）服务满意：医疗机构带给服务对象和员工的满足状态，包括绩效满意、保障体系满意、服务的完整性和方便性满意，以及情绪和环境满意等。

2. 纵向层面

在纵向层面上，服务对象满意包括以下三个逐层递进的满意内容。

（1）物质满意层：服务对象对医疗机构诊疗的核心技术和医疗服务，如质量、水平、流程的满意。

（2）精神满意层：服务对象对医疗机构的形式层和外延层，如医疗机构的外观、色彩、装潢、品位和服务等所产生的满意。

（3）社会满意层：服务对象对医疗服务过程中所体验到的社会利益维护程序，主要指服务对象整体（公众）的社会满意程序。

（三）满意的作用

1. 具有导向性作用

研究表明，临床医护人员的素质与服务意识直接影响患者对护理质量和护理队伍的整体满意度评价，反过来以患者满意度为导向，不仅能促使医疗机构完善医护人员的规范化培训，促进医疗机构建成10S管理模式，而且还能自发促使医护人员主动配合与相应医疗机构制定了科学的个性化培训，用以提高自身的操作技能、应急能力、专业知识，更能规范医护人员与患者的文明用语和行为，调动了大家参与10S管理的积极性和主动性。

2. 具有提高医疗服务作用　医疗机构以满意作为实施10S管理的重要因素落实到日常医疗服务中，并通过医护人员落实到对每一个患者的在日常诊疗活动中，不仅会提高患者的医疗服务体验感，缓解其因疾病而产生的焦虑、孤独、无助等悲观情绪。而且还能为患者创建了一个干净、舒适、整洁的休养环境，而良好的人文与休养环境会使患者心情愉悦，有利于患儿康复。

3. 具有降低医患纠纷作用　中国医师协会曾进行过调查分析，得出结论，认为70%以上的医疗纠纷都和沟通不到位有关，在医疗实践中，我们也会发现，最不容易发生纠纷的医生不是技术最好的，而是最善于和患者沟通的医生。

为推动医护人员提高患者的满意度体感，就必然要求医护人员加强与患者的构成，并有利于医护人员随时了解患者功能情况，恢复程度，将会有效避免因为沟通不足、患者期望值过高，对治疗效果不满意而引发纠纷。

（四）满意的实施

落实10S管理制度的建设，建设医院卓越服务模式，并建立与完善的满意管理体系，就需要将满意管理落到实处，并通过科学评价指标，舒适环境如清洁、宽敞、明亮、舒适的环境和良好服务态度如耐心、反馈响应度等为评价参数，将满意管理的建设予以量化衡量。

1. 护理质量评价　该部分考核内容包括4项：①物品摆放合理性：各种物品应当放置在固定位置，保证物品标识准确、数量明确、排列整齐。采用自行编制的评分表对物品摆放合理性进行评分。②找物品所用时间：采用现场测量工时的方法，每日找物品的总时间从打印医嘱单开始算起，直到物品找到为止。③用药错误发生次数（如药品配置错误等）：记录用药错误发生次数。

2. 医师满意度评价　医师满意度评价由医疗自制的自评与他评工作满意度调查表进行评价。该部分考核内容包括5项：医师耐心度、诊疗方案、诊疗效果、医疗技能、医患关系。医疗机构每月底组织自评与向患者发放工作满意度调查问卷，各项满分均为 100 分，分数越高代表满意度越高。

3. 护理满意度评价 护理满意度由医疗自制的自评与他评工作满意度调查表进行评价。该部分考核内容包括 5 项：住院环境、护理人员服务态度、护理人员技术水平、健康教育、护士仪表。护士长于每月底向住院患者家长发放护理工作满意度调查问卷，各项满分均为 100 分，分数越高代表满意度越高。

十、10S 学习（study）

"学而时习之，不亦说乎？""学"就是闻、见，是获得知识、技能，主要是指接受感性知识与书本知识，有时还包括思的含义在内。"习"是巩固知识、技能，一般有三种含义：温习、实习、练习，有时还包括行的含义在内。"学"偏重于思想意识领域，"习"偏重于行动实践方面，学习就是获得知识，形成技能，培养聪明才智的过程。实质上就是学、思、习、行的总称。社会发展日新月异，知识迭变，寻求高质量发展，建立富有生机的卓越服务体系需要持之以恒地学习。

（一）学习的定义

"学习"是指通过阅读、观察、听讲、研究、实践获得知识或技能的活动。学习分为狭义、广义与次广义。

1. 狭义的学习是通过阅读、听讲、研究、观察、理解、探索、实验、实践等手段获得知识或技能的过程，是一种使一个人可以得到持续变化（知识和技能，方法与过程，情感与价值的改善和升华）的行为方式。

2. 广义的学习是人与动物在生活过程中，通过获得经验而产生的行为或行为潜能的相对持久的方式。从心理学角度来说，广义的学习这一概念包含三层意思：①学习表现为行为或行为潜能的变化。②学习所引起的行为或行为潜能的变化是相对持久的。③学习是由反复经验引起的。

3. 次广义的学习指人类的学习，我国著名心理学家潘菽认为，人的学习是"在社会实践中，以语言为中介，自觉地、积极主动地掌握社会和个体经验的过程"。

（二）学习的作用

1. 学习是有机体和环境取得平衡的条件 学习是有机体与其生存环境保持平衡的必要条件。动物为了适应变化的环境需要学习，而人不仅要适应环境，而且要改造环境，使环境更好地为人类服务，这就更需要学习。广义地说学习与生命并存，对一切具有高度组织形式的动物而言，生活就是学习，但生物的发展水平不同，它们生存的环境也各不相同。

2. 学习能促进成熟与心理发展 ①学习可以影响成熟；②学习能激发人脑智力的潜力从而促进个体心理的发展。

综上所述，学习作为一种获取知识、交流情感的方式，已经成为人们日常生活中不可缺少的一项重要的内容。员工的成长也就是单位的成长，员工成长过程中在巩固原有知识的基础上，不断学习新技能、新方法，可以扩大自身知识面的深度和广度，来提高岗位操作技能和综合素质。不断学习的单位和个人才会有前途，才会有不断的竞争力。

（三）学习的实施

1. 端正学习态度 一些员工对待学习的态度不够端正，表现在思想认识上，主要存在三种误区：一是认为"工作太忙，很难挤出时间学习"。其实，学习和工作不能截然分开，二者不是非此即彼、互不相容的关系。俗话说，磨刀不误砍柴工。通过学习提高思想理论水平和业务知识，不仅不会耽误和影响工作，还会提高工作质量和效率。二是认为"自己有高学历，不用怎样学也能对付过去"。有高学历固然是一种优势，但如果满足于已有的学历，就此止步，那就不可避免地要落伍，甚至被淘汰。因为我们所处的时代是知识经济时代，新知识和新技术层出不穷，学过的知识如不及时更新，就会很快过时。在这个科学技术一日千里的时代，学习应该常态化。三是认为平时浏览媒体、看电视，参加团队学习，也足够了。这也是一种误区，应该明确，我们所强调的学习是通过学理论、学业务、学专业技能，来提升员工的内在素质，使之成为单位生存和发展的不竭源泉。所以，只有克服了上述错误认识，有了对知识的热爱，才能使学习成为一种自觉的行动。因此，单位要让员工端正学习态度，要让员工进一步增强学习的自觉性和主动性，要带着深厚的感情学，要带着执着的信念学，带着实践的要求学，力求学得主动、学得认真、学得深入。

2. 树立学习理念 一是，要树立学习者生存发展的理念。二是，要树立学习则强、学习则胜的理念。三是，要树立工作学习化，学习工作化，学习生活化，学习终身化的学习理念。

3. 注重学习效果 要进一步抓好学习落实，提高学习的质量和效益，必须在以下三方面下功夫：首先，组织灵活多样的形式。学习往往枯燥无味，貌似是一种苦差事。要使员工学习有兴趣，有实效，就必须使学习的形式灵活多样。单位可以组织开展学习沙龙、读书分享、技术技能比武活动，以及举办各类培训班、学习经验交流会，或者选派外出学习锻炼等。其次，要做到"三个结合"。一是要把学习与思想政治工作结合起来。在单位改革逐步深入的新时期，单位员工在一定程度上有思想波动，妨碍单位健康发展。要通过开展学习活动，培育出高素质干部队伍；要及时有针对性地做好思想政治工作，帮助员工转变思想观念，积极投身单位发展之中。二是要把学习与单位文化建设结合起来。在学习中，要克服为了学习而学习的错误做法，不能把简单地看书、读报、听课当成单一的学习途径，要把学习融入丰富多彩的单位文化活动之中，寓学于动，寓学于乐，使之产生一种合力，推动单位向前发展。三是要把学习与单位安全文明生产结合起来。切实贯彻单位发展战略、发展规划和单位理念，强安全意识，学岗位技能，塑优质服务形象，从而提高单位整体素质。其三，要养成勤于思考的习惯。学习和思考是相互关联、密不可分的认知过程。从认识论的角度看，只学习不思考，认识的过程就没有完成。思考是学习的继续，思考的过程是对照比较、学以致用、融会贯通的过程，也是理论联系实际不可或缺的重要环节。

当然，学习的目的主要在于运用。学习运用与运用学习则是最为重要的学习能力。学习以及提高学习能力，重要的在于理论联系实际，学以致用和用中学习。单位可以以"需什么、学什么，缺什么、补什么"为原则，着眼于新的实践和发展，切实解决本单位、本部门存在的实际问题，这样才能学得生动，学得深入，学得有效。

第八章

维护患者十项权益

公民的合法权益是多方面的，作为患者的权益分布在各种宪法和法律中，时常被我们忽视。在深入推进医院卓越服务，大力弘扬医学人文精神的今天，医疗机构主动开展维护患者权益，将带给患者超出预期的就医体验。

第一节 维护患者的生命权

一、生命权的内涵与意义

生命权是指一个人的生命不受侵犯的权利，公民的生命未经司法程序，任何人不得随意剥夺。医疗机构以救死扶伤为服务宗旨，是抢救生命、维护生命的重要场所，维护患者生命权是首要职责。

二、法律依据与具体做法

《中华人民共和国医师法》（以下简称《医师法》）第三条指出：医师应当坚持人民至上、生命至上，发扬人道主义精神，弘扬敬佑生命、救死扶伤、甘于奉献、大爱无疆的崇高职业精神，恪守职业道德，遵守执业规范，提高执业水平，履行防病治病、保护人民健康的神圣职责。

因此，维护患者生命权，首先要医院广泛开展职业道德教育，落实"敬佑生命、救死扶伤、甘于奉献、大爱无疆"的职业精神，凝炼员工行为准则，提升员工人文素养。

《中华人民共和国基本医疗卫生与健康促进法》第二十七条指出：国家建立健全院前急救体系，为急危重症患者提供及时、规范、有效的急救服务。卫生健康主管部门、红十字会等有关部门、组织应当积极开展急救培训，普及急救知识，鼓励医疗卫生人员、经过急救培训的人员积极参与公共场所急救服务。公共场所应当按照规定配备必要的急救设备、设施。急救中心（站）不得以未付费为由拒绝或者拖延为急危重症患者提供急救服务。

《湖南省现场救护条例》第十二条指出：鼓励现场目击者发现患者时，及时拨打"120"急救专线电话呼救；发生多人伤亡的突发事件时，在确保自身安全的前提下，配合公安、应急等救援人员实施现场紧急救护或者帮助患者撤离危险区域。

因此，以挽救生命为目标，积极推进现场救护知识培训，开展"第一目击者行动"，积极推进第一目击者行动并成为志愿者，形成人人学急救、急救为人人的良好社会风尚。

《医师法》第二十七条指出：对需要紧急救治的患者，医师应当采取紧急措施进行诊治，不得拒绝急救处置。

因此，畅通危急重症救治绿色通道，强化急诊就诊、转运、会诊、住院、手术等优先，任何科室 24 小时不得拒收急诊患者。对"三无"危急患者先救治，再按流程处理。落实院科质量控制，病危患者科主任管理，死亡病历需医务部主持死亡讨论，住院死亡个案质控按"一例一报告，一报一质控，一控一评审"的原则组织实施。

《医师法》第二十六条指出：医师开展药物、医疗器械临床试验和其他医学临床研究应当符合国家有关规定，遵守医学伦理规范，依法通过伦理审查，取得书面知情同意。

《医疗技术临床应用管理办法》第十三条指出：医疗机构拟开展存在重大伦理风险的医疗技术，应当提请本机构伦理委员会审议，必要时可以咨询省级和国家医学伦理专家委员会。未经本机构伦理委员会审查通过的医疗技术，特别是限制类医疗技术，不得应用于临床。

因此，诊治过程中，还需要坚持医学伦理原则，开展新技术和科学研究，必须经伦理委员会讨论。

第二节　维护患者的健康权

一、健康权的内涵与意义

健康权是指公民依法享有身体健康不受非法侵害的权利，这里所指身体健康权包括生理与心理两方面的健康权。20 世纪 40 年代，世界卫生组织指出："健康不仅是免于疾病和衰弱，而且是保持体格方面、精神方面和社会方面的完美状态。"1978 年，国际初级卫生保健大会指出："健康是基本人权，达到尽可能的健康水平，是世界范围内的一项重要的社会性目标。"可见，健康权既是公民的基本人权内容，也是社会共同的利益所在。健康的维护权是公民保护自己，造福人类的重要权利。

二、法律依据与具体做法

国家卫生健康委、中宣部等《关于建立健全全媒体健康科普知识发布和传播机制的指导意见》第三条指出：增加优质健康科普知识供给。卫生健康行政部门应当加大健康科普知识供给力度，支持并鼓励医疗卫生行业与相关从业人员创作和发布更多更优质的健康科普作品；通过各单位推荐，不断吸纳具备较高的专业技术水平和社会影响力、热心健康科普和传播工作的专家进入健康科普专家库，并分批向社会公布名单。医务人员是健康知识最权威的传播者，因此，人人需要参与医学科普和健康教育，结合健康日、季节变化、新技术开展、人文故事等做好宣传。

《国务院办公厅关于促进"互联网＋医疗健康"发展的意见》第一条第（一）点：鼓励医疗机构应用互联网等信息技术拓展医疗服务空间和内容，构建覆盖诊前、诊中、诊后的线上线下一体化医疗服务模式。

《医师法》第三十条指出：执业医师按照国家有关规定，经所在医疗卫生机构同意，可以通过互联网等信息技术提供部分常见病、慢性病复诊等适宜的医疗卫生服务。国家支持医疗卫生机构之间利用互联网等信息技术开展远程医疗合作。

国家支持医疗卫生机构之间利用互联网等信息技术开展远程医疗合作。

《长沙市居家养老服务条例》第二十六条指出：卫生健康行政主管部门应当完善基层医疗卫生服务网络，加快推进医疗卫生服务进入社区（村）和居民家庭，指导并督促基层医疗卫生服务机构为居家老年人提供服务。

因此，开展以随访为核心，强化健康管理，探索互联网医院和延伸服务。在慢性病管理和医养结合基础上，有效开展居家照护。

第三节　维护患者的医疗权

一、医疗权的内涵与意义

医疗机构对所有患者应提供与医院等级相适应的医疗服务。患者有得到及时医疗救治的权利。除特殊情况外（如确诊传染病患者），不得拒绝患者的就医。医疗权是患者最基本的权利，是生命健康权的延伸。维护患者的医疗权，有利于督促医疗机构与医务人员根据患者病情，合理处置。

二、法律依据与具体做法

《医疗质量安全核心制度要点》第一点明确指出：执行首诊负责制度，因此，必须严格执行首诊首接负责制度。

《医师法》第二十七条指出：对需要紧急救治的患者，医师应当采取紧急措施进行诊治，不得拒绝急救处置。

《医疗机构管理条例》第三十条指出：医疗机构对危重病人应当立即抢救。对限于设备或者技术条件不能诊治的病人，应当及时转诊。

因此，任何科室或医生不得拒收医院诊疗科目范围内的任何患者。患者的正当愿望及合理要求都应在力所能及的条件下，尽量给予满足，有效开展MDT。

第四节　维护患者的被尊重权

一、被尊重权的内涵与意义

被尊重权是指任何患者在接受医疗服务时，不得因年龄、病种、社会地位、经济状况等因素受到歧视或其他不公正的待遇。为此，医务人员为患者开展医疗活动过程中维护患者被尊重的权利，提供人性化服务，有利于医患合作，建立和谐的医患关系，提高治疗效果。

二、法律依据与具体做法

《中华人民共和国民法典》（以下简称《民法典》）第四条指出：民事主体在民事活动中的法律地位一律平等。第十四条指出：自然人的民事权利能力一律平等。第一百一十三条指出：民事主体的财产权利受法律平等保护。

因此，任何来院的患者都要受到尊重，包括礼貌的语言、温和的态度、有效平行的沟通，强化卓越服务。对待患者一视同仁，不能因患者的国籍、性别、年龄、经济条件或社会地位不同而在医院受到不同的礼遇。规范和优化就医流程。尊重患者，关注细节。尊重每一位服务对象、善待每一个生命，是医学人文关怀的重要思想。无论患者来自哪个阶层、有何种背景、患有什么疾病，医护人员都应关爱和尊重。

《中华人民共和国宪法》（以下简称《宪法》）第三十六条指出：中华人民共和国公民有宗教信仰自由。任何国家机关、社会团体和个人不得强制公民信仰宗教或者不信仰宗教，不得歧视信仰宗教的公民和不信仰宗教的公民。国家保护正常的宗教活动。任何人不得利用宗教进行破坏社会秩序、损害公民身体健康、妨碍国家教育制度的活动。宗教团体和宗教事务不受外国势力的支配。

因此，要尊重各民族或不同宗教信仰，凡属国家法律允许的宗教和民族活动主动提供，主动了解生活和饮食禁忌，提供帮助。当医疗行为与民族风俗习惯相悖时，患者有权根据自己的主观愿望提出终止医疗行为。

第五节　维护患者的安全权

一、安全权的内涵与意义

患者安全权是指患者在医疗机构同样享有人身、财产、精神、不受侵犯、威胁、胁迫、欺诈、勒索的权利。医疗机构对患者应履行的安全保障义务包括合理限度范围内的安全防范义务、注意提示义务、报告义务。为此，医疗机构健全完善安全管理、安全防范制度，完善突发事件应急处置预案，切实保障患者安全，将有利于建设平安医院的新局面，保证了医疗安全、患者安全、医院安全。

二、法律依据与具体做法

《民法典》第一千一百九十八条指出：宾馆、商场、银行、车站、机场、体育场馆、娱乐场所等经营场所、公共场所的经营者、管理者或者群众性活动的组织者，未尽到安全保障义务，造成他人损害的，应当承担侵权责任。

因此，医疗机构应严格身份识别管理，减少医院外来流动人员，为患者提供安全的就诊环境，保护患者在医院诊治期间生命、财产的安全。

《医疗质量管理办法》第二十六条指出：医疗机构应当建立本机构全员参与、覆盖临床诊疗服务全过程的医疗质量管理与控制工作制度。医疗机构应当严格按照卫生计生行政部门和质控组织关于医疗质量管理控制工作的有关要求，积极配合质控组织开展工作，促进医疗质量持续改进。

因此，医疗机构必须落实患者安全十大目标。严格落实三个合理，强化不良事件报告和分析制度。

《医师法》第二十五条指出：医师在诊疗活动中应当向患者说明病情、医疗措施和其他需要告知的事项。需要实施手术、特殊检查、特殊治疗的，医师应当及时向患者具体说明医疗风险、替代医疗方案等情况，并取得其明确同意；不能或者不宜向患者说明的，应当向患者的近亲属说明，并取得其明确同意。第二十九条指出：医师应当坚持安全有效、经济合理的用药原则，遵循药品临床应用指导原则、临床诊疗指南和药品说明书等合理用药。

因此，落实高风险谈话，在药物、手术治疗方面，医务人员应高度认识药物的毒害性和手术的风险性，必须将合理用药、尽量减少或避免伤害行为治疗的第一原则，将适度伤害、充分告知作为手术治疗的基本准则。

第六节 维护患者的知情同意权

一、知情同意权的内涵与意义

患者知情同意权是指患者对于自己个人的身体、健康、生命的真实情况具有知悉情况的权利。知情同意要求医生在进行治疗前，必须把关于治疗的全部信息都透露给患者，让他能够充分地理解这些信息，同意治疗方案。知情同意旨在保护患者的主体性和自主性。

二、法律依据与具体做法

《民法典》第一千二百一十九条指出：医务人员在诊疗活动中应当向患者说明病情和医疗措施。需要实施手术、特殊检查、特殊治疗的，医务人员应当及时向患者具体说明医疗风险、替代医疗方案等情况，并取得其明确同意；不能或者不宜向患者说明的，应当向患者的近亲属说明，并取得其明确同意。医务人员未尽到前款义务，造成患者损害的，医疗机构应当承担赔偿责任。

《中华人民共和国医疗事故处理条例》（以下简称《医疗事故处理条例》）第十条指出：患者有权复印或者复制其门诊病历、住院志、体温单、医嘱单、化验单（检验报告）、医学影像检查资料、特殊检查同意书、手术同意书、手术及麻醉记录单、病理资料、护理记录以及国务院卫生行政部门规定的其他病历资料。

因此，患者有权了解与病情诊治相关的内容，知晓药物的疗效、副作用、使用方法，有权复制自己的病历。

《医疗事故处理条例》第十一条指出：在医疗活动中，医疗机构及其医务人员应当将患者的病情、医疗措施、医疗风险等如实告知患者，及时解答其咨询；但是，应当避免对患者产生不利后果。

因此，医院机构应该强化落实告知制度：入院告知、病情告知、麻醉告知、手术告知、出院告知。做到五个告知到位。

《医师法》第二十六条指出：医师开展药物、医疗器械临床试验和其他医学临床研究应当符合国家有关规定，遵守医学伦理规范，依法通过伦理审查，取得书面知情同意。

因此，新技术开展、药物临床试验、科学研究等需要经过伦理委员会讨论通过，签署同意书。

第七节　维护患者的自主决定权

一、自主决定权的内涵与意义

患者自主决定权是指患者在寻求医疗服务的过程中就关于自己疾病和健

康问题所作出的合乎理性和价值观的决定。自主决定权在现代医患关系中，突出地表现为充分尊重患者的自主权和知情同意权。它是患者权利中最为基本的一种权利，也是体现生命价值和人格尊严的重要内容。其含义是指具有行为能力并处于医疗关系中的患者，在医患交流之后，经过深思熟虑，就有关自己疾病和健康问题所做出的合乎理性和自身价值观的决定，并据此采取负责的行动。在医疗实践中，做任何手术，尤其是并非涉及患者本人生命安全的手术和治疗都应该征求本人的意见，尊重患者的自主决定权。

《民法典》第一千二百二十条指出：因抢救生命垂危的患者等紧急情况，不能取得患者或者其近亲属意见的，经医疗机构负责人或者授权的负责人批准，可以立即实施相应的医疗措施。

该条也正是体现了患者的自主决定权，医疗机构应该以患者本人的意愿为优先处置依据。如果患者能够正确恰当地进行知情选择，对自身的生命健康做出自主决定，医疗机构就不能对抗患者的自主决定权，自行决定实施紧急救治行为。

二、法律依据与具体做法

《医疗卫生服务单位信息公开管理办法（试行）》第九条指出：从事疾病诊断、治疗和采供血等活动的医疗卫生服务单位应当公开公开身份标识、项目内容等信息。因此，医院主动公开最新就医信息与价格，包括门诊医生坐诊信息、预约诊疗信息、药品耗材价格、住院主管医生和护士、主任和护士长等信息，方便患者就医。

《民法典》第一千零六条指出：完全民事行为能力人有权依法自主决定无偿捐献其人体细胞、人体组织、人体器官、遗体。任何组织或者个人不得强迫、欺骗、利诱其捐献。完全民事行为能力人依据前款规定同意捐献的，应当采用书面形式，也可以订立遗嘱。自然人生前未表示不同意捐献的，该自然人死亡后，其配偶、成年子女、父母可以共同决定捐献，决定捐献应当采用书面形式。

该条也反映了患者对自身器官、遗体的自主决定权。

第八节　维护患者的减痛权

一、减痛权内涵与意义

疼痛是非正常刺激对人体产生的不愉快或难以忍受的主观感觉和功能、行为的改变。首个世界镇痛日提出的口号就是："免除疼痛是患者的基本权利。"疼痛是一个世界范围内的公众健康问题，免除疼痛是患者的基本权利，国际人权法明确规定每个人都享有获得最高躯体和精神健康的权利。

二、法律依据与具体做法

《医师法》第二十五条指出：医师在诊疗活动中应当向患者说明病情、医疗措施和其他需要告知的事项。需要实施手术、特殊检查、特殊治疗的，医师应当及时向患者具体说明医疗风险、替代医疗方案等情况，并取得其明确同意；不能或者不宜向患者说明的，应当向患者的近亲属说明，并取得其明确同意。

因此，医疗机构应实施疼痛管理，建立住院患者疼痛评估制度，所有的患者都要进行疼痛评估。提高患者住院舒适度。强化有创治疗新理念。各种有创操作术前谈话、术中麻醉管理、术后镇痛到位。积极推行姑息治疗和舒缓治疗。

第九节　维护患者的隐私权

一、隐私权的内涵与意义

隐私权作为一种基本人格权利，是指公民享有的私人生活安宁与私人信息依法受到保护，不被他人非法侵扰、知悉、搜集、利用和公开的一种人格权。患者的隐私权是指患者拥有保护自身的隐私部位、病史、身体缺陷、特殊经历、遭遇等隐私，不受任何形式的外来侵犯的权利。维护患者隐私权是临床伦理学尊重原则、有利原则和不伤害原则的具体体现和要求。

二、法律依据与具体做法

《民法典》第一千二百二十六条指出：医疗机构及其医务人员应当对患者的隐私和个人信息保密。泄露患者的隐私和个人信息，或者未经患者同意公开其病历资料的，应当承担侵权责任。

因此，医疗机构应该在患者就医时注意保护隐秘部位、某些疾病、病史、生理缺陷、特殊经历、遭遇等。对医生诉说的心理、生理及其他隐私要做好保密。病历资料和信息资料要严格授权保密，不得外泄。

《民法典》第一千零一十九条指出：任何组织或者个人不得以丑化、污损，或者利用信息技术手段伪造等方式侵害他人的肖像权。未经肖像权人同意，不得制作、使用、公开肖像权人的肖像，但是法律另有规定的除外。

因此，禁止使用患者的肖像和姓名做宣传，为诊疗或学术报道需要患者肖像图片，需先征得患者或其家属同意后方可拍摄、报道，肖像图片要打上马赛克。禁止参观人员随意对患者拍照。

《民法典》第一千二百二十六条指出：医疗机构及其医务人员应当对患者的隐私和个人信息保密。泄露患者的隐私和个人信息，或者未经患者同意公开其病历资料的，应当承担侵权责任。

因此，强化就医过程的隐私保护。屏幕不能同时显示患者姓名和疾病名称（包括一览表、床头卡）。落实看病一人一诊室。检查、治疗、缴费等实行"一米黄线"制度。查房、检查、治疗时一律要拉上床帘。

第十节　维护患者的投诉权

一、投诉权的内涵与意义

患者和家属有权对其在医疗机构接受的医疗服务提出投诉。近年来，医患关系日趋紧张，医疗投诉数量明显上升，已经成为社会问题。且研究显示患者投诉多数来自于沟通不充分，医院忽略了患者的需求，造成了患者的不满。由此可见，加强医患沟通，维护患者投诉权，畅通医疗渠道，可有效解决医患矛盾，提高患者的满意度和忠诚度，构建和谐的医患关系。

二、法律依据与具体做法

《医疗事故处理条例》第七条指出：医疗机构应当设置医疗服务质量监控部门或者配备专（兼）职人员，具体负责监督本医疗机构的医务人员的医疗服务工作，检查医务人员执业情况，接受患者对医疗服务的投诉，向其提供咨询服务。

《医疗机构投诉管理办法》第二十二条指出：医疗机构应当建立畅通、便捷的投诉渠道，在医疗机构显著位置公布投诉处理程序、地点、接待时间和联系方式。鼓励医疗机构加强舆情监测，及时掌握患者在其他渠道的诉求。第二十三条指出：医疗机构应当设置专门的投诉接待场所，接待场所应当提供有关法律、法规、投诉程序等资料，便于患者查询。

因此，需要设立一站式投诉台。鼓励患者在院就诊期间对医务人员的服务态度、服务质量不满意等问题进行投诉，对医务人员过错、失职、违法造成的纠纷、差错、事故进行控告。

《医疗机构投诉管理办法》第二十四条：医疗机构投诉实行"首诉负责制"，患者向有关部门、科室投诉的，接待投诉的部门、科室工作人员应当热情接待，对于能够当场协调处理的，应当尽量当场协调解决；对于无法当场协调处理的，接待的部门或者科室应当主动将患者引导到投诉管理部门（含投诉管理专（兼）职人员，下同），不得推诿、搪塞。

因此，落实首接负责制，实施部门负责，开展投诉综合处置，建立投诉反馈机制和责任追究制。严格处理流程，分层次解决，统筹分析，奖惩兑现。

第九章

门诊卓越服务

门诊作为医院的重要组成部分，是医院的窗口单位，是大部分患者在医院诊疗的起点，其服务质量、医疗环境、医疗秩序，体现了医院的综合服务水平。门诊服务是医院的窗口服务，是患者走进医院的第一站，新时代下，公众对健康的追求和国家对医疗卫生服务机构的定位也赋予了门诊服务更多的内涵。门诊卓越服务要求医院工作人员立足岗位、忠诚履职，为患者提供诚信、安全、方便、及时、主动、连续的服务。

第一节 门诊服务流程

门诊服务流程是指患者到医院门诊就医的全部过程，一般包括：就医指导、建档立卡、预约挂号、门诊报到、护士站分诊、医生诊室候诊、读取患者信息、医生看诊、开具检查检验项目、缴费、检验检查、复诊、取药离院等全部过程。门诊服务流程是患者与医院发生医疗行为的第一步，能体现医院的医疗服务效率，其受信息技术、人员分工、组织架构、诊疗空间等多方面的影响。因此，为进一步做好门诊卓越服务，门诊服务流程应当以便捷、高效、舒适、优质为目标，充分体现"以患者为中心，需求为导向"的理念。优化门诊服务流程可将流程划分为就诊前、就诊中、就诊后三个流程，就诊前流程包含：就医指导、办理就诊卡、预约挂号等环节；就诊中流程包含：门诊报到、护士站分诊、医生诊室候诊、读取患者信息、医生看诊、开具检查检验项目、缴费、检验检查、复诊、取药等环节；就诊后流程包含：发票打印、满意度评价、离院、复诊提醒等环节。

一、诊前阶段

（一）建立科学的预约诊疗制度

1. 预约渠道多元化，方便患者选择。如医院微信公众号、支付宝、医院网站、院内自助机、手机 WAP 端、电话、人工窗口、诊间预约等。

2. 预约挂号操作便捷，与医院信息管理系统同步双向功能，提供安全、有序、畅通和便捷的医疗与生活服务，实时信息推送提醒。

3. 预约挂号对接双向转诊平台，落实分级诊疗；按需增设特色号源，满足不同人群就医需求。

4. 针对老年人和特殊人群等，开通预约专线，医院设立专门的服务驿站。

（二）一站式就医指导服务

建立含咨询、诊疗协助、审批、查询、转诊等便民一站式就医服务。整合利用门诊多种资源，包括显示屏、自助机、广播系统、手机 APP、官网、官微等建立多媒体导诊导医体系，制定多媒体导诊导医设备日常管理制度、工作流程、多媒体导诊导医方案，有计划地向社会传播医疗服务信息、就诊流程、医疗特色等。提供多种媒介，展示科室、医生风采，增进医患沟通，积累医院无形资产，增强医院核心竞争力，实现门诊就医指导多样化、科学化、系统化。

（三）挂号收费服务

挂号室工作人员提前 10 分钟开窗，提前做好准备，避免患者等候，操作熟练，尽可能减少排队时间。工作热情主动，有亲和力，见到患者先用尊称，使用普通话和礼貌用语。患者使用方言无法听懂时，可准备纸笔让患者写在纸上。熟悉各科专家的基本信息和出诊信息，为患者提供专业的咨询，主动提供专家情况，必要时准备好专家宣传资料。挂号收费清楚，零差错，熟悉分诊知识，患者询问专家情况或有其他疑问，要予以详细解答，不能回答"不知道"，或表现出不耐烦的情绪。设置老年人专用的挂号窗口，为符合优待政策的患者无条件加号。

（四）自助机服务

1. **加强患者对自助机具的认知**　制定简单易懂的文字操作流程，张贴在诊室及就诊区域。利用微信公众号，加大自助功能宣传力度。每天各楼层自助机器前设专人对患者进行宣传、引导、辅导，提高自助使用率。对自助系统功能、用户界面、推送信息等功能的进行细化调整，并为方便高龄患者使用安装智能键盘。调整自助机位置，将使用率低的机具调整至门诊大厅明显位置，以方便患者使用。维护自助系统稳定性，减少单边账目的发生。保证自助区域排队秩序，落实一米线要求。

2. 提升自助引导人员服务质量　为相关人员统一佩戴标识，扩充服务队伍，加强培训及管理，制定并组织学习《自助服务人员管理规定》，聘请专业人士对工作的仪表仪容、服务状态、服务用语、服务技巧等方面的进行培训。

3. 拓展增加自助功能　针对无微信及银行卡，使用现金支付的患者需求，通过医保卡或身份证建立虚拟账户，实现利用现金进行充值缴费、查询余额功能，并与银行建立联动机制，在医院内部开设营业窗口，对就诊后虚拟账户内仍有余额的患者，实时办理退款业务。

4. 加强信息使用安全　保障信息系统数据的完整性、保密性和可用性，在容灾备份机房建设的基础上，加强服务器数据库以及网络设备用户和操作管理，增加日志审计设备，加强数据保密。同时提高系统稳定性和运行速度，有效减少单边账、宕机情况的发生，为患者提供更高效和稳定的服务。

二、诊中阶段

（一）持续改进护理服务

1. 导诊护士　护士对患者规范开展传染病预检分诊，严格进行流行病学史调查。积极与患者沟通，仔细询问病情症状，以专业的态度和能力准确评估并给予正确分诊指导和帮助，态度真挚自然，称呼正确，详细询问病情和听取患者主诉，适时加以提问，给予积极反馈。细致观测患者的体征，结合患者主诉准确分诊，给予正确挂号指导和就诊指引。为老弱病残及符合优待政策的患者优先服务，引导或扶助至相应科室并交接，实施一站式服务。预检出急危重患者立即开放绿色通道安全转运。

2. 分诊护士　开诊前进行健康宣教。介绍诊区环境和就诊流程，针对专科疾病给予相关健康宣教；给予患者专业的问题解答和详细的就医指引。患者到达诊区后，分诊护士第一时间主动上前接待，亲切微笑，态度温和，礼仪规范。对于行动不便的高龄、孤寡及残障人士等特殊患者，主动上前帮扶，按优待规范安排优先就诊。认真核查患者挂号信息，引导患者完成报到登记。对患者实施生命体征和专科情况评估，并正确进行二次分诊。认真观察患者面色、神志、步态、精神和情绪状况，完善患者生命体征评估：测量体温、心率、血压和呼吸。测量过程中，细心指导其配合，测量后为患者拉下袖子、穿好外套等。细致询问患者就诊主诉，结合病史和生命体征等判断患者病情，急危重症者立即通知坐诊医生紧急处理，做好心理疏导并准备转运工具开通绿色通道专人护送至急诊科进一步处理。动态巡视诊区，耐心解答疑问，充分了解患者需求，随时提供帮助。患者等候过程中，观察患者的病情变化，及时给予处理。维持诊区三度（清洁度、整洁度、安静度），合理安排患者依序就诊。

（二）医师诊疗服务

1. 树立良好的职业形象，按时出诊，规范接诊，不随意停改诊。要有职业化的医师形象。提前十分钟到岗坐诊，仪表整洁，佩戴胸牌，遵守医院各项规章制度。廉洁行医，医生不得索要收受患方红包、礼品、有价证券，不得谋取不正当利益。有序接诊，公平待人，专心诊病。

2. 严格把关诊疗质量。关心、爱护、尊重患者，自觉维护患者权利，不泄露患者隐私。男医师检查女患者隐私部位时要有第三人在场，严格依法执业，遵守各项技术操作规范。认真执行首诊负责制，因病施治，合理检查，合理用药，合理治疗，用合理的价格达到患者最大的价值。门诊病历书写规范、完整、准确。再次门诊不能确诊或三次门诊疗效欠佳者，应请上级医生复诊或疑难病例会诊。

3. 坚持以患者为的服务理念。耐心解答患者及家属提出的问题，亲情化语言服务，按秩序接诊患者，对待患者态度亲切，使用文明用语，重视沟通技巧。诊治疾病的科学态度和时间观念，把诊疗质量和诊疗效率放在首位，让患者满意。回答患者问询前，面向患者答话。和患者及家属全程有沟通，有解释。将开具的化验单和检查单双手递给患者，平和耐心地做好检查原因和必要性简单的机制解释。详细告知患者检查、治疗、用药的注意事项及具体位置。看诊完成后，跟患者交代疾病的注意事项，与患者预约下次复诊的时间，患者离开时与其亲切道别。

（三）检验检查预约服务

构建医技检查一站式集中预约平台，实现"门诊患者少跑路、住院患者不跑路"；及时掌握各项大型检查的预约等候时间，进行有效分流，缩短患者检查等候时间；多项检查科学统筹，精准预约。

1. **自助预约**　患者可以通过移动客户端或院内自助服务设备，一键完成缴费、预约及改约等操作，实时信息推送个性化服务提醒。

2. **现场预约**　为了方便老年人、不熟悉互联网操作人群，以及部分需要做检前评估等不适宜自助预约的项目，进行宣教及预约。

3. **诊间预约**　患者就诊时，坐诊医师能通过门诊医生站，查询全院医技检查预约情况，为患者进行检查预约，同时推送预约短信及个性化服务提醒。

4. **社区预约**　为适应医联体发展需求，引导基层首诊、双向转诊，为基层医疗卫生机构预留部分检查号源，可以在社区医院直接开单，并进行检查预约，避免患者多次往返医院。

（四）检验检查相关服务

主动热情，向患者解释检查的项目和要求。为行动不便、无家属陪护的高龄老人、病情特殊的患者提供全程陪检服务。结合患者病情轻重及检查内容与医技科室沟通配合合理安排检查顺序，协助患者做好检查前的准备工作。协同患者准时达到检查地点进行准确的检查，保证患者的安全和医疗质量。按时、出具检查结果。

（五）智能发药服务

智能发药流程清晰，操作便捷，设立老弱病残孕等患者取药优先窗口。设专人引导，指导患者报到取号后引导其在等待区落座，提供饮水和阅读服务。药品须经双人核对再发给患者。患者对药物或费用有疑问时，仔细核实解释。药物储存要求如"冷藏"，工作人员在发放处方单上醒目标注以便患者能准确区分并储存。

三、诊后阶段

（一）建立门诊"一站式"综合服务中心

为进一步改善门诊就医体验，立足精细化服务理念，解决患者门诊就医过程中的"关键点"，在门诊大厅一层规划建造"一站式"门诊综合服务中心（含一站式就医指导服务），实现门诊部、财务处、医保办、医患办、保卫处、志愿社工部等多个职能部门集中联合办公，提供包括医院相关政策规定咨询、电子病历打印、医疗证明盖章、财务、医保事务办理、门诊特殊事务办理、志愿社工人员培训、现场投诉接待等门诊相关业务的集中办理，实现"一件事一次办"，营造人性化门诊服务氛围。

（二）加强门诊健康教育宣教

为更加方便患者对健康教育知识的深入了解，可通过集中上课方式、播放电视宣教以及宣教手册等方式进行健康知识教育，正确指导患者在家用药、饮食、生活方式、功能锻炼等注意事项。

（三）设立投诉接待中心

为实现医患沟通"零距离"，在门诊区域设立一站式接待窗口接待现场和电话投诉，在大厅及诊区设置患者意见簿和院长邮箱，收集患者的意见、建议，从被动应付投诉转变为主动接待管理，接受患者对医院医疗质量、服务态度、管理制度的投诉。工作人员对各类投诉、意见和建议认真进行分析和整改，有投诉及时沟通，及时回复，让患者满意而归。

（四）推送健康随访服务

为进一步加强医患和谐关系，定期向门诊就诊患者推送健康随访服务。对于慢性病患者，门诊就诊后两周进行随访，准确记录随访时间、方式。了解患者的一般情况，询问患者有无不适症状。提醒定期进行门诊复查。工作上和患者建立联系，搭建网络咨询平台，为外地就医患者邮寄检查报告单。

第二节 门诊诊区环境优化

一、优化诊室布局

根据临床专科特色、门诊患者病种排序及常规诊查流程，合理分布各专科诊室和检验、检查、功能科室，分楼层设置挂号、缴费窗口，有效引导和分流患者。

二、保持环境整洁

做好就诊区域环境卫生整治，加强卫生间等基础环境管理，保持干净、整洁、安全、舒适。严格落实公共场所禁烟要求。有条件的医疗机构可以在公共区域为候诊患者提供网络、阅读、餐饮等舒缓情绪服务。

三、设置醒目标识

就诊区域设置建筑平面图、科室分布图，指示标识清晰、明了；为危险、易燃、易爆、有毒有害物品和放射源等设置醒目的安全警示。

四、提供便民设施

完善自助预约、挂号、查询等服务，提供便民及个性化服务，如免费平车轮椅、自助打印设备、冷热直饮水、一次性水杯、纸笔、老花镜、地图、清凉油、创口贴、针线盒、订书机、充电器、胶水等便民物资；为低血糖的患者提供爱心糖果；放射检查时为患者提供更衣条件和符合规范的放射防护。

第三节　创新医疗服务模式

一、合理调配资源

根据门诊就诊患者病种排序，科学安排各专业出诊医师数量，保证医师有足够的诊查时间。合理安排检验检查设备和人力资源，逐步缩短检查等候时间和出具检查报告时间，力争做到预约诊疗患者及时检查。线上（APP、微信）实现就医提醒：号源、检验检查精确到半小时内提醒；实时就诊排队情况；自行设置队列人数提醒闹钟；院内科室位置导航。线下实现：就诊系统显示屏：用于分诊、当日医生出诊信息公示，可实时监测"门诊患者预约后平均等候时间"软件，做到实时监测及时整改；次候诊区就诊系统显示屏显示坐诊医生信息、候诊队列。

二、着力推广多学科诊疗服务

本着"以患者为中心"的理念，采用"患者不动，医生集中"的人性化服务模式，发挥医院多学科联合的优势，由相关专业的专家共同联合出诊，患者只需挂1次号，即可挂出该疾病相关不同科室的就诊号，由多个专业的专家共同制定综合诊疗方案，避免患者辗转奔波于不同科室。

在联合门诊的基础上，医院针对患者病情需要"双管齐下"，建立门诊疑难疾病多学科联合会诊预约模式，所有医生均可预约门诊多学科联合会诊服务，由首诊医生提出多学科联合会诊预约申请，指定相关科室、专家，由多个科室同时为患者提供诊疗服务，更好地整合各科专家资源，能最大程度为患者提供交叉、整合、集中的"一站式"诊疗模式，为患者提供无缝隙、一体化、最优的个性化诊疗服务，同时也提升专科疑难复杂疾病的诊治能力和水平。

三、以医联体为载体，提供连续医疗服务

医联体内实现电子健康档案和电子病历信息共享，医疗机构间以单病种一体化临床路径为基础，明确分工协作任务，以患者为中心，为患者提供健康教育、疾病预防、诊断、治疗、康复、护理等连续医疗服务，完整记录健康信息。加强医疗质量控制体系建设，重点加强医联体连续医疗服务各环节的医疗质量控制，推动基层医疗质量有效提升，保障医疗安全。医联体内以信息化为手段，形成患者有序流动、医疗资源按需调配、医疗服务一体化的分级诊疗格局。

四、持续加强麻醉医疗服务

开设麻醉门诊、疼痛门诊，加强儿童、老年人、肿瘤患者的镇痛服务。有条件的医院探索建立门诊无痛诊疗中心、儿童镇静中心，不断满足人民群众对医疗服务舒适化的新需要。

五、以"互联网＋"为手段，建设智慧医院

医疗机构围绕患者医疗服务需求，利用互联网信息技术扩展医疗服务空间和内容，提供与其诊疗科目相一致的、适宜的医疗服务。利用互联网技术不断优化医疗服务流程，为患者提供预约诊疗、移动支付、就诊提醒、结果查询、信息推送等便捷服务；应用可穿戴设备为签约服务患者和重点随访患者提供远程监测和远程指导，实现线上线下医疗服务有效衔接。医疗机构加强以门诊电子病历为核心的综合信息系统建设，利用大数据信息技术为医疗质量控制、规范诊疗行为、评估合理用药、优化服务流程、调配医疗资源等提供支撑；应用智能导医分诊、智能医学影像识别、患者生命体征集中监测等新手段，提高诊疗效率；应用互联网、物联网等新技术，实现配药发药、内部物流、患者安全管理等信息化、智能化；引进全自动智能化采血管理系统，实现从排队叫号、智能贴标到采血管传送一站式完成，提高采血效率，减少患者等候时间，标本精准安全，提升采血室的管控水平。

六、不断完善远程医疗制度

全国所有医联体实现远程医疗全覆盖。医联体牵头医院建立远程医疗中心，向医联体内医疗机构提供远程会诊、远程影像、远程超声、远程心电、远程病理、远程查房、远程监护、远程培训等服务。扩大远程医疗覆盖范围，三级医院重点发展面向基层医疗机构和边远地区的远程医疗协作网。承担贫困县县级医院对口帮扶、对口支援等任务的医院，要与受援医院搭建远程医疗协作网，建立远程医疗工作制度，推动远程医疗服务常态化。有条件的三级医院要积极建立远程医疗中心，推广"基层检查、上级诊断"的服务模式，提高基层疾病诊断能力。有条件的医疗机构，可以探索利用移动终端开展远程会诊。丰富远程医疗服务内涵，针对糖尿病、高血压等慢性病，搭建医疗机构与患者居家的连续远程医疗服务平台，提高疾病管理连续性和患者依从性。

七、以人文服务为媒介，构建和谐医患关系

弘扬卫生计生崇高职业精神，医疗机构建立医务人员和窗口服务人员的服务用语和服务行为规范。加强患者隐私保护，在关键区域和关键部门完善私密性保护设施。有条件的医疗机构可以探索开展心血管疾病、肿瘤疾病、糖尿病等慢性病相关临床科室与精神科、心理科的协作，为患者同时提供诊疗服务和心理指导。

八、开展长期用药的药学服务

大力推行药学专病门诊和药学联合门诊，推广药物血液浓度监测和药物基因组学监测，建设精准化药事服务中心，推行高效的预约随访机制，提升医患互动性和患者依从性，实现门诊诊断 + 治疗 + 药学个性化、全流程新模式，实现精准用药服务。

九、大力推动结果互认制度

制订完善检查检验技术标准和操作规范，广泛开展相关人员培训，提高操作和诊断水平。发挥医学检验、医学影像、病理等专业质控中心作用，加大医疗质量控制力度，提高检查检验同质化水平。在医联体内率先实现医学检验、医学影像、病理检查等资料和信息共享。

十、加强社工和志愿者服务

加强医院社工和志愿者队伍专业化建设,逐步完善社工和志愿者服务;优先为老幼残孕患者提供引路导诊、维持秩序、心理疏导、健康指导、康复陪伴等服务,充分发挥社工在医患沟通中的桥梁和纽带作用。

十一、强化应对突发事件的反应能力和临战意识

针对门诊可能会发生的患者呼吸心搏骤停、输液反应、群体性事件以及信息系统故障等突发事件,定期举行情景模拟应急演练,不断完善应急预案、梳理流程、落实责任,提高门诊医务人员应对突发事件的应急处置能力,维护良好的门诊就诊秩序。

第十章

急诊卓越服务

第一节　急诊卓越服务的时代需求

急诊卓越服务是具有社会公共利益属性的服务业态。需建立医疗服务是"基于信任基础上的服务契约关系"的认知。信任是基础，服务契约是规则。

随着老龄化、生活节奏改变、环境污染、交通事故等导致的急危重症发病率升高以及社会医疗保障体系的不断完善等，我国急诊就诊人次也大幅度增加，从 5 190 万人 / 年增加至 16 650 万人 / 年，增长超过了 2 倍，急诊就诊人次占所有科室就诊人次的比例也由 3.28% 上升到 4.95%。此外，东、中、西部的急诊就诊人次增长度分别为 183%、262% 和 277%，院前急救接诊患者人次也增加了 1.13 倍。在此背景下，急诊医疗系统（院前急救＋院内急诊＋急诊重症监护病房）得到快速发展和提升，特别是经历了 SARS 疫情及新冠感染疫情后，国家高度重视各类突发公共卫生事件的应急措施和救援，并投入了大量人力和物力建立和健全应对各类突发公共卫生事件的紧急医疗救治体系。在相关政策的支持下，我国的急诊医疗系统稳步发展，人员队伍不断壮大。

但目前急诊医疗服务的稳定性与积极性都有待提升，这与急诊科在医院的定位有关，如果不能将急诊从一个功能科室、功能平台上升到急诊医学科（具有多重功能和强大的抢救、支撑能力、配合娴熟的团队、高效的救治流程，成熟的学科体系——能够满足急危重症的抢救中心、疑难疾病的会诊中心、突发公共卫生事件的抢救中心、多系统疾病的留置中心），而仅应对当前工作的需要与压力，缺乏学科专业特性与技能要求与认同，团队的建设必将遇到更多的困难。因此，急诊医疗卓越服务的建设体系应运而生。

第二节　急诊卓越服务相关措施

一、明确急诊急救服务价值观

明确价值观，牢固树立以患者为中心的服务理念。价值观的共识是企业管理者凝聚人心，形成合力非常重要的手段之一。在企业管理中经常遇到的挑战是不同企业间价值观的相似性。医疗行业经过长期的历史发展形成了基本的道德规范和社会共识，但医疗机构间的服务存在着较大差异，这种差异来源于落实和执行。价值观不仅仅是内部员工的要求，也需要宣传给患者的，通过服务患者的过程，去验证价值观在员工日常行为中的执行的效果。所以，也需在患者看到的地方做价值观的宣传。

（一）坚持把患者利益放在第一位

进一步优化就医流程，缩短等候时间，改善群众看病就医体验。从最大程度方便患者出发，继续推出便民惠民措施。丰富优质护理服务内涵，提高优质护理服务质量。

（二）完善急救绿色通道

确保危重患者急诊救治绿色通道通畅，完善疑难复杂患者的会诊和入院机制。

（三）完善患者投诉接待处理机制

全面落实"一声问候、一句道歉、一杯温茶"的服务模式，畅通投诉通道，建立健全投诉和纠纷处理多方联动机制。

二、完善相关制度

1. 建立健全临床工作有关规章制度、绩效考核制度，专科疾病诊疗常规，专科工作标准和临床服务规范、标准、明确岗位职责，规范职业行为。

2. 明确临床服务内涵、服务项目并予以公示。

3. 实行医疗、护理组长负责制，责任医生、不同层级的护士明确相应的岗位职责，完成相应的医疗任务。加强基本能力及素养的培训。

4. 将以患者为中心的服务理念和人文关怀融入对患者的医疗服务中，在提供基础医疗服务和专业技术服务的同时，加强与患者的沟通交流，满足患者知情需求（环境、治疗、用药、膳食营养、康复、心理干预、手术、检查等），促进医疗工作贴近患者、贴近临床、贴近社会。

5. 实施临床"现场管理式"的医疗质控模式，细化、量化考核标准和指标，加强基础医疗落实执行力，确保患者得到实惠。

三、推行责任医师制度

急诊科实施的责任医师制度，急诊患者设主管医师，极大程度解决了专科医生的后顾之忧，提升了患者的救治效率。首诊医师完成接诊、紧急处置、检验、告知及病历文书，专科会诊收治或紧急床边转交急诊病房责任医师。待转交病房责任医师后，实行住院总医师、片区长全权负责制，紧急纠正生命体征、完成术前准备，确定手术医师资质，急邀专科会诊和手术医师，急诊手术室麻醉协同开展必要的手术救治。患者入住急诊 ICU 如果病情稳定，则转急诊监护后病房或分流至专科病房、门诊进一步治疗。

四、推进院前医疗急救网络建设

（一）树立"大急诊"理念

"大急诊"是指以大急诊 EMSS（应急医疗服务体系）建设为中心，构建一个向前延伸至急救与院前信息衔接，向后延伸至院内的胸痛中心、卒中中心、创伤中心等五大中心，打造急救急诊一体化平台，实现患者从发病到救治的全流程覆盖，确保转运、抢救和治疗单元都不会有任何延误，并确保救治过程中的所有数据是互联互通的。

（二）推进院前医疗急救网络建设

要以危急重症为重点，创新急诊急救服务模式。在地级市和县的区域内，符合条件的医疗机构建立胸痛中心、卒中中心、创伤中心、危重孕产妇救治中心、危重儿童和新生儿救治中心。医疗机构内部实现各中心相关专业统筹协调，为患者提供医疗救治绿色通道和一体化综合救治服务，提升重大急性病医疗救治质量和效率。院前医疗急救机构与各中心形成网络，实现患者信息院前院内共享，构建快速、高效、全覆盖的急危重症医疗救治体系。有条件的地方可以探索建立陆地、空中立体救援模式。

（三）推进急救急诊一体化大平台建设

以互联网为抓手，通过大数据、信息化手段，利用区块链技术，实现院前院内救治一体化，物理上整合急诊与专科救治的设施和空间，以"时间轴"为主要质控标准，可极大提高患者救治效率、节约救治成本，改善患者预后。

1. **"零通道"建设** 可以为抢救生命争取更多的时间，当患者在急救车上时，急诊医生就可以提前介入，院前医生与院内医生可以同步观察到患者病情的变化，对患者进行诊疗，并提前做好患者到院准备，比如直达导管室。"零通道"减少了预检分诊、挂号、医嘱等流程，大大减少了患者等待时间，提高抢救成功率。

2. **"零流程"服务** 是指在院内外信息融合、院内信息共享的基础上，让数据流畅通无阻。急诊平台需要与院内外很多系统对接，比如 HIS、LIS、PACS、血液血透等。通过建设急救急诊一体化大平台，将"大急诊"理念贯彻落实，最终实现急救急诊的理想状态：呼救即抢救，上车即入院；专科技术向急诊前移，急诊技术向院前前移，院前急救向现场前移，急诊向公众社会前移。

五、不断推出服务新举措

（一）实施特色服务

突出"挽救生命、珍爱生命，维护健康"的主题，将"只要有百分之一的希望，我们将付出百分之百的努力"的服务理念落实到优质服务的每一个环节之中。接诊患者："快""准""好"，急救要求病情判断迅速，采取急救措施果断，用最快、最好的方式将患者的病情控制在稳定的范围内。

（二）做到四个坚持

坚持"生命第一"原则。先抢救，后收费，对急救伤病员不管贫富，一视同仁，不因费用问题延误救治、转运。坚持"三明白""三到位"的服务标准：在急救服务中做到让患者明白病情、明白诊疗、明白收费；护送陪伴到位、救治措施做到位、沟通告知说到位。坚持规范收费标准：做到合理用药、合理检查、合理收费。

（三）畅通绿色通道

急诊科是生命急救的接力站，在这里需要雄厚的技术力量、及时有效的急救措施、优质的服务水平是保障急救工作顺利进行的前提，为此，急诊科需制定系列措施，加强员工的技能培训、素质教育，并规定急危重患者先抢救后挂号，就地抢救，绿色通道 24 小时开通；实行接诊—抢救—住院一条龙服务。强化急诊急救管理，抢救危重症患者尤其是无亲人在、无钱、无身份证明的"三无人员"，做到先检查、先诊断、先抢救治疗，后办入院手续及交费，患者检查过程实行全程陪伴，保证危重症患者在第一时间得到抢救治疗。

六、急诊一站式服务

（一）为患者安全"兜底"

"一站式"急诊针对急诊救治高度时间依赖的疾病特征、工作特点和存在的问题，实现了急诊"三优化"和急诊内科、外科、危重病"三驾马车"齐头并进、"多引擎"驱动策略，使急诊具备了急危重症一站式诊查救治和综合"兜底"的救治能力，避免了多系统复杂危重病患多会诊扯皮、难以顺利入院救治的问题，更进一步地保证了医院医疗质量和安全的底线。

（二）实践救治新理念

在硬件方面，增设了急诊手术室、一体化救治单元、EICU，重视 POCT（床边检测）、彩超、DR、CT（CTA、CTPA）、DSA 等技术的规范使用，开展血液净化和急诊内窥镜等微创救治技术。实践急危重症救治科学新理念，损伤控制性手术—损伤控制性复苏—损伤决定性治疗（DCO-DCR-DT）。

（三）重视临床科研成果转化

鼓励围绕临床问题开展各种创新、发明、改革。促进临床与基础研究的深度结合，积极支持科研成果的转化应用。

第三节 急诊卓越服务相关制度

坚持"以患者为中心"，深入开展"感动服务"，在思想观念和医疗服务行为上，处处为患者着想，一切活动都要把患者放在首位；紧紧围绕患者的需求，提高服务质量，控制服务成本，制定方便措施，简化工作流程，为患者提供"优质、高效、低耗、满意、放心"的医疗服务。

一、急诊科工作制度执行

工作人员须掌握急诊常见疾病的治疗护理，以高度的责任心救治患者；严格执行医疗制度和操作规程，严防差错事故发生；按病情轻重缓急做好急诊检诊、分诊，并登记，危重患者优先抢救；正确执行医嘱，密切观察病情，做好护理记录，及时沟通病情；抢救药品、仪器设备专人管理，定位放置、定时检查、补充及消毒，保持完好备用状态。急救物品及器械不能外借；遇突发事件、涉及法律纠纷者须积极救治并及时向有关部门报告。

二、急诊抢救室工作制度执行

抢救室专为危重患者设置，普通患者不得占用。危重患者抢救稳定后，应及时转出；抢救护士必须经过专门训练，具备较强的应变能力，熟练掌握抢救技术及各类急救仪器的操作规程；抢救室内各种仪器设备、抢救药物专人负责，定位放置，保持完好备用状态，不得任意挪用和外借；抢救仪器及物品班班交接，账物相符，使用后及时整理、消毒和补充；抢救患者时遵守抢救规程，医护紧密配合，及时沟通和安抚家属，避免纠纷；严密观察病情，认真执行医嘱，准确、及时、客观、真实记录病情变化和抢救经过。

三、急诊留观区工作制度执行

病情不符合住院条件尚需观察的患者可在急诊留观诊治；留观患者的留观时间一般不应超过 72 小时；急诊值班护士根据病情观察和护理患者，做好相关记录；严格执行交接班制度、消毒隔离制度；危重患者床头交接班，对病情变化需抢救的患者，护士应即刻抢救并通知值班医师，必要时护送至抢救室；留观区用物、药品应定点放置，定时清点和及时补充。

四、儿科急诊室工作制度执行

工作人员须掌握儿科急诊常见疾病的治疗护理以高度的责任心救治患儿；严格执行各项规章制度和操作规程，不得擅自离岗和违规操作，杜绝差错事故发生；检诊、分诊应由临床经验丰富的护士担任，随时观察就诊患儿情况，指导就诊，对发热患儿先量体温并记录；危急患儿迅速送抢救室，必要时先抢救处理，后补挂号，并即刻报告医师，抢救人员迅速到位，就地进行抢救工作并做好记录。如需住院继续治疗的患儿，待病情稳定后由工作人员护送住院；凡急诊患儿已使用过的急诊备用药品，使用人员应及时补充与清理；各类抢救药品、器械要随时准备完善，并有专人管理，放置固定位置，定时检查，及时补充，及时消毒灭菌，各类急救物品不得外借；护士应加强留观患儿的巡视，严密观察病情变化，发现异常报告医师，及时处理；凡涉及法律纠纷的患儿、来历不明的患儿，在积极救治的同时，及时向有关部门报告。

五、急诊科监护室工作制度执行

监护病区由科主任、护士长负责管理，成立科室核心小组，每月组织核心小组成员专题研究、讨论工作一次；护士必须经过专门训练，具有较好的医学基础知识、临床经验、心电图及电子技术的基本知识，熟练掌握抢救复苏术、抢救仪器和抢救药物的使用，具备良好的医德医风、高度的责任心，严格执行各种规章制度和操作规程；保持监护病区整洁、舒适、安全、安静，避免噪声，不得在病区内大声喧哗，医护人员听到报警必须立即检查，迅速采取措施，消除报警信号；各种仪器、药品做到定位放置，及时消毒及补充，专人保管，定期维修。每次抢救后及时整理，室内物品一律不外借，特殊情况需借用时，限期及时归还；实施责任制整体护理，除工作需要需暂时离开患者外，护士不允许离开患者。护士必须执行患者床旁交接，接班护士确定无问题后，交班护士方可离开病区；严格执行消毒隔离制度，作好各类物品与器械的清洁、毒工。医疗垃圾按要求处置，严防交叉感染，避免经血液传播疾病的发生。患者使用的仪器及物品专人专用；任何患者均不得留探陪人员，探视者按规定探视的时间进行探视。病区内严格控制人员出入，减少人员流动。入室者须更衣、换鞋，保证病区环境清洁与安静；遇有严重感染、传染、免疫功能低下等患者应与其他患者隔离，有条件应安置在单间隔离病区，专人护理。

第十一章

住院卓越服务

近年来，我国卫生资源进一步丰富、居民医疗卫生服务利用水平也持续提高，全国诊疗人次数、出院人次数大幅度提升，患者对医疗服务质量提出了更高的要求，医院的快速发展也为患者获取高质量医疗服务提供了现实可能。但由于健康服务医护数量和水平的限制、服务模式的制约，健康服务特别是优质健康服务供给一直不足，与患者的要求尚存在一定差距。因此，医疗服务需求增加与长期供给不足之间的矛盾使发展高质量医疗服务成为需要，医院必须将医疗服务提升到与医疗技术同等重要的地位。

医疗服务质量是医疗服务组织管理的核心，实现三个转变的核心就是提高技术水平、改善人才结构和实施精细化管理，管理的关键就是改善服务，提高患者的满意度。而住院服务目前存在以下短板：各大医院现有的住院服务异质性大，无法实现规范化和同质化；信息化终端存在应用场景单一、运维工作量大、软件功能不完善等痛点，住院服务还未实现全程一体化、保姆式、自助式的智慧医疗目标。

新的服务模式体现患者至上、安全为本，服务就需要从优秀优质走向卓越。基于此，医院要以"患者至上"为服务理念，突出公益性，把为群众提供安全、有效、方便、价格合理的公共卫生和基本医疗服务作为基本职责，凝心聚力全面推进住院卓越服务、促进医院高质量发展。

第一节　住院卓越服务流程

一、"一站式"住院服务流程

医院的服务流程再造是以美国著名管理学家迈克尔·哈默博士的"企业

221

流程再造"（business process re-engineering，BPR）管理理论为指导以"流程导向"为方法，以"患者满意"为目标，应用现代的人文手段和信息技术打破传统的组织分工理论建立新型的医院服务流程。在这一理论指导下，为提高服务质量和患者满意度，近年来，我国很多医院建立了住院服务中心，将各项住院流程进行改善和整合，为患者提供"一站式"住院服务。

"一站式"住院服务是通过住院服务中心把床位预约、出入院办理、检查预约等多个服务整合在一起，依托信息化手段，采取一系列服务措施，进行功能整合，优化各项住院流程。既方便患者，提高患者满意度，又能缩短平均住院日，使医疗资源得到合理利用，还能减轻病房护士压力，改善病房秩序，提升护理质量，保障护理安全。

住院服务中心"一站式"服务模式包括患者住院前程服务、住院中服务和住院后服务三部分内容。

（一）患者住院前服务

1. **床位预约服务**　掌握全院床位的动态变化，建立各科预约住院登记表，按顺序和轻重缓急通知患者办理住院手续。

2. **入院咨询服务**　通过电子屏、手册、海报、移动媒体等方式开展住院告知、入院流程介绍和注意事项等内容。

3. **入院手续办理**　协助病历首页信息采集，打印佩戴手腕带，测量生命体征、体重、身高等。

4. **入院健康教育**　通过电子设备、折页、宣教栏等多元化方式开展疾病相关健康教育。

5. **入院财务服务**　验证患者身份信息，上传身份证，收取入院押金。

6. **入院便民服务**　对急危重行动不便患者提供轮椅或平车、护送患者进入病区服务。

（二）患者住院中服务

1. **建立临床辅助支持中心**　免费提供轮椅、平车、陪护床；免费手机充电站、免费网络、预约理发、代叫出租车、代寄邮件、检验单打印、免费寄存行李、失物招领等服务。提供护送住院患者（尤其行动不便的患者）接受放射、超声等辅助检查服务，为有需要的患者提供有资质的陪护机构。

2. **提供住院咨询服务**　提供医保政策、错误信息更改流程等咨询引导，提供医保备案、医保转诊等咨询。

3. **提供住院费用查询**　服务中心设置自助机查询打印清单，制订住费用缴费指引，公示住院项目与价格，指导患者自助查询住院费用。

4. 投诉受理及盖章审批服务 接待受理患者投诉、倾听患者及家属对医疗服务的评价与建议；为住院医保患者提供特殊用药、特殊检查审批；为需要输血患者提供用血审批；为患者提供现场及在线病历资料复印服务；转诊、疾病诊断证明书、死亡证明盖章。

5. 提供检查服务全预约 利用信息化系统，帮助住院检查集中预约、集中排程。建设了全院预约检查信息平台，统一管理检查服务资源，实行集中式预约检查，实现门诊患者和住院患者错峰，减少患者检查过程中的等候时间。

（三）患者出院后服务

1. 提前告知 提前发送出院短信，内容包括出院时间、结账地点、结账所需资料、回当地报销所需资料、医院咨询电话等。

2. 手续支持 发放"出院温馨袋"（A4大小），用于存放出院小结、住院证明、结账发票、出院后注意事项、复诊途径和健康处方等。

3. 整理登记 完成病房委托或转交的后续工作（如领取出院后的病理报告单复印件等），做好登记。

4. 出院随访 出院后进行电话随访并有记录，出院随访率达到90%以上。

5. 出院健康教育 提供由健康教育部门制作的预防和保健处方。

二、检查预约流程

约束理论（theory of constraints，TOC）指通过界定和消减目标实现过程中存在的制约因素而采取一系列规范措施，以此促进企业顺利实现目标的一种管理理论，该理论由以色列学者高德拉特提出，最初应用于工业生产，目前在医技人员工作量管理、病案管理和手术室设施布局等医院工作中也逐步引用该理论。该理论旨在找出妨碍实现系统目标的约束条件，并对其进行消除的系统改善方法。我们应用约束理论，持续不断的改善医疗服务，解决医技科室时间成本的需求。

（一）集中式预约检查

建设网上预约、网上分配、网上跟踪、网上评价的闭环式服务系统。医生为住院患者开立检查医嘱，检查服务中心获取医嘱信息后帮助患者预约，预约信息自动传送至住院护士站。检查预约平台在患者预约确定后给患者发送智能提示及检查须知。

（二）实施分时段精准预约

1. **检查队列管理** 检查预约平台针对各检查科室特点灵活设置检查队列，检查队列策略各不相同。建立预约规则，互斥原则：用以限制不同检查项目的检查顺序及时间，避免医患矛盾及患者无效流动，如超声检查与普通内镜检查设置为互斥项目，不能安排在同一天检查。

2. **检查时间管理** 依据各检查项目的特点，科学合理设置各检查队列时间间隔。合并规则：患者多项待检查项目进行智能合并，计算出最合理预约时间，可有效避免患者多次往返。

3. **检查预约知识库** 检查预约信息平台中集成了检查预约知识库。

（三）信息资源互联互通

检查预约平台与 PACS、超声、内镜等检查信息系统、叫号系统、医生站、护士站、自助报告、医院网站、APP 以及入院服务中心系统等进行了信息共享与互联互通，实现了患者检查开单、缴费、预约、叫号、检查、报告的信息全流程闭环管理。

三、日间手术流程

日间手术源于西方国家，1909 年由英国学者 James Nicoll 首次提出，指患者在入院前根据相关检查进行手术和麻醉评估，在 24 小时内完成入院、手术和出院的一种新模式。中国日间手术合作联盟（China Ambulatory Surgery Alliance，CASA）在 2015 年正式发布了中国版日间手术定义，即"在 1 个工作日内（即 24 小时内）完成患者入院及出院的手术或诊疗措施"，并强调日间手术是在严密的计划之后对患者实施的治疗，不包括门诊手术；对于特殊情况下因病情需要延长住院时间的患者，最长不超过 48h。实施日间手术模式有利于优化住院流程、节省住院费用、缩短就诊时间、加快床位周转、降低平均住院日、提高资源的合理利用和患者满意度。

日间手术流程分为门诊就诊、入院前评估、预约床位、办理手续、术前宣教、术中注意事项和术后应急预案、出院后随访及康复指导等。日间手术倡导以患者为中心，贯穿就诊、住院、出院、居家康复等全过程，护士通过线下及线上及时提供医疗服务和资源帮助，解决日间手术患者关注的问题，从根本着手提升患者满意度。

（一）患者入院前服务

1. **门诊就诊** 患者至专科门诊就诊，主诊医生评估患者符合日间手术收治要求且一般情况良好，于门诊完善术前检查检验项目（1周内、600元以内检查费可纳入住院费报销），开具日间病房住院证，确定手术日期。

2. **麻醉评估** 患者打印检查结果后挂号，至麻醉门诊完善麻醉评估。

3. **预约床位** 患者通过麻醉评估后携带检查结果前往日间病房预约床位，由预约护士宣教注意事项，核对检查是否完善，并发放日间手术预约单，预约成功后系统将自动推送"预约有床信息"提醒患者。由主班护士根据预约登记信息，提前一天将次日手术患者信息发送内网邮件至手术室预约。

（二）患者住院服务

1. **办理手续** 患者遵照预约要求，于手术当日至出入院中心办理住院手续后至日间病房住院。

2. **术前准备** 主班护士予以分配床位、审核医保、为患者佩戴腕带。责任护士完善入院评估、再次术前宣教、核对检查结果、询问术前准备、关心关爱患者身心情况。主诊医生完善术前谈话、做好术前标识等。

3. **当日手术** 责任护士协助患者更换手术衣、穿刺留置针（必要时予以抗炎、补液），做好术前准备，待手术室通知后护送患者至手术室进行手术。

4. **当日出院** 术毕麻醉清醒后由手术室护士护送患者安返病房，遵医嘱观察生命体征、予以对症治疗。留观期满无不适，则由医生开出院医嘱并交代注意事项，主班护士打印出院通知单后办理出院手续。若有患者未达到出院标准，则留观满48小时或转入专科继续治疗，必要时启动应急预案，送抢救室或手术室治疗。

（三）患者出院后服务

1. **居家随访** 患者出院后，随访系统根据病情要求第1天、第3天、第7天互联网推送信息或责任护士电话随访询问病情，如有特殊提醒患者及时返院治疗。

2. **健康教育** 宣教用药、饮食、休息、复查等注意事项。若有特殊情况，由责任护士及时联系患者，必要时返院治疗。

3. **提醒复查** 责任护士根据随访登记信息对于病情有需要复查的患者，在出院15天或30天提醒患者再次来院复查。基于"互联网＋"的日间手术全流程模式，有效延伸患者术前术后非在院期间医疗服务，确保患者安全。

四、出院准备流程

出院准备模型是由 Weiss 等人于 2015 年提出，该模型指出出院准备在出院过程中具有重要的作用，出院准备应包括出院计划、出院教育、出院协调完整的三部分，这三部分主要是由护士主导，各部分内容相互交叉于出院准备过程中。其中出院计划包含计划的制定与实施；出院教育是出院相关内容的宣教，高质量、有效的出院教育与出院准备结果有关；出院协调包括住院期间在跨学科护理团队内进行沟通以实现及时出院，为出院后护理安排资源以及向出院后护理提供者传输信息转介服务等。该模型还指出出院准备的效果直接影响出院准备度，进而间接影响出院后自我管理能力、急诊再入院率及非计划性再入院率。研究表明，出院准备度较好的患者再入院率较低、病死率较低，且急诊就诊率低。评估患者的出院准备度情况，不仅能缩短患者平均住院日，降低医疗费用，而且能有效指导临床决策及护理措施，提高医疗服务效率和质量，从而提高民众对医疗服务的满意度。

（一）入院准备

1. 成立出院准备度服务小组，综合评估患者出院需求，为确定合适的出院时间和后续随访需求提供依据。

2. 制订个性化护理计划。自患者入院起，详细评估患者的教育水平、心理状态、居住方式、基础疾病等，根据患者的具体情况建立个性化的个人档案。

（二）围术期

1. **术前健康宣教**　利用宣教视频、宣教手册、科室公众号、病友座谈会、责任护士床旁指导等方式加强疾病相关知识宣教，做好患者术前心理护理。

2. **术后健康宣教**　责任护士一对一为手术患者及家属进行术后饮食、活动、肺部护理、管道护理、心理护理等指导，为患者对从医院回归到家庭后出现的日常生活能力、对药物和疼痛的管理、健康维护、情感适应等方面的应对困难提前做好准备。同时，针对患者焦虑的主要问题有针对性地进行答疑和指导。

（三）出院准备

患者出院前，发放"出院需求清单"，包含：出院时间、报销所需资料、咨询电话及管道护理所需材料；责任护士与主管医生确定患者出院具体事项：出院时间、戴管情况、用药情况等，填写"出院患者居家照顾医嘱单"；实施出院、复诊相关知识宣教指导，详细告知复诊流程及科室电话回访时间。

（四）延续护理

为患者建立更全面、更科学、更有指导意义的终身随访档案，长期追踪，在传统电话随访的基础上，依托互联网医院、APP、微信小程序等平台，开展多种随访方式；带管出院患者，可运用互联网＋护士上门护理服务平台，为患者提供居家护理服务。

五、床旁结算流程

（一）结算服务的含义

医院结算服务，广义上来讲，包括两种情况：医院因提供诊疗服务而与患者（客户），或者第三方医保局（中心）等结算诊疗费的服务活动，医院因购买各种货物（劳务）而与各类供应商以及其他与医院有经济往来业务的结算服务。狭义的医院结算服务，是指医院因提供诊疗服务而直接与患者（客人）进行结算的服务活动，结算包括现金方式结算与非现金方式结算。

缴费结算服务流程贯穿于整个诊疗服务过程中，是服务的重要环节，也是患者感受比较深刻的环节。医院结算服务表面看来技术含金量不高，但医院结算服务流程顺畅与否，患者对结算服务效果能否满意，是否能够获得感知价值，直接关系到患者对医院整体诊疗服务的评价，尤其会影响到诊疗效果的评价。

（二）结算服务流程管理的主要理论

1. **需求层次理论** 马斯洛需求层次理论提出，需求可以分为分成生理需求、安全需求、社交需求、尊重需求和自我实现需求五个层次。国内对马斯洛需求层次理论在医院也有很多的研究应用，患者的需求是多方面的，包括期望有最好的医生为他（她）诊疗，有确切的诊疗效果，简便的结算服务流程，快速的结算服务效率等，患者感受快捷便利的结算服务，可以满足患者在医院接受诊疗服务、结算服务过程中被尊重的需求，这些需求完全符合马斯洛需求层次理论。

2. **流程再造理论** 迈克尔·哈默于20世纪80年代在《再造企业》中对"业务流程再造"（BPR）做出了权威性定义：利用现代信息技术对业务

流程做根本性的再思考和彻底的重新设计，以达到成本、质量、服务和速度等现代企业关键业绩指标的巨大提高。其核心是彻底重新设计企业流程，使得成本或时间上获得显著的改善。要显著提高绩效，必须"再造"业务流程——运用现代信息技术的强大力量彻底地重新设计业务流程。医院结算服务流程管理的改进，是针对医院结算服务环节中不合理、不科学的流程进行改进和再造，这种改进有利于降低患者在接受诊疗结算服务中的时间成本、精神成本和体力成本。

（三）医院结算服务流程管理的政策要求

国家在多次改善医疗服务行动计划中提出，要充分利用信息手段。加强信息化建设，发挥信息管理手段在改善医疗服务中的重要作用，使医疗服务更加便捷、公开，患者就医更加方便、明白。提供信息化结算支付方式。使用就诊卡预存、银联、手机软件等多种信息化支付方式，实现床旁结算、诊间结算，使患者结算更为便捷。有条件的地方可以探索将医保卡与银联卡相关联，实现"一站式"结算服务，减少患者排队缴费、医保报销次数。

（四）实施方案

1. 成立专门工作小组　为进一步提高医院服务质量，医院成立自助服务工作小组，工作小组负责缴费服务活动的组织协调、服务安排，定期开展反馈会议，对自助服务工作进行检查、整改，对人员进行培训考核，并做好工作记录。

2. 加强自助服务　在门诊、病区摆放自助设施，方便患者进行自助式服务。自助服务其功能包括预约、充值缴费、自助结算、自助打印、自助查询等，门诊每项诊疗服务不单独缴费，所有诊疗过程结束后再统一结算，持有"社保一卡通"的住院患者出院费用做到即时结报。持有"社保一卡通"的患者均可在全院范围内通过自助服务终端系统获得预约挂号、费用结算、单据打印、医疗信息查询等一体化服务。

3. 建立监控、巡查机制　医院开发启用实行监控自助终端平台，平台包括查询网络、打印机工作状态、开机情况、充值查看等功能。除此之外，定期派工作人员到诊区的自助系统进行巡查，巡查内容包括电源、网络、打印机、打印纸、屏幕等一些硬件是否正常运行。

4. 改造就诊结算流程　对原有患者的就诊流程进行改造，积极推进住院床旁结算。同时，加强微信、支付宝、APP等支付方式的宣传力度。新型支付方式的运用节约了大量的人力和物力。

5. 床旁结算模式 在病房开设一卡通和 POS 机联用系统，由护士站进行出入院的财务结算。患者无须再重复到住院收费结算窗口，在病房一站式就可完成出入院的办理。床旁结算模式的运行优化了业务流程，将原先住院结算处的工作转移至病区，简化甚至消除了非增值的结算环节，医院运用床旁结算模式的具体流程如下：

（1）入院流程：①患者在门诊或住院医生工作站开立住院电子单，填写科室、病区等入院信息，自动与社保卡、居民健康卡或就诊卡相关联，即实现入院单电子化。②患者持社保卡、居民健康卡和就诊卡直接到病区护士站办理入院登记和入区，通过 POS 机、自助机缴费充值，护士站根据入院电子单打印手腕带，绑定住院结算卡。③患者在护士站 POS 机、自助机或者医院 APP、微信公众号、支付宝等多种方式进行缴费，无须多次往返住院结算处排队结算。④护士站绑定医保卡并进行收存，将办理入院和入区登记工作合二为一完成。

（2）出院流程：①出院时，患者根据医生下达的出院通知直接在病区护士站当面确认住院期间所有费用。②如有未做的检查治疗费用，可在护士站直接进行退费后履行出区手续。③由护士站提供清单，经核对无误后回收结算卡、预存款凭条、身份核对表进行预结算。④经确认后在护士站打印结算凭条、领取发票和清单，顺利办理出院手续。

6. 床旁结算的风险分析及控制措施 床旁结算使得患者变"被动等候"为"主动结算"，真正做到"顾客导向"；有效地实现错时服务、分流患者，提高工作效率，但是在实际操作中仍存在财务风险，需要设计针对性的内控措施。

（1）交易操作风险控制：床旁结算的开展，护士站不仅仅为患者提供医疗服务，还可以提供包括财务结算在内的一站式服务。理论上，床旁结算的方式可以包括现金、医保卡、银行卡等，由患者自行选择。但在实际操作中，因为医生、护士等一些未受过财务系统教育的人员都成了收费员，为了避免操作失误，在系统设置时候护理站结算不涉及现金交易，避免现金的实物收付，只能刷银行卡，对于纠纷患者，一律窗口办理结算。

（2）账户资金安全控制：由于住院患者直接在病区结算，其住院期间的资金往来可以完全不需要收费员的参与，因而如何"远程"保障住院患者的账户资金安全就显得十分重要。根据数据间的稽核原理，需建立了一套完整的报表体系来控制，报表控制的主要方法是对报表之间的数据进行核对相符，实现账表相符。通过表表、账表、表内核对，保证数据的准确性，加强资金的安全控制。

第二节 卓越护理服务内容

一、护理风险评估

护理风险是指在提供护理服务的过程中，患者及其家属、医院工作人员等出现损失或伤残的一切不安全事件发生的概率或可能性。护理这一项工作的特殊性和复杂性决定了护理风险的存在，意味着只要有护理服务活动，就无法避免地存在护理风险。

护理风险的特征涵盖四个方面：①护理风险是客观存在的，是一切不安全事件发生的可能性或概率；②护理风险是有损害指向性的可能，是可能导致患者出现伤害，致残，或危及患者的生命等；③护理风险是不确定的，患者的病情随时在变化，临床的护理服务过程瞬息万变，导致的护理结局也各不相同；④护理风险是可预测的，在提供护理服务时，可提前预估会发生的不安全事件。

护理风险评估。在护理工作中无处不在，风险评估是做好护理风险管理的第一步。护理人员应该在工作中强化护理风险意识，及时准确地评估护理风险，并根据评估结果对护理工作的各个环节实施质量控制，才能有效地规避护理风险。临床护理服务过程中常见的护理风险评估包括压力性损伤风险评估、跌倒/坠床风险评估、VTE 风险评估、疼痛评估、导管风险评估等。

（一）常见评估量表

1. 住院患者 Barthel 指数评估表
2. 住院患者跌倒/坠床风险评估表
3. Braden 压力性损伤风险评估表
4. waterlow 压力性损伤危险因素评估表
5. 住院患者营养风险筛查评估表
6. 住院患者 VTE 风险评估与告知表（Caprini 评分表）
7. 疼痛评估表
8. 导管风险评估表

9. RASS 镇静评分表

（二）及时、精准的风险评估

1. **评估工具的选择**　护理风险评估量表种类较多，不同量表适应不同的人群，每个科室都有自己的专科特色，需要根据患者病情及专科特点，选择相关的评估工具。

2. **评估的时机**　在患者入院、发生病情变化、行有创治疗后及出院时对患者进行风险评估。

3. **评估的内容**　不同的评估量表内容不同，建议选择可量化的指标进行评估。

4. **评估的结果**　可分为轻度危险、中度危险、高度危险、极度危险。

（三）干预措施

根据不同的风险评估的结果给予不同的干预措施，包括但不限于健康宣教、一般护理措施、物理治疗、药物治疗等。建议以患者为中心、以多学科专家组为依托，为患者提供最科学合理的护理干预方案。

（四）效果评价

高度风险的患者应及时进行复评，可每周一次；低度风险的患者可每月一次。对比每次评估的结果，及时调整干预措施，避免出现不良后果及并发症。可借助信息化手段完善各类风险评估的数据提取、量表调阅、结果统计及回传、质控环节的闭环管理。

二、病情观察

护理工作是整个医疗工作的最前哨，临床护理观察是一项系统工程，是护理专业纵深发展的重要组成部分，也是护士的主要工作内容。护士通过有目的、有计划认真细致的观察，及时、准确地掌握或预见病情变化，往往能够为危重患者的抢救赢得时间，通过敏锐的观察，及时发现监护仪器参数变化和病情变化，使患者得到及时处理而转危为安。因此，及时有效的病情观察是卓越护理服务的基本要求。

早期预警评分（early warning score，EWS）系统是近年来新兴的一种预警评分工具，是由 Morgan 等于 1997 年首次提出，对患者心率、收缩压、呼吸频率、体温和意识状态进行评分。2001 年，英国 Subbe 提出了改良早期预警评分（modified early warning score，MEWS），MEWS 由体温、收缩压、心率、呼吸及意识水平（AVPU）5 项指标构成，每项参数的范围均为 0-3

分，分数越高，病情越危重，预后越差。每一位患者均按此表进行评价，再根据评出的分值，采取相关的干预措施。护士可以运用客观的生理参数判断病情，而非临床经验或直觉判断的工作方法，可帮助护士主动、准确地观察患者病情变化，为判断病情变化及危重程度提供可靠的依据；可以帮助护理人员建立精确、简洁、明确的交流方式，促进与医师等专业人员之间进行有效沟通。既可在患者病情恶化前迅速、早期、合理地给予医疗护理干预，挽救患者生命，又可避免过度治疗、护理造成的资源浪费和人员不足等情况。

（一）把握生命"八征"是病情观察的基本要素

卓越护理服务要求护士具有更加敏锐的观察力和分析能力。生命体征不稳定，病情变化快，两个以上的器官系统功能不稳定，减退或衰竭病情发展可能会危及到患者生命。我们称这一类患者为危重患者。危重患者病情变化快，随时会危及生命，工作中应特别注意观察生命"八征"（T、P、R、BP、C、A、U、S）变化。

1. **体温（T）** 正常值为 36 ~ 37℃。

2. **脉搏（P）** 正常 60 ~ 100 次 /min、清晰有力。脉搏 60 ~ 140 次 /min，出现脉搏短促、间歇脉，说明病情有变化。

3. **呼吸（R）** 正常人 16 ~ 20 次 /min。垂危患者呼吸多变快、变浅、不规则。当患者陷入垂危或濒死状态，呼吸变缓慢，不规则，直到呼吸停止。

4. **血压（BP）** 血压可以反映心脏、循环的指标。低血压协助休克诊断，高血压者要给予降压治疗。

5. **神志（C）** 正常神志清楚、对答如流。意识障碍根据其轻重程度可分为：嗜睡、意识模糊、昏睡、昏迷，也可出现谵妄。各种急危重症的晚期都会出现昏迷。

6. **瞳孔（A）** 正常直径 2 ~ 5mm，双侧等圆等大，对光反应灵敏。瞳孔变化是颅脑疾病、药物中毒、昏迷等许多疾病病情变化的重要指征。

7. **尿量（U）** 正常 > 30ml/h；< 25ml/h（或 24 小时少于 400ml）为少尿；< 5ml/h（或 24 小时少于 100 毫升）为无尿，提示发生了脱水、休克或者急性肾衰。

8. **皮肤黏膜（S）** 主要应观察其颜色、温度、弹性及有无出血、水肿等情况，判断缺氧、循环等。

（二）特殊时段——夜间病情观察技巧

夜间患者在睡眠中，受环境、生物节律及生理病理变化的影响，病情的表现方式与日间不同。值班护士必须既要保证患者的休息，又不放过病情变化的任何疑点。

1. **听声音** 夜间患者发出的声音大致分为3类：自然声音、异常声音、病态声音。自然声音是均匀而有节奏的呼吸声、轻咳等；异常声音就是出乎患者正常能力所及与疾病的表现不符的声音，如尖叫声、呐喊声等；病态声音就是各类疾病致使患者产生相应改变而发出的声音，如精神病患者的哭笑无常、支气管哮喘患者的喘鸣声等。夜间值班时，无论在护士站，还是在巡视病房过程中，对听到的不同声音必须做出正确判断，并引起高度重视。有些疾病由于发出特殊声音而给护士提供病情观察的信息。

2. **看体位** 不同疾病使患者采取不同的体位，心肺功能不全患者多采用端坐位或半卧位；一侧患病者多采用健侧卧位；但各种原因引起的意识障碍或休克状态时，则表现为被动体位，四肢松软或僵硬、直挺，头颈过度倾向一侧或肢体搭在床沿，值班护士必须细心查看分析判断与正常睡眠相鉴别。如风湿性心脏病患者，夜间睡眠时极易发生心衰或栓子脱落而引起突然死亡，即使患者病情较轻，也不能放松警惕。

3. **查呼吸** 患者入睡后，唯一能反映患者生存的标志就是呼吸、心跳。护士应根据呼吸的快慢、幅度大小、节律是否规则进行判断。在安静睡眠时，正常呼吸自然均匀，毫不费力，16次/min左右；当患者病情变化时，呼吸也随之改变。

4. **细推敲** 夜间值班护士必须全面掌握患者的病情，并把观察中获得的第一手资料进行综合分析。如糖尿病患者由于糖代谢障碍易出现冠心病，同时也极易继发感染尤以皮肤、呼吸系统、尿路感染为多，糖尿病患者出现剧咳为继发肺部感染所致，剧咳又可导致肺部高压而致心力衰竭。经过综合分析，及时把病情报告医生，建议给患者做全面检查，结果心电图示急性心肌梗死。由于正确的预测，为抢救患者生命赢得了时间。

（三）应用 MEWS 量表对患者进行评估

MEWS 评分适用 MEWS 评分适用于大于 14 岁的成年人，应用领域有院前急救、急诊分诊、院内转运、专科病房、ICU 病房等。实践表明，MEWS 预警评分系统主要维持日常对高危个案的临床评估及管理，不会取代日常临床评估，且评分带来的益处大于造成的负担（表 2-11-1）。

表 2-11-1　早期预警评分量表（MEWS）

项目	评分						
	3	2	1	0	1	2	3
体温(℃)		≤ 35.0	35-36.1	36.1-38	38.1-38.5	> 38.5	
呼吸 （次 / 分）		≤ 8		9-14	15-20	21-29	> 29
心率 （次 / 分）		≤ 40	41-45	51-100	101-110	111-130	> 130
收缩压 （mmHg）	≤ 70	71-80	81-100	101-199		> 200	
意识水平				清醒	对声音 有反应	对疼痛 有反应	无反应

【书写说明】

1. 适用对象：急诊分诊、院前急救、ICU、留观病人、急诊病人院内转运。

2. 评分结果：

1）MEWS 评分单项 3 分，总分 5 分应报告医生。

2）MEWS 评分 5 分，是鉴别患者病情严重程度的临界点，当患者的 MEWS 评分 > 5 分时，病情恶化的可能性大；当患者的 MEWS 评分 > 9 分时，死亡的威胁性增加。

　　MEWS 评分 5 分是鉴别患者严重程度的最佳临界点。根据评分结果进行相应处理。

　　（1）MEWS < 5 分：提醒医护人员进行评估，护士按规定时间间隔观察患者，医生调整处理方案，急诊患者一般只需留观，不需要住院。

　　（2）MEWS ≥ 5 分：病情变化危险增大，有"潜在危重病"危险，住专科病房甚至 ICU 的危险增大。护士用 SBAR 沟通模式向医生汇报病情。

　　（3）医生 30 分钟内完成对患者的评估并按需要做相应处理。

　　（4）护士遵医嘱采取相应的护理措施。

　　（5）MEWS > 9 分：死亡危险明显增加，需住 ICU 接受治疗。

　　正确应用 MEWS 量表对患者进行评分，评估病情的严重程度或潜在的危险性，能够为早发现、早预防、早抢救提供一定的预警支持。改良早期预警评分系统可以提高临床护士对潜在危重症患者病情的观察能力，建立"呼叫医生标准"，制定规范的医护病情沟通流程，使医护人员早期发现患者意外事件发生前的"预警信号"，在最短时间内启动相应的治疗方案，保证对患者的干预及时到位，组织病情进一步恶化，减少意外发生，进一步保证患者的安全。

三、疼痛管理

疼痛是一种令人不愉快的感觉和情绪上的主观感受，伴有现存的或潜在的组织损伤。疼痛可能对患者的生理、心理及日常生活等各方面产生不良影响。因此，疼痛被称为"人类第 5 大生命体征"，国际疼痛学会认为免除疼痛是患者的基本权利。

疼痛管理是通过医疗服务等手段，对疼痛控制的全过程进行组织、计划、协调和控制，它是整个医疗保健服务中一个极其重要的组成部分。疼痛管理的目标是持续、持久的消除疼痛，控制和减少药物的不良反应，最大限度提高患者的生活质量。良好的疼痛管理有利于患者的预后、提高患者的生活质量。2011 年原卫生部将"疼痛治疗管理与持续改进"纳入《三级综合医院评审标准实践细则》中，疼痛管理质量已成为衡量医疗质量的标准之一。

疼痛管理包括对患者进行疼痛知识健康教育、疼痛评估、镇痛处理及效果评价。

（一）疼痛知识健康教育

1. 在患者入院时对患者进行多模式的健康教育，采用口头宣教、发放纸质宣教资料、微信公众号推送疼痛健康教育资料等，并反馈宣教效果。

2. 健康教育的内容包括：疼痛管理的目的、方法及注意事项；对安装镇痛泵患者进行镇痛泵使用方法宣教；镇痛药物知识宣教，包括不良反应及注意事项。

对患者进行疼痛应对技巧的健康教育可以有效的缓解疼痛感受，包括疼痛强度、应对方式和控制疼痛的自我效能，并减少止痛药物的使用。

（二）及时、精准的疼痛评估

1. **疼痛评估工具的选择** 疼痛评估使用较广的量化工具包括数字评价量表（numerical rating scale，NRS）、视觉模拟评分（visual analogue scale，VAS），以及针对有沟通困难的老人和儿童使用的面部疼痛表情量表。

2. **疼痛评估的时机** 在患者入院、发生病情变化、行有创治疗后及出院时对患者进行疼痛评估。

3. **疼痛评估的内容** 包括疼痛的时间、性质、部位及程度。

4. **疼痛评估的频率** 疼痛评分为 0 分，则不需要再次进行评估；轻度疼痛（疼痛评分 ≤ 3 分）一天评估一次，连续三天评估为轻度疼痛则无须再评估；中度以上疼痛（疼痛评分 > 3 分）应半小时后复评一次直到评估患者为轻度疼痛（疼痛评分 > 3 分）。

（三）多模式的疼痛干预措施

以患者为中心、以多学科专家组为依托，为患者提供最科学合理的疼痛诊疗方案。多模式镇痛是指联合应用不同的镇痛方法和不同作用机制的镇痛药物，采用不同的给药途径，作用于疼痛发生的不同部位、时相和靶点，从而达到镇痛作用相加或协同的目的，减少药物的不良反应。镇痛措施包括药物治疗及非药物治疗。

1. 药物治疗　适用于中重度疼痛患者的治疗，临床实践中推荐的联合用药方案包括阿片类药物分别与选择性 COX-2 抑制剂、非选择性非甾体抗炎药（non-steroid anti-inflammatory drug，NSAID）和 / 或对乙酰氨基酚等合用。

2. 非药物治疗　适用于轻度疼痛患者的治疗，或者联合药物治疗用于中重度疼痛的患者。包括感官刺激、音乐疗法、认知行为疗法、健康教育、身体锻炼、磁场疗法和意向导引。

（四）效果评价

1. 评估镇痛效果　采用镇痛措施半小时后必须进行疼痛复评并记录在案。

2. 注意药物不良反应及并发症　胃肠道反应是最常见的不良反应，有恶心、呕吐、应激性溃疡；呼吸抑制是最严重的不良反应；其他反应有皮疹，荨麻疹，心律不齐，血压升高，心慌，头晕等。

3. 调整镇痛措施，重新评估。

四、营养支持

（一）营养支持相关概念

标准的营养支持路径包括营养筛查、营养评定（诊断）、营养干预与监测。营养监测包含了对于营养支持效果及并发症的监测。前者包括体重的监测、血清蛋白质水平的监测、机体炎症反应的监测，体现营养支持的正向效果；后者包括代谢并发症和管路并发症，如高血糖、高血脂、水电解质失衡等血清学及相关的临床改变，管路并发症主要是指管饲和肠外营养管路的问题。近年来，随着规范的营养支持推广应用，护理人员配合医生进行相应的治疗，将各项干预措施流程进行改善和整合，为患者提供专业的营养服务，专科护士可在营养师指导下参与营养全程支持与管理。

（二）实施方案

营养支持包括营养师及护士对患者营养筛查、营养评定（诊断）、营养干预与监测、营养咨询与健康教育。

1. 营养筛查

（1）入院 24 小时内由营养师或护士完成，目前推荐 NRS2002。儿童营养筛查主要由医生完成。

（2）筛查结果直接上报电子病历系统，高风险患者警示标识。

（3）病情变化随时筛查，高风险患者无须复查。

2. 营养评定（诊断）

（1）人体测量：身高、体重、体重指数、三角肌皮褶厚度、上臂肌围、腰围等。

（2）如果需要以评定（诊断）营养不良为目的，按 2018 年 9 月全球（营养）领导人发起的营养不良（Global Leadership Initiative on Malnutrition，GLIM）评定（诊断）标准共识进行诊断。

该共识包括三步：第一步为营养筛查。即使用经过前瞻性临床有效性验证的营养筛查工具（如经中国和欧洲临床前瞻性临床有效性验证的 NRS2002）进行营养筛查，明确患者是否具有营养相关的风险；第二步为营养不良评定：在筛查阳性基础上，需至少符合"表现型"指标（phenotypic criteria）（非自主性体重降低、低 BMI、肌肉量丢失）之一和病因学指标（etiologic criteria）（食物摄入或吸收降低、炎症或疾病负担）之一，即可评定（诊断）营养不良；第三步为营养不良分级：在第二步基础上，将评定为营养不良的患者，根据表现型指标的程度，进一步分为"中度"和"重度"营养不良。

（3）提供营养诊断及相关依据：护士完成营养评定后，提交相关数据在患者电子病历系统，由营养师或专科医护人员进行诊断严重程度及分级，根据患者情况为下一步制定营养支持计划提供营养诊断及相关依据。

3. 营养干预与监测

根据患者情况，营养师与医护人员共同制定营养干预计划并实施，定期对干预效果进行监测与反馈，包括营养支持计划、营养干预与监测。

（1）制订营养支持计划：通过信息化手段手机患者营养相关疾病信息，护士针对治疗方案制定支持计划与具体实施措施。治疗膳食、口服肠内营养补充、肠内营养或肠外营养实施期间，护士需要根据患者的耐受程度制定个性化实施方案，包括起始时间、速度等。

（2）实施营养干预措施：营养干预实施包括方案执行以及执行过程动态监测。

营养干预包括营养咨询、营养教育、强化膳食、口服肠内营养补充、全肠内营养、部分肠外营养联合肠内营养治疗、全肠外营养等 8 个内容。此外，调节代谢的药物的应用可算作营养干预的辅助疗法。

评估患者 5 日内通过普通膳食摄入的主要营养素量低于 50% ~ 75% 的日常需要量时，应口服营养制剂，此为口服营养补充，所用制剂多为特殊配方医用食品。如果 ONS 无法满足需求，可开始营养治疗，即肠内与肠外营养支持，通过管饲（肠内营养）或静脉途径（肠外营养），非自主性给予营养素。对于胃肠道动力不足伴营养不良的患者，可加用刺激食欲和 / 或肠道动力、降低系统性炎症反应的药物。

（3）营养咨询与教育：一是营养咨询，由营养师或专科护士实施，咨询内容包括食物过敏史、食物不耐受情况、一日摄入量、消化道功能评估等。二是营养教育：利用食谱、营养处方等针对患者实际情况进行营养教育，包括饮食宣教、营养素补充的指导、特殊治疗膳食实施与宣教等。

4. 患者出院后服务

（1）护士提前对长期营养支持或家庭营养的患者开展针对性健康教育，包括管道安全、输注安全管理、制剂保管、自我监测等。发送健康教育清单等。

（2）推送家庭营养网络联系平台，便于直观反馈。

（3）完成对患者及家属的营养知识掌握程度评估，确保居家期间营养支持连续性开展。

（4）出院随访：出院后进行电话、网络平台等随访并有记录，出院随访率达到 98% 以上。

（5）出院健康教育：提供由健康教育部门制作的预防和保健处方。

五、安宁疗护

安宁疗护（hospice care）又称为舒缓护理，在我国又称为姑息护理、临终关怀、善终服务、缓和护理。根据 WHO 2008 年对安宁疗护的新定义，安宁疗护是指由医生、护士、社会工作者、志愿者等组成的团队针对治愈性治疗无反应的终末期患者提供积极和全面照护的一种模式，包括生理、心理、精神和社会支持各方面，其宗旨是减少终末期患者的痛苦，增加终末期患者的舒适程度，提高终末期患者的生命质量，维护终末期患者的尊严，同时给家属提供社会、心理乃至精神上的支持，目标是帮助终末期患者舒适、平静和有尊严地离世。

安宁疗护的特征包括以下几个方面：①医护人员首先考虑的是患者而不是疾病；②既不加速患者死亡，也不延缓死亡；③使临终患者和家属接受临终事实，提高临终患者的生活质量；④尽可能缓解临终患者的疼痛和其他不适症状；⑤以多学科医疗团队合作模式来处理和满足临终患者和家属要求；⑥提供良好的环境，全面照护。

安宁疗护内容分为三部分：症状控制、舒适照护、心理支持及人文关怀。其中症状控制包括：疼痛、呼吸困难、咳嗽咳痰、咯血、恶心呕吐、便秘/便血、腹胀、水肿、发热、厌食/恶病质、口干/乏力、睡眠/觉醒障碍（失眠）、谵妄等。舒适照护包括病室环境管理及床单位管理、口腔护理、皮肤护理（压疮/伤口/造口）、肠内外营养护理、静脉导管的维护（PICC/CVC/PORT）、会阴护理、留置引流管的护理（胃管/导尿管/腹腔引流管）、协助进食和饮水、协助沐浴和床上擦拭、床上洗头、排尿排便异常的护理、卧位护理、体位转换、轮椅及平车使用等。心理支持及人文关怀包括心理社会评估与观察、医患沟通、帮助患者应对情绪反应、尊重患者权利、社会支持系统、死亡教育、哀伤辅导等。

安宁疗护住院患者及家属的服务需求为症状控制、舒适照护、心理支持及人文关怀。其中包括的内容繁多且复杂，不同患者及家属的护理计划存在差异，患者办理住院手续以后，医护人员应首先判断患者是否处于疾病终末期，现有的医疗水平是否还有治愈的可能；其次，医护人员应与患者及家属沟通，询问患者及家属是否接受安宁疗护，即不进行气管插管、心肺复苏等无谓的、创伤性的抢救措施，而主要针对不适症状进行处理；再次，医护人员应详细评估患者的一般情况、疾病情况、家庭背景及成员关系、生理需求、心理社会及灵性需求等，并组织团队及家属进行家庭会议，确定护理计划，并按照护理计划实施全面照护。

然而，要提升安宁疗护护理水平，提高护理质量，医疗机构应建立规范统一的基本标准、科学合理的管理体系以及知行合一的实践标准，明确护理人员岗位职责，落实各项安全管理和医院感染预防与控制措施，保证医疗质量和患者安全。

根据医院规模及特点，成立安宁疗护中心，根据实际需求及资金情况，按发展要求设置合理床位数。住院病区划分病房、护士站、治疗室、处置室、谈心室（评估室）、关怀室（告别室）、医务人员办公室、配膳室、沐浴室和日常活动场所等功能区域。设立医技及相关职能科室，如护理管理、医疗质量管理等部门。科室应配备给氧吸痰装置、电动吸引或吸痰装置、气垫床或具有防治压疮功能的床垫、患者转运车、晨晚间护理车等。

1. 人员安宁疗护中心应至少配备 1 名具有主管护师以上专业技术职务任职资格的注册护士，每 10 张床至少配备 4 名护士，并按照与护士 1∶3 的比例配备护理员。另外，可根据实际需要配备适宜的医师、药师、临床营养师、心理咨询（治疗）师、医务社会工作者及志愿服务等人员。制定并落实护理人员岗前及在岗培训计划，使护理人员具备与本职工作相关的专业知识，定期组织护理人员参加培训，及时掌握并更新专业知识，不断提高服务质量。

2. 质量安全管理

（1）成立护理质量安全管理委员会，由分管护理院长担任委员会主任，由护理部成员、学科护士长、病区护士长组成委员，负责质量管理与控制工作。构建"患者/家属——责任护士——责任组长——护士长——护理部"五级质量控制与质量管理体系，保证质量管理体系有效运行，健全并执行各项规章制度，遵守相关技术规范和标准，落实质量控制措施、诊疗护理相关指南和技术操作规程，体现人文关怀。

（2）设立多项专项护理质量管理委员会，如疼痛护理、伤口造口护理、心理护理、呼吸治疗护理等，保证患者以最好的护理计划实施护理。

（3）严格按照诊疗护理操作规范开展相关工作，建立合理、规范的诊疗护理服务流程，实行患者实名制管理。

（4）建立日常工作中发现质量问题逐级报告的机制，出现较多或明显的质量问题时，应当及时组织集体分析研究、协调解决。科室负责人直接负责质量管理和控制，定期组织质量评价，及时发现问题，提出改进意见，对评价结果进行分析并提出持续改进措施。

（5）按照规定使用和管理医疗设备、医疗耗材、消毒药械和医疗用品等。对医疗设备进行日常维护，保证设备正常运行。

（6）建立患者登记及医疗文书管理制度，医疗文书书写及管理应当符合国家有关规定。建立良好的与患者沟通机制，按照规定对患者及家属进行告知，加强沟通，维护患者合法权益，保护患者隐私。

（7）制定各类突发事件应急预案及处理流程，并定期进行应急处理能力培训和演练，提高防范风险能力。

护理人员应严格按照团队制定的护理计划实施护理，并灵活运用所学的相关知识照护患者及家属；护理组长每日进行反馈，以问题为导向，组织小组讨论并深入研究、反复修改及完善；护理管理者每日督察及考核，提出改进意见，持续整改，完成临床工作的同时，提升服务质量，提高患者及家属满意度。

六、心理护理

心理护理（psychological care）指在护理的全过程中，护士通过各种方式和途径（包括主动运用心理学的理论和技能），积极地影响护理对象的心理活动，帮助他们在自身条件下获得最适宜身心状态。

心理护理可分为广义和狭义两类。广义的心理护理，指不拘泥于具体形式、给护理对象心理活动以积极影响的护士的一切言谈举止，实施者为所有的护士。狭义的心理护理，指护士主动运用心理护理及其相关的理论和技能，按照程序、运用技巧，把护理对象的不佳身心状态调控至其最适宜身心状态的过程，实施者包括心理护理专科护士或心理咨询师。心理护理的理论框架（图 2-11-1），具体运行一次心理护理的决定性因素即"心理护理的基本要素"（图 2-11-2）。

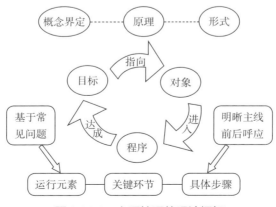

图 2-11-1　心理护理的理论框架

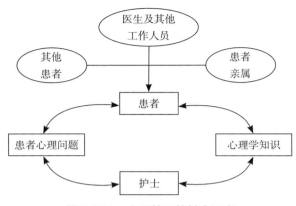

图 2-11-2　心理护理的基本要素

　　我国心理护理的分级借鉴我国已有的临床分级护理模式，根据患者心理状态的好、中、差，区分轻重缓急地实施心理干预。对于有严重心理危机的患者实施一级心理护理，对心理状态较稳定患者实施二级或三级心理护理。英国学者 Keith Nichols 根据患者心理需求的多少，由低到高排列其层级水平，主张将心理护理的层级分为 3 个水平，其每个层级的含义、内容、心理干预实施者阐述如下（表 2-11-2）。

表 2-11-2　心理护理分级、内容及心理干预实施者

层级水平	层级表述	主要内容	心理干预实施者
一级:察觉	水平Ⅰ	察觉患者的心理问题、以患者为中心的倾听、以患者为中心的交流、对患者心理状态的感知	所有与患者接触的医护人员，包括医生、护士、治疗师及各种检查人员等
二级:干预	水平Ⅱ	评估患者的心理状态、数据记录、信息和教育护理、情感护理、咨询护理、维持/支持/转诊	与患者长期接触的受过相关基本训练的医护人员
三级:治疗（转介）	水平Ⅲ	同意后转介至心理治疗	专业心理医生或心理治疗师

（一）患者入院阶段

　　1. 主动热情的接待患者，进行详细的自我介绍、入院介绍、科室介绍，提供给患者住院的资讯。

2. **初步评估（入院 24 小时）** 以自身良好的沟通技巧和诚恳、热情的态度赢得患者的信任，通过观察、访谈及使用便捷心理测评工具（图 2-11-3），初步评估患者主要的心理状态；患者的期望和展望；患者心理或行为上的困难。需要注意的是，心理评估贯穿于整个临床心理护理的实施流程中，评估应遵循综合评估原则、动态实时原则。

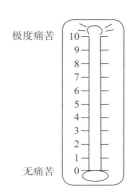

亲爱的患友：您好！
　　首先感谢您对我院的信任，我们全体医护人员衷心希望与您携手共抗病魔，并祝您早日康复！
　　在疾病的治疗和康复中，您可能会因为一些身体或心理上的不适而产生痛苦的体验。作为医护人员，我们非常希望能够了解您的痛苦并提供专业的帮助。
　　请您认真填答这份短小的问卷。

极度痛苦
10
9
8
7
6
5
4
3
2
1
无痛苦 0

请看这张图，数字由 0 到 10 表示痛苦程度：0 代表无痛苦，10 代表心理极度痛苦。请您选出最符合您近一周所经历的平均痛苦水平的数字画"○"。

图 2-11-3　心理痛苦温度计

（二）患者住院阶段

1. **深入评估** 深入评估的重点是患者心理反应的性质、程度及其主导原因，以便为其制定心理护理干预对策提供依据。深入评估采用深入访谈或选用更具针对性的心理测评工具。如：焦虑筛查问卷（GAD-7）、抑郁情绪量表（PHQ-9）（见表 2-11-3、表 2-11-4）。

表 2-11-3　抑郁情绪量表 PHQ-9

在过去的两周里，你生活中以下症状出现的频率有多少？把相应的数字总和加起来。

条目	没有 （0 分）	有几天 （1 分）	一半时间以上 （2 分）	几乎每天 （3 分）
1. 做什么事都没兴趣，没意思				
2. 感到心情低落，抑郁，没希望。				
3. 入睡困难，总是醒着，或睡得太多嗜睡。				

续表

条目	没有 (0分)	有几天 (1分)	一半时间以上 (2分)	几乎每天 (3分)
4. 常感到很疲倦，没劲。				
5. 口味不好，或吃得太多。				
6. 自己对自己不满，觉得自己是个失败者，或让家人丢脸了。				
7. 无法集中精力，即便是读报纸或看电视时				
8. 记忆力下降				
9. 行动或说话缓慢到引起人们的注意，或刚好相反，坐立不安，烦躁易怒，到处走动				
10. 有不如一死了之的念头，或想怎样伤害自己一下				
总分：				

表 2-11-4　焦虑症筛查量表 GAD-7

在过去的两周里，你生活中以下症状出现的频率有多少？把相应的数字总和加起来。

条目	没有 (0分)	有几天 (1分)	一半时间以上 (2分)	几乎每天 (3分)
1. 感到不安、担心及烦躁				
2. 不能停止或无法控制担心				
3. 对各种各样的事情担忧过多				
4. 很紧张，很难放松下来				
5. 非常焦躁，以至无法静坐				
6. 变得容易烦恼或易被激怒				
7. 感到好像有什么可怕的事会发生				
总分：				

2. 心理护理分级。

心理护理分级标准见表 2-11-5。

表 2-11-5　心理护理分级标准

量表得分	分级	分级说明
5～9分	Ⅰ级心理护理	轻度焦虑、抑郁
10～14分	Ⅱ级心理护理	中度焦虑、抑郁
≥15分	Ⅲ级心理护理	重度焦虑、抑郁

3. 各层级心理护理措施　实施流程见图 2-11-4。

Ⅰ级心理护理：医护人员通过与患者接触，根据患者透露的信息和应对方式敏锐地了解其心理状态，察觉、鉴别患者的心理护理需求。该层级应用的基本心理护理技术包括：①倾听技术。护士应基于接纳的倾听、积极的倾听、认真的倾听、关注的倾听。同时，避免打断或臆断、不急于下结论、不忽略小问题、不干扰、转移话题、询问过多、概述过多、不当情感反应。②共情技术。通过的言行，深入对方内心去体验其情感与思维；借助知识和经验，把握求助者的体验与其经历及人格的联系，更深刻理解其心理和具体问题的实质；应用技巧，把自己的共情传达给对方，表达对其内心世界的体验和所面临问题的理解，影响对方并取得反馈。③积极关注技术。护士通过关注患者的言语和行为的积极、光明、正性一面，促使患者利用其自身积极因素而发生积极变化。

Ⅱ级心理护理：护士应有效评估患者心理状态，有目的、有意识地了解患者对疾病的认知、理解及其对健康的期望值等，帮助患者处于良好的情绪状态。该层级由经过培训的护士，采用问题管理加策略中的减压策略（呼吸训练）、问题管理、行为激活（鼓励参与活动）、巩固人际关系（社会支持）策略开展心理护理（表 2-11-6）。

表 2-11-6　问题管理加四大策略实施清单

干预策略	干预目标	策略要点
压力管理策略	1. 患者了解压力的诱因 2. 患者熟练掌握呼吸训练 3. 通过该策略的干预，使患者达到放松减压目的	1. 自我介绍及取得患者同意 2. 解释患者压力来源与诱因 3. 解释为何"减压"有效用 4. 指导患者如何进行呼吸训练 5. 给予练习的时间

干预策略	干预目标	策略要点
问题管理策略	1. 使患者相信问题管理策略可有效解决问题 2. 引导患者评估目前最困难的问题 3. 与患者共同订立可实施的计划 4. 解决实际问题	1. 自我介绍及取得患者同意 2. 解释问题管理策略如何帮助患者 3. 教授问题管理策略的步骤 4. 评估患者目前遇到的最困难的问题 5. 订立一个计划，使患者能在未来一星期内处理该问题
行为激活策略	1. 使患者了解逆境若不能及时走出，常常导致焦虑、抑郁情绪 2. 引导患者增加活动 3. 改善患者焦虑、抑郁情绪，更有自信地解决实际问题	1. 自我介绍及取得患者同意 2. 解释逆境可能导致人们陷入情绪低落和不参与活动的恶性循环 3. 向患者解释情绪低落和不参与活动的问题并不罕见 4. 引导患者增加活动，打破这种情绪低落及不参与活动的恶性循环
社会支持策略	1. 使患者意识到社会支持的重要性 2. 使患者能够找出身边对心理、疾病恢复有帮助的、可利用的社会支持 3. 使患者能够运用良好的人际关系及社会支持	1. 自我介绍及取得患者同意 2. 向患者解释获得和运用良好的人际关系和社会支持的重要性 3. 帮助患者找出至少一个可以为他们给予社会支持的力量 4. 协助患者计划如何有效利用社会支持

Ⅲ级心理护理：即转介至心理治疗。当通过评估发现患者心理反应过度或出现精神症状，护士凭借自身能力不足以帮助那些心理危机的患者时，取得患者和家属同意后，转诊临床心理科或精神专科进一步治疗。

4. 效果评价，策略调整　干预后应及时评估解患者心理的动态发展，评价心理护理干预的效果，并及时调整心理护理策略。

（三）患者出院阶段

根据患者心理护理干预效果的小结和最终的分级，做好出院阶段患者的心理护理。对于最终评定Ⅰ级心理护理的患者，做好常规的出院护理。评定为Ⅱ级或Ⅲ的患者，在征得患者及家属的同意后，转诊临床心理科或精神科进一步治疗（图2-11-4）。

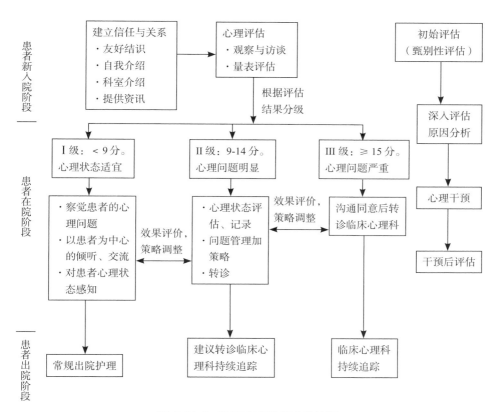

图 2-11-4　临床心理护理实施流程

七、多元化健康教育

健康教育是通过信息传播和行为干预，帮助个人和群体掌握卫生保健知识，树立健康观念，合理利用资源，采纳有利于健康行为和生活方式的教育活动与过程。随着时代变迁，医院健康教育体系的构建必将逐步细化、多元化，更加注重"以人为本"，以及移动互联网时代，新媒体和大数据等科技手段兴起的要求和特点，也是符合最新政策文件要求的必然之举。

现代医院多元化健康教育以行为阶段转变理论模式为指导，该模式又称跨理论模式（trans-theoretical model，TTM），是由美国心理学教授普罗察斯卡于 1983 提出的。该模式是在广泛借鉴多种行为干预理论的基础上逐步整合而成的一种有目的的行为转变模型，它以社会心理学为理论基础，强调个体在行为改变方面的决策能力，认为人的行为变化呈连续且渐进地螺旋式发展，通常要经历 5 个不同阶段，即无意图阶段、意图阶段、准备阶段、行动阶段和保持阶段，并指出改变行为采取的干预措施必须与个体所处的变化阶段相匹配。这就意味着多元化健康教育需根据不同个体、不同时期、不同的健康需求和心理状态，针对性地对患者进行专业、系统、循序渐进的健康指导。

多元化健康教育过程包括入院后、住院中和疾病康复后（和／或出院后）；内容涵盖疾病的诱发因素、发生和发展过程、可采取的治疗、护理方法、有关检查的目的和注意事项、饮食和活动的注意事项以及疾病的预防和康复措施等，实施的过程中，应遵循健康教育内容个体化、载体多样化及形式逐渐智慧化的要求。

（一）入院健康教育阶段

1. 入院向患者／照顾者介绍住院环境、入院须知、规章制度、主管医生、责任护士、作息时间、探陪制度等；

2. 随同主管医生共同对患者／照顾者做好入院评估，针对个体的主诉、症状体征、自理能力、心理状况开展相应的健康教育；

3. 采用健康手册、海报、宣教单等方式向患者／照顾者讲解各项相关检查的目的及注意事项，给予预防压力性损伤、跌倒、坠床的安全指导。

（二）住院健康教育阶段

1. 采用图文手册、视频、音频等方式向患者／照顾者评估摄入食物种类、总量的方法，基本饮食、治疗饮食及实验饮食等的分类和注意事项。

2. 针对紧张、焦虑、抑郁患者，必要时开展放松疗法、音乐疗法、经穴情绪释放疗法等，对患者／照顾者进行有效心理疏导和情志干预。

3. 指导患者／照顾者合理用药，告知用药目的、方法、剂量、时间、注意事项及不良反应。

4. 围手术期可通过宣教视频、宣教手册、电子链接等向患者／照顾者讲解术前准备事宜、术中配合、术后须知、自我监测及术后康复的相关知识。

5. 出院前发放科普读物、思维导图、便携式病情识别卡片等工具，向患者／照顾者普及预防疾病复发、并发症及残障后生活自理相关知识，给予患者健康行为指导，养成良好的生活习惯，规律作息，按时服药等。

（三）社区／家庭健康教育阶段

1. 评估患者家庭康复环境，识别危险因素，对危险因素进行预防和干预。

2. 可通过微信、QQ 等软件建立康复打卡群，每日发送锻炼视频进行打卡，监督落实并及时纠正。

3. 定期开展家庭访谈，询问和督促患者出院后的药物服用、康复锻炼情况，强化遵医行为。

4. 指导患者 / 照顾者快速识别疾病加重的危险信号，如何正确呼救和自救，协助转诊。

在实施健康教育的过程中，应注重个体化需求，针对患者年龄、性格、文化程度、疾病特点、健康素养、家庭环境等制定因人而异的健康指导，有的放矢地解决患者现存的健康问题，达到教育个体化、科学化、系统化的目标。随着我国已经全面进入"互联网＋"时代，健康教育也应搭载互联网快车，使其信息化、电子化、数字化，健康教育内容图文并茂、富含直观的讲解视频，使健康教育更具有画面感和生动性，值得注意的是，作为信息化时代的产物，智慧健康教育的实施不能脱离医护人员的口头讲解，应该二者有机结合，在未来实践中，应根据患者心理状况及实际需要，建立医护人员引导下的更加全面和实用的健康教育方案。

第三节　卓越护理服务模式

一、患者家属全程参与

家庭成员作为患者的主要照顾者，与患者在行为、认知及情感上相互影响，在患者疾病治疗、康复过程中有积极作用。家属全程参与型护理即在临床护理工作中，将患者家属参与为中心的思想融入护理程序、操作程序及健康教育程序，对家属进行培训和教育，鼓励其家属全程参与护理决策和自理，充分发挥其主观能动性的一种新型的护理模式。

近年来随着医疗技术的发展，传统的医学模式已向生物 - 心理 - 社会医学模式的转变，WHO 第 69 届世界卫生大会提出，以人为本的综合卫生服务框架的战略之一是要赋权给个人、家庭、社区及非正式护理人员，让其积极参与到患者的疾病治疗与康复中去，明确强调以患者及家庭为中心的护理，卫生保健提供者、患者、家属之间是互利的伙伴关系。自 1992 年美国成立以患者家庭为中心协会开始，这一护理模式逐渐正规化并被各国进行推广。现广泛应用于儿科、重症、老年、慢性病等各个领域，并取得积极影响。

随着我国卫生健康事业高速发展，居民对健康产生了更高层次的需求，构建合理的医疗决策模式，建立"以患者为中心"的医疗服务体系，成为医疗体系的改革的迫切需求。分担决策（shared decision-making，SDM）是医疗卫生服务的发展趋势，其鼓励患者参与医疗服务决策过程。患者家属全程参与对于改善患者预后、促进患者康复、提高患者生活质量及卫生服务成本均具有十分重要的意义。整个家属参与护理过程，可以使疾病得到最大程度恢复，同时也可以提高家属对疾病的了解，间接消除患者家属的不确定感，增强其对患者照护的信心。

（一）参与人员

在整个诊疗服务过程中参与者由家庭成员、医护人员以及医疗保健人员组成。其中家庭成员可以是患者的亲属或其他重要人员，如在患者的生活中起重要作用的配偶、朋友或社会支持人员等。医护人员为责任医生、责任护士、责任组长、护士长等，责任护士在参与过程中起到主导和桥梁的作用，负责指导患者及家属参与诊疗全过程，提高患者的健康素养。

（二）参与前准备

1. 参与前医务人员的培训 科室通过开展培训、开设教育课程等教学方式，使医务人员了解家属参与医疗护理活动的临床意义，增强沟通及信息传递能力，保证医护人员在家属参与医疗护理活动的过程中执行一致的规则标准。最终在减少信息冲突和家属困惑感的同时，促进家庭参与制度的落实和医务人员与参与者间的舒适互动。

2. 参与前家庭成员的培训 由护理人员对家属进行培训，帮助其掌握参与所需知识与技能并树立自身角色不可替代的信心显得尤为重要。培训内容包括科室环境介绍、护士工作流程、医疗操作的目的及重要性、与患者沟通交流的技巧等。培训形式多以现场授课或结构化研讨的形式展开，并通过提供书面信息册和／或指导性网站辅助参与者全面而详细地理解培训内容。培训后，护士对其知识、技能的掌握情况进行考核以确保其拥有参与资质，并通过持续培训、现场监督与指导和参与后及时反馈沟通不断巩固培训效果。

（三）具体内容

1. 环境维护 ①严格遵守探视制度，实行门禁管理，遵守病区作息时间，按时开关电视广播；②不在病区吸烟；③严格按照自带生活物品清单，放在病区规定位，保持病房整洁；④保持安静，不在病房大声喧哗，陪护不串病床，不坐床，不在公共场所谈论患者病情，不向窗外、地面倒水及垃圾；⑤维护配餐间的整洁。

2. **身份核查**　①携带身份证及社会保障卡就诊，预留真实的联系电话及详细家庭住址；②全程佩戴手腕带，便于配合反复核对；③各项诊疗、操作前必须双身份核查；④医保审核。

3. **知情同意**　①入院时提供患者真实病情及相关信息；②告知签字，参与医疗护理决策：患者在病情变化时、有创检查及风险处置前、变更治疗方案、贵重药品使用、危急重症患者病情变化、手术等情况告知后，需要配合尽早做出诊疗决策，并签署书面同意书。

4. **安全防范**　①住院期间不准外出、不请假、不外宿；②不擅自邀请院外医生诊治及使用院外带入的药物；③患者/家属不随意调整医疗设施、设备，不调节输液速度和相关参数；④意外伤害的防范；⑤管路维护；⑥遵守消防安全规定，不自带大功率电器及燃具。

5. **复诊预约**　①知晓复诊预约途径；②妥善保管出院资料或复诊卡，根据医嘱规定的时间按时复诊。

6. **健康教育**　①双向沟通，建立信任；②提供真实信息，建立健康档案；③开展健康评估；④共同制定诊疗、护理计划；⑤充分利用互联网平台等开展多形式健康教育；⑥信息交流与效果反馈；⑦制订院后护理计划或处方。

7. **康复协助**　①进食能力；②个人卫生；③二便能力；④日常生活能力；⑤活动能力；⑥预防并发症；⑦社会生活能力。

二、医护一体化管理模式

20世纪上半叶，临床医疗"以疾病为中心"，护理工作与医疗工作分别进行，医患及护患之间是两条平行线，是一种分体式管理，效率相对较低，影响临床护理服务质量。同时，护理工作依附于医疗，很多时候护士只是机械地执行，缺乏主动思考和融会贯通，护士主观能动性被制约。21世纪"以人为中心"的整体护理工作模式在各大医院普遍推广，成效显著。在此背景下，国内开始探索并推广"医护一体化"工作模式，即以患者的需求为起点，以患者的满意为结果，医护团结合作，强调协作式管理，调动患者及家属的积极性，共同战胜疾病，完成医疗服务过程。

医护成组责任制管理是"医护一体化"模式中的一种具体体现，其基本管理模式是：由一名医疗组长和一名护理组长共同带领若干不同层级的医师与护士，组成固定的小组共同管理患者，全面负责本组患者所有治疗护理方案和措施的制定与实施，为患者住院期间以及出院后提供全程的、连续的优质医疗护理服务。

（一）培养及选拔医疗和护理责任组长

根据疾病方向培养专病护士，公开竞聘医疗护理责任组长。责任组长竞聘上岗，医疗组长参与投票。分别通过 PPT 展示，个人演讲介绍自己的学历职称及专科特长和经历，由医院领导、本科室及相关科室科主任护士长担任评委，形成稳定的医护合作团队。护理组长要求主管护师或高年资护师（5年以上），专科 / 专病护士，责任心强。

（二）成立医护成组责任制小组

病房实行"5 固定"：医生、护士、患者、病种和床位，成组的医疗护理组长主攻疾病方向一致，分管患者一致，固定本组医护人员，固定小组床位数和编号。同时每组分别设立护理副组长一名，护理组长固定周一到周五上白班，周六周日由副组长代管本组患者。护理组长负责危重、手术、新入院及特殊患者的管理、本组所有护理工作质控、所有出院患者回访、终末病历质控。

（三）制定医护成组工作流程

护理责任组长以提升能力，以专科能力为保障，落实"五大目标"为核心，落实护理质量五级控制。落实医护成组责任制交班流程、查房流程和全病程管理流程。在科主任和护士长指导下，护理组长和医疗组长及管床医生一起查房，共同探讨患者问题，护士"知其然、知其所以然"减少医护耦合性差错，有效沟通，全面掌握患者心理状态及病情变化，并实施相应的管理措施；对于危重以及疑难杂症患者，需认真讨论及分析患者病情，找到其现存问题，共同制定、完善诊疗方案，为患者解决现存的及潜在的问题。

（四）医护成组对患者实施全程管理

在院阶段，成组医护共同对患者实施围术期管理，共同对患者实施健康宣教和心理疏导，向患者讲解疾病相关知识和注意事项，全面提升疾病知识掌握度，共同实施术前、术后康复训练指导。出院前医护人员有计划向患者和家属交代注意事项并简要考核，发放健康教育手册。为患者建立个人档案，同时建立医护患微信群，出院后给予电话 / 微信回访和指导，强化其正确行为习惯，树立正确的健康观念，提高依从性，有效改善患者生活质量。

医护成组责任制管理模式通过主管医生、责任护士共同管理同一组患者，真正实现了医护一体化，使医护之间配合更加默契，齐心协力为患者服务；医生手术、会诊期间更加放心；使患者有归属感和安全感，让患者舒心放心；真正体现了优质护理服务的内涵；同时，也激发和促进了护理人员对专科／专病相关知识的学习和掌握。总之，医护一体化管理模式可实现管理专业化和护士的自我价值，充分调动护士主观能动性和工作激情，提升团队精神及整体素质，实现护士与医生高效合作，提升服务意识，实现护理规范性发展。

三、围术期加速康复外科

ERAS 以循证医学证据为基础，通过外科、麻醉、护理、营养等多科室协作，对涉及围手术期处理的临床路径予以优化，通过缓解患者围手术期各种应激反应，达到减少术后并发症、缩短住院时间及促进康复的目的。ERAS 相关路径的实施有助于降低术后并发症的发生率，加速术后康复，缩短术后住院时间。围术期加速康复外科包括术前、术中、术后三部分内容。

（一）ERAS 的核心项目及措施：术前部分

1. 规范术前准备，构建多学科协作。ERAS 实施团队，成立围术期质量管理委员会，充分发挥其职能，加强与外科病房的沟通及管理；实施围术期患者安全管理制度，围术期护理相关问题及对策，术前准备规范，手术患者交接、身份识别、切口标识、转运、引流管等规范培训；开展围术期护理质量查房，提升术前准备质量，利用信息化的手段监控首台开台时间，防止因术前准备不完善或不及时而影响首台。

2. 术前宣教，在术前通过口头、书面、多媒体等形式向患者及家属实施术前宣教，缓解患者紧张焦虑情绪，取得患者及家属理解与配合，降低并发症发生率，促进术后快速康复。

3. 术前禁食禁饮及肠道准备，无胃肠道动力障碍患者术前 6h 禁食固体饮食，术前 2 小时禁食清流质。外科手术患者不常规进行肠道准备。

（二）ERAS 的核心项目及措施：术中部分

1. 全面优化 ERAS 工作流程，提高工作效率，缩短手术时间

（1）术前准备前移，确保准点开台。根据手术要求，将专科手术仪器、设备、体位架、常规用物固定在相应手术间；于患者进入手术间前，器械护士备齐所需手术用物放置在手术间，巡回护士做好手术间平面卫生、特殊手术仪器设备及用物的准备。

（2）缩短接台手术空台时间。巡回护士关闭切口前电话通知病房护士

站，提前为接台手术患者做好术前准备。接台手术患者提前接入术前等候室，由专人做好术前准备。术后患者入复苏室进行麻醉复苏，由专人集中护理，巡回护士指导监督工勤人员及时完成接台手术间卫生。

2. 多举措强化围术期 ERAS 护理管理，保障患者安全，促进术后快速康复

（1）提高手术部位标识正确率。术日晨病区护士与手术室护士交接手术患者时，双方共同查看手术部位标识，并与病历资料核对标识位置是否正确，同时邀请患者或家属一同参与核对。

（2）严格执行手术患者安全核查制度，提高手术安全核查正确执行率。

（3）规范体位摆放，预防压力性损伤。术前针对压力性损伤高风险手术患者进行全面、专业的风险评估，采取综合措施预防压力性损伤发生。

（4）严格执行手术物品清点制度，防止异物存留发生。巡回护士与洗手护士严格执行《手术物品清点制度》，并做好记录。

（5）落实深静脉血栓综合预防措施，预防术中深静脉血栓发生。术中严格按照《术中深静脉血栓预防》规范，采取综合干预措施预防术中深静脉血栓。

（6）全面实施低体温综合预防措施，防止低体温发生。术中严格按照《术中低体温预防》规范，采取综合干预措施预防低体温。

（7）规范手术患者感染预防与控制，降低手术切口感染率。手术间严格按照《手术室感染预防与控制》要求，规范手术人员着装，手术室环境表面清洁与消毒、物品灭菌、废物管理，感染防控监测，职业防护等操作，采取相应的措施降低手术切口感染。

（8）规范标本管理，提高手术标本正确处理合格率。术中严格按照《手术标本管理制度》，规范管理手术中标本。

3. 精进专科护理，提升服务水平，缩短手术时间

（1）手术器械"个性化"，方便医生术中操作。根据手术医生的手术习惯及特殊需求购置专科手术器械，满足医生的"个性化"需求，提高手术配合质量。

（2）手术护士"专科化"，提高专科护理水平。实行专科管理，采用专科手术组人员固定及轮转制度，成立以手术专科为单位的手术团队配合小组，以提高专科手术配合质量。

（3）手术配合"固定化"，提高手术配合质量。根据外科手术专科分布特点，将其分为不同专科及亚专科，每个专科固定手术间，并将专科组长、资深或专科业务能力强的护士固定手术间。

（4）落实人文关怀，做好服务保障，提升卓越护理品质。一是"母爱式"服务，精准对接儿童患者。患儿家属着装规范进入复苏室陪伴患儿，利用提前准备好的玩具安抚患儿，减少术后患儿哭闹，降低复苏期患儿风险的发生。二是"信息化"服务，让家属安心等候手术。设立温馨、舒适的家属等候区，建立信息平台及时反馈患者手术进程，缓解家属焦虑、担忧的心理状态。三是"多模式"健康服务，全面答疑解惑。采取线上＋线下相结合的健康宣教模式，做好手术患者及家属的健康宣教。

（三）ERAS 的核心项目及措施：术后部分

1. 预防术后恶心呕吐，采用针灸、补液等方法预防恶心呕吐。日间手术患者可采用最小剂量的阿片类药物，足够液体量，降低恶心呕吐风险。

2. 术后疼痛管理，推荐采用多模式镇痛方案。

3. 术后饮食，术后引导患者根据耐受性尽早恢复正常饮食，当经口摄入少于正常量的 60% 时，应添加口服营养补充。

4. 患者血液管理，建立血液管理专家小组，对围术期患者进行评估与诊疗。术后进行贫血筛查，术后 1～3d 复查，根据结果进行对症处理。

5. 术后早期下床活动实施方案，组建多学科团队，实施早期活动相关健康教育，开始下床活动前实施安全性评估，并制定好护理计划。术毕清醒后即可取半卧位，术毕当晚坐在床上或床边 2 小时，术后首日下床活动 1～2 小时，步行距离＞100m，次日步行距离＞200m，逐日增量。首次下床时由护士帮助，之后的活动由家属或护工陪同。

6. 出院随访及结果评估，在患者出院后告知患者再入院的"绿色通道"，24～48 小时内应常规进行电话随访及指导。

四、标准化沟通（SBAR 沟通模式）

医疗以贯彻医疗护理质量、安全和服务的持续改进为核心内容，在影响患者安全的因素中，医护间沟通障碍已经成为 60% 以上警讯事件的主要原因之一。在临床工作中，很多护士与医生沟通患者病情不加以思考。大多数护士向医生汇报病情时通常仅描述看到的表面问题，他们更多时候只充当传话筒的角色，缺乏对问题进行深入分析和思考。临床工作中尚存在漏项、缺项、条理不清晰和重点不突出等问题，影响医生的判断及处理，护士因此在医疗体系中处于"被动"角色，其职业价值与护理内涵都有待提升，使医生对护士的认可度降低，不利于医护团队协作和学科的发展，不利于患者康复。

SBAR 沟通模式最早被用于美国海军核潜艇和航空业，在紧急情况下保证了信息传递的准确性、及时性和有效性。国际医疗卫生机构认证联合委员会提出执行标准化的交接沟通，能够促进有效的交流。2017 年中国医院协会将"加强医务人员有效沟通，完善医疗环节交接制度，正确及时传达关键信息"作为患者安全十大目标之一。标准化沟通模式又称 SBAR 沟通模式，是一种以证据为基础的快速有效、结构化、标准化的沟通模型，包含现况（situation）、背景（background）、评估（assessment）、建议（recommendation）4 个部分。医护人员正确应用 SBAR 沟通模式能够有效避免患者交接、医护沟通中重要信息的遗漏，减少和避免不良事件的发生。

（一）建立 SBAR 沟通模板

成立了 SBAR 标准化沟通模式管理小组，由科主任和护士长牵头，成员为各组医疗护理组长和外出学习的护师及以上职称人员组成。根据 SBAR 沟通模式要求和专科疾病特点修订科室常见疾病症状 SBAR 沟通模板。模板包括 S（现状）：患者的床号和姓名、存在的问题（要沟通的问题或传达的情况）；B（背景）：患者的主诉、入院诊断、重要的病史、已接受的相关治疗、入院后的病情变化和检查数据（问题的依据及分析）；A（评估）：患者的异常反应，异常检查报告值、患者的心理状态、对问题的评估、观察要点；R（建议）：已采取的护理措施、对问题处理的建议，你希望医师或下一班责任护士做什么。根据应用场合特点，也可制定个体化 SBAR 沟通表或 SBAR 报告表。

（二）培训医护人员正确应用 SBAR 沟通模式

培训方法包括授课、病例演示、角色扮演、临床实践指导和情景模拟比赛。由科主任或者护士长介绍什么是 SBAR 沟通模式，应用 SBAR 沟通模式的目的、意义和重要性，以及 SBAR 沟通模式用于什么情况。护士长和外出学习人员对成组的医护进行培训，内容包括 SBAR 沟通模式的概念、模板内容、使用方法、注意事项及考核。医护同组责任制管理模式下的组别实施分组培训过关，每组选出表现最佳人员参加科室 SBAR 沟通情景模拟比赛。每日晨交班会上夜班护士对于班上患者出现的病情变化实行 SBAR 分析，科主任和护士长针对薄弱环节进行讲解，促使其提高。

（三）SBAR 沟通模式应用考核

由科室 SBAR 标准化沟通模式管理小组定期对应用情况实行考核。考核方式有组内考评和科室考评两种；考核内容为对本科室修订的常见疾病症状 SBAR 沟通模板内容的熟悉和掌握情况，以及在病情汇报和交接班时使用的准确率。每周各组医疗组长、管床医师分别对责护组长和责任护士在病情汇报应用 SBAR 沟通模式方面给予打分和评价。打分从现况（S）、背景（B）、评估（A）、建议（R）4 个方面进行，4 周的成绩汇总为这个月该护士实际应用 SBAR 沟通模式的得分。月底各组组长分别对组员对该组常见疾病症状 SBAR 沟通模板内容的熟悉和掌握情况进行评价。两个打分汇总为该护士组内考评最终得分。科室考评每季度 1 次，在科主任和护士长指导下，由科室 SBAR 标准化沟通模式管理小组对全体护士考评。考评分 2 个模块，分别是理论考试和情景案例展示。考核是否形成 SBAR 沟通思维、信息传递是否准确和及时，是否体现病情变化，建议是否合理有针对性。

（四）质量控制

SBAR 标准化沟通模式应用过程中，为确保措施落实的长期性及有效性，在科主任指导下护士长牵头制定考核制度，制定检查表。根据医疗组长、管床医师的打分和评价及护士交班报告表，将应用情况纳入绩效考核。科室对执行好的护士及医护团队给予一定奖励，对不足之处进行一对一指导，培养护士形成 SBAR 沟通思维模式。

SBAR 沟通模式能够提高护士分析、思考和处理问题的能力，在患者发生病情变化时，护士能在其职责范围内先做处理，将对患者下一步处理建议告诉医师，形成互补型模式的新型医护关系。提高患者对医护团队专业能力的认可度，提高医师对护士工作的满意度，医、护、患三者之间的关系更加和谐，有效的保障了患者的安全。

五、家庭化产房

家庭化产房（LDRP）是一种先进的产科医疗服务模式，指产妇的待产（labour）、分娩（delivery）、恢复（recovery）、产后（postpartum）都在同一个产房中完成。该家庭化产房更加注重人性化关怀、温馨环境布置，有分娩所需的齐全医疗和生活基础设施，使产妇从入院至出院所接触的都是同一个服务团队。顺产产妇始终在家人陪同下，在独立的私密房间完成分娩全过程，无须转移。

20 世纪以来，随着医疗技术的进步及医疗模式的转变，生物 - 心理 - 社会医学模式越发在临床中得到重视，产科分娩也从提供单纯的分娩服务延伸至保健、预防及康复等多领域干预。一种替代传统的产妇需多次转移的产科医疗服务模式——家庭化产房应运而生，分娩恢复及产后一体化 LDRP 产房是产科医疗服务的新模式，是集待产、分娩、产后恢复和于一个房间内的产房，其更加符合产妇以及其家属的需求，可以使得产妇更加安全、舒适地完成分娩。家庭化病房是近年来医院改革的一个重点，它改变了传统产房严肃、单调的感觉，采用家庭式装修，营造温馨的氛围，给孕产妇以安全感，强调了孕产妇的需求，具体体现了以人为本的医疗理念。LDRP 产房是以家庭为单元，所有房间单人设计，其设备适用于除剖宫产以外的全部待产、分娩以及新生儿护理过程，以产妇为中心集中了设备和医护人员，提供待产、分娩、恢复和产后护理全程服务。具备增加临床安全、缩短产妇住院、促进母乳喂养、减少医院用工、减少物品需求、增加房间利用率等优点。LDRP 病房的建设可有效提高产科经济效益，促进自然分娩、降低剖宫产率，提升产妇与家庭对医院满意度及信任度等。

（一）产前健康宣教

1. 门诊人员资质 由主管护师及以上职称或已取得院级专科护士能力认证（初级专科）以上的资深助产士为产妇实施健康教育；

2. 门诊宣教内容 助产士根据产妇具体情况，实施针对性的健康指导，包括：孕期自我保健，异常情况的预防和识别，临产先兆以及分娩准备，产时配合，产褥期护理，新生儿护理等，并对其具体健康宣教情况及个体需求进行登记，在孕 36 周前，为其制定分娩计划；

3. 门诊宣教方式

（1）一对一健康咨询：助产士对产妇的心理状态、具体需求以及学历背景进行了解，为其实施一对一的健康咨询；

（2）群体集中授课宣教：通过集中授课的方式来为产妇讲解接受自然分娩的优点，指导母乳喂养方式以及减轻分娩疼痛的方法，鼓励其家属积极参与；

（3）体验式服务宣教：在孕 36 周后，组织产妇参观 LDRP 产房，消除其陌生感，减少对分娩的恐惧，促进其自然分娩的信心。

（二）产时全程陪护

1. 入院时

（1）产妇在进入 LDRP 产房后，产房助产士应积极对产房中的相关设施进行介绍，为其讲解分娩有关的知识，对其疑问耐心解答，确保产妇可在第一时间内联系到助产士。

（2）LDRP产房具有常规产房和产后病房的所有设施和功能，产妇家属可一直在旁陪护，助产士给予产妇一对一的陪护服务，即从产妇宫口开2cm至分娩后2小时及其产后护理。

2. 产程中

（1）第一产程：告知产妇可选择舒适的体位，指导其分娩球的使用方法，可适当协助其下床活动，嘱咐产妇可摄入少量的易消化、高热量食物，保证体力充沛。为产妇讲解分娩疼痛的特点，告知呼吸减痛的方法，若产妇对疼痛耐受力较差，则可在其宫缩期对腰骶部和腹部进行按摩。不断给予产妇安慰、鼓励，促进其提高分娩信心。

（2）第二产程：嘱咐产妇在宫缩时可进行腹压屏气，尽量在间歇期休息，从而更好地恢复体力。助产士及时告知产妇具体的产程进展，加强鼓励和支持。

（3）第三产程：在胎儿娩出后及时告知产妇和其家属，通过赞美性的语言来夸赞新生儿和产妇，增强其满足感和自豪感。协助新生儿接触产妇，实施母乳喂养的指导。

（4）第四产程：产后护理，助产士加强对产妇恶露情况、子宫收缩以及生命体征的观察，给予其会阴伤口卫生、饮食、休息等的健康指导。

（三）产后贴心服务

1. 产后护理　对新生儿实行"三早一晚"即早接触、早吸吮、早开奶、晚断脐。母婴专科护士调整产床模式，帮助产妇取舒适体位，通知等待区家属进入LDRP产房进行探视。产后实行母婴同室，出生后新生儿的常规护理及检查。如：新生儿沐浴、抚触、先心病筛查、听力筛查、疾病筛查均在房间内完成。

2. 产后随访

（1）分娩24小时后访视，实施床边访视。助产士访视时，应避开产妇休息和就餐时间，对其会阴伤口、恢复以及情绪情况进行了解，并适当地指导。

（2）电话随访：出院后，以电话的方式来对产妇的心理状态、恢复情况以及新生儿喂养情况进行了解，并适当指导。

（3）产后42天，嘱咐产妇来院复诊，对其恢复情况进行评估，并实施相应的指导。

六、互联网＋居家护理服务

居家护理是指护士为有护理需求、适宜在家进行护理的服务对象，在其居住环境中提供个性化的专业护理服务，进行预防疾病、促进健康及维护健康的护理过程。我国现行的医疗卫生保健服务模式 95% 的服务都发生在医疗机构内，居家服务占比严重不足。据此，我们需要补短板、强弱项，提高居家护理的服务供给，积极稳妥开展"互联网＋护理服务"。

"互联网＋护理服务"主要是指医疗机构利用在本机构注册的护士，依托互联网等信息技术，以"线上申请、线下服务"的模式为主，为出院患者或罹患疾病且行动不便的特殊人群提供的护理服务。目前，我国主要包括两种服务方式，一是居家护理服务，以"线上申请、线下服务"的模式为主，为出院患者或罹患疾病且行动不便的特殊人群提供的居家专项护理服务；二是设立互联网护理专科门诊，在线上为慢性病、特殊疾病患者或孕产妇等人群提供医疗行为相关的健康教育服务。

"互联网＋护理服务"的运行管理须依照《国家卫生健康委办公厅关于开展"互联网＋护理服务"试点工作的通知》和《国家卫生健康委办公厅关于进一步推进"互联网＋护理服务"试点工作的通知》文件要求，坚持"线上线下，同质管理"的原则。在实践中，要求从业人员在遵守现行医疗机构管理制度和行为规范的基础上，还要遵守与"互联网＋护理服务"相关的运行管理制度和行为规范。

（一）服务准入

1. **机构准入** 资质要求：①实体医疗机构需取得《医疗机构执业许可证》，具备家庭病床、巡诊等服务。②信息技术平台可选择由实体医疗机构自主开发或与第三方信息技术平台建立合作机制开发。第三方信息技术平台必须符合开展互联网医疗服务的资质要求。包括具备开展"互联网＋护理服务"要求的设备设施、信息技术、技术人员、信息安全系统等。软件要求至少包括服务对象身份认证、病历资料采集存储、服务人员定位追踪、个人隐私和信息安全保护、服务行为全程留痕追溯、工作量统计分析等。③准入流程：具备以上资质要求的实体医疗机构和信息技术平台按照国家与各省市的文件要求，由医院把资质材料提交上级政府相关管理部门审批；上级政府相关管理部门审批后发文即可获得准入。

2. 护理人员准入

（1）资质要求：①在本医疗机构注册，并在全国护士电子化注册系统有注册记录；②具备5年以上的临床护理工作经验；③具备护师及以上技术职称；④无违反相关法律法规及不良执业行为记录。

（2）准入流程：①具备以上资质要求的护理人员按照文件要求向本医疗机构提交审核材料。②医疗机构管理部门按照项目开展所需技术要求，对符合资质要求的护理人员开展培训，并严格对其项目服务能力进行考核。③考核合格后的护理人员可获得"项目培训合格证"，即获得该项目执业准入。④服务过程中，护理人员须执证上岗，并接受全流程的服务质量监管，如出现不符合资质要求的情形之一者将被取消项目执业准入。

3. 服务项目准入

（1）项目要求：①严格遵循国家与地方政府文件要求。原则上，服务项目以需求量大、医疗风险低、易操作实施的技术为宜。②地方卫生行政部门发布"正面清单"和"负面清单"对项目准入要求予以明确。③医疗机构结合实际，在调查研究群众服务需求，充分评估环境因素和执业风险的基础上，根据以上要求组织制订本医疗机构服务项目。

（2）准入流程：①医疗机构须成立"互联网+护理服务"项目管理组，负责项目准入审核工作。②根据"互联网+护理服务"的规范要求，申请科室须递交开展项目的名称、项目简介、注意事项、服务时长、服务周期、单次价格、服务区域、服务电话、服务申请信息、服务记录信息、服务耗材、知情告知书、服务人员信息等资料。③项目管理组在收到项目申请后，对申请材料需从合规性、可行性、完整性等方面组织评审。④评审通过的"互联网+护理服务"项目需在物价局备案。⑤备案后项目由项目管理组负责在"互联网+护理服务"信息技术平台完成系统录入。⑥获得准入资格的项目，项目管理组要对其实施效果进行评价，建立动态准入管理机制。

（二）服务与监管流程

1. 服务对象或其监护人申请服务流程

（1）客户端注册

1）登录"互联网+护理服务"平台客户端。

2）选择需要的服务项目，填写个人信息，包括：姓名、性别、身份证、联系电话、家庭签约协议、地址等。

（2）申请订单

1）详细阅读服务须知，包括服务资料和知情告知书等，填写预约申请信息，包括预约服务时间、地点、服务项目等。

2）提交预约申请信息、签订服务协议和知情同意并支付，订单审核通过后等待服务。

3）如有改变可以根据服务须知进行服务变更和服务终止申请。

（3）服务评价：服务结束后，服务对象或其监护人对服务人员所提供的服务流程、服务技术以及服务态度等进行评价。

2. 护理人员服务流程

（1）注册：须登录"互联网＋护理服务"平台服务端，填写个人基本信息，上传有效证件，包括身份证、护士执业资格证书、专业技术职称证书、项目培训合格证书等，签订劳务协议。通过审核并注册成功后才具有接单资格。

（2）接单：根据培训及考核情况，选择可开展项目类别与服务范围，等待平台审核与匹配服务。

（3）线上评估与判断：接到经过平台审核与匹配的服务申请信息后，与服务对象或其监护人进行线上沟通，对服务对象的疾病情况、健康需求、居家环境等进行评估与判断，对符合居家护理服务要求者则确认接单并提供护理服务。

（4）实施护理服务

1）准备：根据不同的服务项目及健康需求进行用物及自身准备，要求衣着整洁规范，携带相关证件（身份证和项目培训合格证）及居家护理工作箱（可在基础数量的情况下多备份一套用物）。

2）出发：前往服务地点时，需在服务端选择订单，点击"出发"按钮，此时平台开始全程跟踪。

3）到达：抵达服务地点，且在开始提供服务前，须在服务端选择订单，点击"开始"按钮。

4）线下评估与判断：在服务现场再次对服务对象的疾病情况、健康需求、居家环境等进行评估与判断，符合居家护理服务要求即可按照服务规范实施护理服务。

5）实施：严格按照标准流程及无菌操作、三查八对等规范进行护理服务；根据服务规范，在操作前后均要对操作部位进行拍照上传；对与服务对象或其监护人的沟通内容进行全程录音；根据服务对象的健康情况进行生活、饮食、运动、专项护理等方面的健康宣教；根据不同服务项目的要求客观准确地填写护理记录及耗材使用情况；完成服务后对服务流程和服务效果进行自我评价，并征求服务对象或其监护人的意见，不断改善服务质量；垃圾分类处理：将服务产生的医疗垃圾按要求进行分类后带回医疗机构或在附近的医疗机构按要求进行处理，并拍照上传；在服务端点击"结束"按钮。

6）安全风险防范：①路程安全：服务途中如遇到安全风险，及时电话通知信息技术平台；②人身安全：服务过程中如遇到人身安全问题，及时离开危险环境，并在服务端点击"一键报警"按钮，通知信息技术平台和医疗机构；③医疗安全：出现医疗安全风险时，在服务端点击"一键报警"按钮，通知信息技术平台和医疗机构，取得相关支持，同时采取应急干预措施。

3. 信息技术平台和医疗机构项目管理组的监管流程

（1）身份确认：购买/共享公安系统个人身份信息或通过人脸识别等人体特征识别技术进行比对核验，确认服务对象和服务人员身份信息的真实性。

（2）订单匹配：根据服务申请的项目、时间和场所与服务人员的信息进行智能匹配，推送订单信息至已匹配的服务端，等待接单；若在订单发出超过1小时后仍无人接单时，信息技术平台会再次自动发出通知，并人工干预，主动联系服务人员，促成订单接单成功。

（3）风险防控：为服务端提供手机APP定位追踪系统，配置护理工作记录仪和一键报警装置。在订单确认后，信息技术平台调用保险平台接口，为本次服务购买线上-线下服务保险，包括医疗责任险、人身意外伤害险。

（4）服务监管：信息技术平台要与当地政府监管平台连接，履行以下监管职能：

1）安全监管：当服务人员在路途中或服务过程中遇到人身安全风险发送求救信息时，信息技术平台要能自动启动应急预案，保障其人身安全；

2）质量监管：在服务完成24h内，查看相关护理记录（包括录音、影像资料等）和服务对象或其监护人的评价结果，若发现质量安全问题，及时与服务人员进行沟通，根据管理规范作出相应处理。

3）定期回访：对服务对象或其监护人进行定期回访并记录，评价护理服务效果。

另外，医疗机构与第三方互联网信息技术平台应当签订合作协议，在合作协议中，应当明确各自在医疗服务、信息安全、隐私保护、护患安全、纠纷处理等方面的责权利。医疗机构实施"互联网＋护理服务"，应当与服务对象或其监护人签订协议，并在协议中告知其服务内容、流程、双方责任和权利以及可能出现的风险等，同时签订知情同意书。还要与提供"互联网＋护理服务"的护理人员签订劳务协议。这些服务人员和服务对象，都需要通过契约管理明确各方的责权利。

七、智能随访

随访是指医院对曾在医院就诊的患者以短信、电话等通信或其他的方式进行定期回访，了解患者病情变化和指导患者康复的一种观察方法。有效的随访，使医护人员能够更好地了解患者的康复情况、心理状态及需求，及时、准确地给予健康指导，于患者，能够改善预后和生活质量；于医护人员，有利于提升医疗诊治及服务水平，提高患者满意度，且随访资料能够为科研产出提供数据支撑；于医院，基于随访反馈可及时调整医疗服务政策，改进医院的管理运营模式，提升医院的核心竞争力。

传统的随访大多由医护人员通过电话、短信方式进行，手动记录患者随访信息，分析随访结果。随着患者数量增多，工作量加大，随访工作逐渐流于形式，存在效率低、形式单一、信息量小、人力物力资源消耗大、时效性差、记录有缺失、数据统计分析工作异常复杂等缺陷，导致随访质量欠佳。

随着互联网、物联网及人工智能（artificial intelligence，AI）等信息技术的发展，通过信息化手段加强随访管理已经成为一种趋势。智能化随访系统也称云随访系统，是结合互联网、物联网及 AI 等主流技术，以专业的随访知识库为基础，从医院实际应用出发，针对医院患者随访服务信息化、特定人群后管理较为薄弱的现状，提供以医患沟通、院后随访和健康宣教为核心的服务平台，实现医疗机构和患者保持长期联系，并提供更为优质的院后服务，提升患者就医体验，从而显著提高医院的品牌价值与医疗服务质量。

（一）搭建平台

医院和科技公司合作研发或运用智能随访管理系统，使医护人员和患者可以通过应用程序、微信公众号等进行随访工作和沟通，建立一个高效、实时、结构化的随访管理系统，以便为患者提供标准化、系统化和优质化的院后服务。智能随访系统主要包括科室管理、患者管理、随访任务自动生成及提醒、智能语音辅助、医患互动、健康宣教、数据分析等多种功能，为医疗机构提供了专业化、智能化的管理模式。

（二）组建团队

由年资高、经验丰富的医生、护士组成团队，团队成员均具备良好的沟通、协调、表达能力，熟练掌握疾病相关治疗及护理知识。小组成立后先对所有成员进行专科知识、沟通技巧、平台使用方法的培训，合格后方可开展工作。同时，在团队内设置质控小组，拟定各类患者的随访评价维度，包括随访有效率、随访满意度、出院患者复诊率、专项评分表等，以便在后续随访工作中对随访质量进行监督和检查，发现问题及时整改，不断优化质量，改进随访模式。

（三）建立知识库

在系统上线前期，由专科的医护人员针对患者群体制定科学的"随访路径"，依据不同疾病患者的随访周期、随访内容、复诊时间、宣教资料等制定标准化、规范化的疾病随访模板库（包括随访表单库、健康宣教库、提醒短语库、疾病库、药品库等），再由平台的技术人员嵌入系统。

（四）患者入组并建立档案

患者进入随访计划的方式有三种：

1. 从患者列表获取　如随访规则要求患者满足某类条件，则由医院信息系统筛选完成后直接通过接口将患者信息以列表的方式传送至系统。

2. 自定义筛选　医护人员在创建随访规则时可自定义设置科室、诊断、手术、年龄等作为筛选患者的条件，随访计划生效后，符合随访规则的患者自动列入相应的随访计划中。

3. 医护人员添加移动 APP　移动 APP 为每位医护人员生成一个名片，患者关注医院微信公众号并绑定患者信息，微信扫描医护人员名片后，医护人员就可以在移动 APP 上看到患者信息，并将患者添加到对应的随访计划中。平台与医院信息系统（hospital information system，HIS）数据互通互联，支持入组患者信息一键导入、自动建档，实现患者基本信息、诊疗数据的一体化管理。

（五）执行随访

1. 随访任务自动生成及推送　系统会根据医护人员设置的随访计划，自动生成随访任务，在预设时间内发送随访提醒到患者的手机端，包括复查复诊提醒、健康宣教、用药提醒推送等，指导患者进行康复活动，并通过问卷的方式采集患者复查结果信息，全程无须医护人员再次手动推送。院后随访整个过程通过 AI 和微信等进行自动化随访，可极大降低医护人员的工作量。

2. **患者端智能提醒**　部分系统患者会在医院微信公众号中接收随访提醒，点击提醒可以打开随访任务，查看"关心提醒""复查复诊提醒""宣教文章"、填写"检查检验"结果、"调查问卷"等，患者填写提交后即完成本次随访，便于医生了解病情变化，及时进行干预。有些系统则采用 AI 机器人来完成部分随访工作，包括线上智能关怀、智能问答、智能提醒等方式，同时采用 AI + 语音识别的技术完成智能语音电话，取代传统人工电话，同时该技术还可在沟通过程中可识别患者语义，并在系统记录关键随访指标，通过大数据分析，有异常情况时及时通知医生处理，正常数据就汇总统计，供医生做诊疗参考，即完成随访工作。

3. **科普教育**　以专业的健康宣教知识库为基础，实现多种场景下的健康宣教工作。当患者出院时，分配随访任务后，可通过预先设置好的程序，实现批量自动化宣教推送，推送到患者微信、带链接短信、APP 等移动端。医护人员也可根据需要，针对某一群体 / 个体，手动推送宣教，实现个性化健康教育。同时根据患者医嘱及处方信息（如针对特殊药品），自动化地推送用药宣教，保证患者用药安全性。

4. **咨询指导**　通过系统上设置的沟通途径，患者可通过患者端移动APP 或互联网医院微信公众号等发起咨询请求，医护人员即可通过 PC 网页端和医护端移动 APP 与患者进行一对一医患沟通，咨询过程可采用文字、图片、语音、小视频、视频等多种形式进行沟通交流，及时答疑解惑，帮助异地患者减少来回奔波的劳苦和花费，更好地服务患者，拉近医患距离，能够让患者感受到医院的人文情怀，从而提高患者就医体验和患者黏度。

5. **健康监测**　部分系统运用物联网手段，患者可通过患者移动端APP，以蓝牙等连接方式，直接采集血压计、血糖仪及心电等设备的健康监测数据，数据直接上传到医生端，医生可随时查看，实现院外健康数据和院内医疗数据的连贯性。当异常情况发生时系统即可根据预先设置的提醒规则，提示患者，以及推送给相应的医生，确保患者的健康安全。

（六）随访反馈

患者每次的随访结果，院内医护人员会在第一时间收到，可以随时监控患者身体情况，及时给予患者合适的建议和诊疗服务。医护人员可通过医护端查看患者的住院记录、复查随访记录，以及随访计划完成情况，对于未完成随访患者直接推送或手动点击"任务催办"推送随访问卷到患者微信、带链接短信、APP等移动端，剩余仍未完成的患者，则采用人工电话随访的方式进行，实现多层次，多模式的随访全过程，避免失访、漏访。

（七）数据统计及分析

系统可针对不同类别的随访内容进行信息统计汇总、分析、导出，避免人工统计，如患者随访的执行情况和随访结果、随访成功率、满意度评价、问卷数据等，帮助医疗研究者收集病例资料，为临床科研提供统计数据。

智能随访系统利用信息化手段开展随访工作，实现在线随访功能，对于出院患者的信息收集、在线咨询、宣教等提供了平台支撑，让随访变得便捷、高效、有温度。在医护人员、医疗条件等资源紧张的情况下，保障监测的时效性。融合大数据、智能化手段，通过电话、短信、微信、语音等方式与患者进行沟通交流，简化操作，提高随访工作的可及性。同时，整合患者历史资料、诊疗资料、监测数据、标准化规范等相关信息，辅助医护人员优化随访内容，实现精准随访。大数据智能随访平台从随访对象入组、随访任务生成、随访执行、智能化辅助等方面探索了随访工作的标准化、智能化流程，使出院患者在院外持续得到医护人员的关注和康复指导，对于随访工作的开展具有积极的参考价值。

第十二章

行政卓越服务

第一节　树立医院行政卓越服务理念

一、医院行政卓越服务的基本规范

医院行政部门协调科室工作，科室请示行政部门，科室间商量工作，都是上情下达，下情上达，互通信息，商量事情。从沟通的角度讲是上行沟通，下行沟通，横向沟通，内外沟通，特殊沟通。每个人的工作都是服务工作，用命令口气，粗暴态度都不能协调好关系。工作好，服务好，患者满意，共同提高是大家的目标。

二、医院行政卓越服务基本原则

（一）患者至上

协调科室工作要本着快速、高效的原则，树立一切方便科室，一切为了患者的观念。做到让科室满意、患者满意、领导满意是医院行政部门和科室人员卓越服务工作的标准。

（二）诚信守约

卓越服务承诺要做到和树立感动服务品牌，力争做到顾客没有想到的我们能够想到；顾客想到的，我们能够做得更好。以员工的实际行动与患者交真心，诚意互通，使卓越服务落到实处。对患者或家属反映的医疗信息，做到一个不漏地处理，一个不漏地复查，一个不漏地将结果反馈相关部门，并对医院建设和科室建设有价值的信息给予奖励。卓越诚信守约，就是要为患者提供全方位卓越、快捷、满意的服务。诚信服务，诚恳待人，讲究信用，追求效率，树立现代医院良好的信誉和形象。

（三）及时到位

科室需要机关来人给予帮助和协调工作时，第一时间协助临床科室解决问题。在协调工作现场或者凡是在急诊科和科室抢救患者协调有困难时，必须坚持在第一时间到现场，需要及时与有关领导联系。坚持救死扶伤，实行人道主义的基本原则。良好的医德医风主要指医院、科室和员工在对待患者时应有一颗善良的心。

（四）沟通协调

协调工作过程中有矛盾时，要本着"左右兼顾，突出重点"的原则。解决矛盾不能激化矛盾，协调关系不能紧张关系，这是个艺术问题。

第二节　医院行政卓越服务的具体实践

医院行政管理需要将医疗质量与医疗安全落到实处，和全体医务工作者相互配合，一方面让患者得到最优质高效的服务，一方面让职工有尊严有价值地工作生活，更好地服务患者，解决病痛。

一、把质量管理放在第一

医疗质量是医院的生命，质量管理是医院管理的核心。医院始终把质量管理放在第一位，坚持不懈地抓好质量。医院行政管理部门的院务会，是决定医疗工作中重大问题，及时通报医疗工作情况的一项措施；全院病例讨论会，多学科共同讨论，在观点碰撞中共同提高医疗质量；医务部、护理部、医院感染控制中心、医院评价办公室等医疗部门负责人定期讨论碰头，落实和实施医疗工作。此外，医疗责任事故，处理结果与科室和个人绩效挂钩。通过这些会议，集中解决影响医疗质量的重要问题或关键问题。同时运用PDCA循环工具，促进医疗质量持续改进。这些措施都是医院行政管理部门在卓越行政管理中的体现，严抓质量，把人民的生命放在第一位。

二、突出医务人员的核心价值

树立管理就是服务的意识，医院坚持以患者为中心，全体医务人员为患者服好务；全院各管理部门为临床一线服务好。一是把"以患者为中心"作为强化管理的抓手和目的。不论是质量管理、安全管理、医疗护理管理还是行政管理，都坚持围绕患者开展。二是突出医务人员的核心价值，强化管理，加强员工激励和引导，增强其幸福指数，实现自身价值。

三、重视制度建设

重视制度建设，以制度管人，按规则办事。医院每年修订的医院规章制度根据工作性质和制度类别，分为党群、行政、医疗护理、教学、科研、财务和后勤保障八个系统。在认真总结、分析近几年医院管理经验的基础上，对原有的工作制度和岗位职责进行了补充、删减和修正，使之更加完善、更符合形势发展需要。在医疗质量方面，行政管理部门先后建立了医院医疗安全制度及相关问责机制、医疗安全评价指标及体系、医疗新技术申报和评审制度等，并持续加以改进和完善。

四、重视学科建设

医院要发展，学科是关键。随着疾病谱变化、医学科技进步以及人民群众就医需求的变化。医院需要积极顺应这种趋势，加强学科建设顶层设计，稳步推进学科集群化，不断实施专科精细化，努力打造特色更鲜明、结构更合理、竞争力更强的学科体系。

五、切实关心职工

医院管理者需利用各种途径，充分调动职工的积极性。把医院的发展与员工个人的发展相结合，对学科带头人大力宣传，实施名医名师工程；为青年技术骨干创造成才条件，为优秀人才提供脱颖而出的机会；通过改善职工福利、增加职工收入、出台职工健康促进计划，让广大职工切身感受医院发展所带来的实惠；充分利用工会、共青团等群团组织的力量，从集体活动、个人问题、生病住院等各个方面对职工予以关怀，体会到医院这个大家庭的温暖。唤起全体职工的集体荣誉感，让各个岗位的人员都有被认同感。

第三节　医疗纠纷卓越服务基本要求

一、医疗纠纷处置基本规范

医院的投诉，绝大部分是医疗工作投诉，即医疗纠纷。从全国医院情况来看，医疗纠纷呈上升趋势，而且有些非常严重。从社会、患者的角度来说，医疗投诉的增加是社会进步的表现，是患者法治意识的增强，维护个人权利的表现，是一件好事。医院有问题患者投诉，医院需要研究改正提高，促进整个医院的工作向前发展。从医院医务人员角度看，主要是不能马上适应市场经济的发展趋势，不能正确认识社会、医院、顾客的利益都是受法律保护的，再是医院长期为主导地位的是医师看病、患者求医的传统观念。

现代医院必须树立诚信、技术、服务、管理、患者至上的理念，医院要生存、要建设、要发展就必须参与医疗市场竞争，让患者自由选择医院、选择医师。医师为患者看病，应该感谢患者，是患者为你的医疗技术提高提供了可能，是患者为医院的建设和发展提供了经济来源，个人的发展和医院的发展都要感谢患者。

患者有意见投诉，是信任医院的表现，是关心医院的表现，是加快医院建设和发展的表现。我们没有什么理由不为患者做好服务工作，我们更没有理由不接待好、不处理好患者的投诉。积极、主动地处理顾客投诉吧，只有处理好患者投诉，患者才能相信医院，医院才能发展，才能更好地为患者的健康服务。

二、医疗纠纷处置基本原则

（一）全员参与意识

随着患者法律意识和被服务意识的不断加强，投诉现象可能会越来越多。对于患者的投诉，机关员工、科室领导、全院员工都要给予足够的重视。医务部是处理患者投诉和处理医疗纠纷的职能机关，应主动、热情地处理，绝不能推诿。医德医风办要积极参加，作为自己的重要职责。院务部、处要协调好有医疗纠纷时的秩序工作，防止事态发展和扩大。

（二）同情患者

接待投诉时态度和蔼热情，安排患者坐下，并倒上茶水，耐心倾听患者诉求。在患者诉说过程中不要打断患者的话题，目光平视患者，并表示理解患者的心情。要有同情感、责任感，尽快处理纠纷的紧迫感。

（三）多听少说

对患者的投诉应给予道歉，不要更多的解释，更不能有更多的借口、理由和辩护。注意讲话技巧，在患者情绪波动较大的时候，要有效地缓解紧张的气氛。

（四）诚实诚信

患者要求答复时，能当场解决的当场给予解决，当场不能给予解决的，应善意、友好地告诉患者答复时间，并承诺在一定时间内答复患者。

（五）说话算数

把患者投诉的问题记录好后，要尽可能在自己的职责范围内解决。如答复不了的，可以答复3天（或确切的日期）内有结果。服务品质是实事求是，承诺的服务条款，承诺的技术责任必须兑现，这样才能取得患者的信任。

第四节　医院总值班室卓越服务基本要求

一、医院总值班基本规范

医院总值班室是医院处理问题、反馈问题、接收问题、协调关系的中心，要面对上级的、下级的、社会的、顾客的等各种信息和关系，特别是遇到医患纠纷时，更是处于问题的焦点中。患者反映问题要找值班者，但处理纠纷又有相当的局限性，患者责难在所难免，当受到责难、批评时，要善于面对，维护医院和值班者形象，遇到难处理的事情时，要沉着应战，妥善处理各方面的矛盾和纠纷，履行好自己的职责。

医院总值班者要动态地掌握医院运行情况，了解医院情况，特点是连续性强，处理事情果断，熟悉医院情况，服务态度好，能力强。院总值班者的沟通、协调、处理突发事件和日常工作的能力与医院运行是密切相关的。院总值班室值班员的言行服务要求：上情下达，下情上达；协调关系，纠纷处理；外来信件、通知及时转送正确的人；到正确的地点处理异常情况；值班结束小结阶段，及时提醒下一班次员工要注意的有关问题，使医院情况运转正常。这是对一个院总值班员工卓越服务的基本要求。

二、医院总值班室基本原则

（一）坚守岗位

保证值班在位，不迟到不早退，不脱岗，着装整齐。保证值班室卫生，通信畅通。值班员 24 小时在位，交班岗位连续，恪尽职守，执行首见首问负责制。

（二）礼貌用语

接待来人应使用礼貌用语，面带微笑，语言亲切，对来人使用尊称，面向来人答话。

（三）热情接待

热情、主动地接待来院参观及办理有关事情的客人，为客人引路。把客人领到正确的地方，交给正确的人。

（四）耐心倾听

为患者提供全方位服务，让患者获得超出期望的满意。这样，对于前来投诉的患者，先稳定其情绪，耐心倾听诉说，向患者致歉，做好解释工作。针对患者反映的问题做好记录，现场能解决的立即妥善处理，不能当时处理的，联系相应部门来解决问题。问题处理不了时，陪同投诉者到有关部门当面交代清楚后礼貌离去。

（五）准确传送信息

对来电、传真等通知、信息，做好记录，及时交有关领导，对各种通知要追踪负责，落实到底。找出顾客要什么，说明那是什么，然后准确地满足那个需求。

（六）处理突发事件

急诊科、门诊、病房反映的问题及时联系、处理，重要问题到现场处理。对突发事件要做好协调工作，防止意外事情发生。值班在位、记录完整、协调及时、保证运行正常是总值班的重要职责。

第十三章

后勤保障卓越服务

医院后勤承担着为医院医疗、教学、科研、健康管理提供水、电、气、空调、物资供应等后勤保障任务，在医院后勤保障卓越服务过程中应牢固树立"安全第一、保障第一、服务第一"的后勤服务理念，弘扬"生命至上、人民至上"的服务宗旨，卓越的后勤保障服务必须在确保医院安全的前提下提供优质、高效、低耗等方面下功夫，充分利用现代信息化技术，构建全新的医院后勤管理体系，进一步推动医院后勤保障管理的规范化、标准化、精细化和信息化。从而保障医院后勤运维系统平稳、安全运行，推行医院后勤卓越服务。

第一节 安全后勤

医院安全是医院医、教、研各项工作正常开展的重要基础，随着社会的进步，医院大型设备、设施逐渐增多，风险隐患不断增加，医院又属于公共场所、人员相对密集，管理难度增加，因此，对医院后勤保障的管理提出更为严峻的挑战。防范危险，保障安全是每一位医院后勤保障工作人员的职责。

一、消防安全

（一）责任追究制度

消防安全实行网格化管理，严格实行"一岗双责"制度，全方位落实安全生产责任制，安全生产由所在单位、科室一把手负责。严格实行责任追究制度。

（二）安全巡查制度

建立、健全消防安全巡查制度，实现每日有巡查、月度有消防检查、重点部位有专项检查、重大节假日有消防隐患排查等措施，加强医院危险化学品安全管理，危险化学品严格实行台账管理，采购、储存、使用危险化学品符合国家《危险化学品管理条例》，过期、报废的危险化学品严格按照国家相关规定进行销毁处置，对危险化学品泄漏有应急处置预案。

（三）安全知识培训

加强消防安全知识培训，每年定期组织全员消防安全培训，树立消防安全意识，强化消防安全"四个能力"建设，同时定期组织消防演练，尤其是重点部位和重点岗位的消防培训和演练，积极营造浓厚的消防安全氛围。

二、水、电、气运行安全

（一）建立制度流程

医院水、电、气的安全运行是医院各项工作顺利开展的保障，因此，应建立、健全水、电、气安全管理的制度，规范水电气安全工作流程，全面建立各水电气各类应急预案并进行应急演练，保障医院水、电、气安全运行，防止发生安全责任事故。

（二）开展知识培训

定期组织开展后勤员工水电气专业知识和安全知识培训，提升员工专业素质和对紧急情况的处置能力。

（三）维护保养管理

加强后勤水电气设备、设施的运行、维护、保养管理，特种设备严格按照《国家特种设备安全监察条例》进行管理，主要运行设备应建立台账，设备运行、维护、保养有记录可查，特种设备操作人员持证上岗。

（四）巡察巡视

加强水电气设备、设施的巡视检查，实行分片划区管理，发现问题及时处理，巡视检查有相关记录。

三、安防管理

通过人防、物防、技防三级防护构建医院安防管理体系，建立安全防范管理制度和安全防范预警体系。

（一）人防

人防方面，在医院出入口、各楼栋合理安排安保工作人员，实行安全责任管理，实行安全责任负责制，设立警务室，建立安全巡逻制度，组织安保人员定时对医疗区域进行安全巡查，同时定期开展反恐知识培训、应急训练以及突发事件应急演练，有相关记录。

（二）物防

物防方面，在医院楼栋主要出入口配备可靠、有效的安检设备，安保人员配置短棍、长棍、催泪喷雾剂、防爆点击枪、防刺背心等带具有防御性的安防装备等。

（三）技防

技防方面，建立信息化技防体系，通过对医院区域内就诊人员、车辆、探视人员和重要物资进行实时监控、准确定位、轨迹跟踪、信息记录等直观地了解现场的一举一动，防止医闹纠纷、财务偷盗、医托、新生儿被盗等重大恶性事件的发生，并建立门诊诊室一键式报警系统，提升医院安保部门快速反应能力和突发事件应对能力，防止伤医事件的发生，保障平安医院的建设，提升患者和医务人员的安全感。

四、医疗设备安全

（一）建立设备台账

建立大型医疗设备台账，对大型医用设备进行全生命周期管理，以数据作为第一管理要素，有效的对医疗设备的运行、使用、维护、维修、保养进行全方位管理。有效的提高医疗设备使用效率，降低故障率，确保医疗设备安全、高效运行。

（二）建立设备巡检制度

建立医疗设备巡检制度，定期对各类医疗设备进行巡视检查，发现问题及时处理。

五、房屋安全管理

（一）建立房屋安全管理制度

建立、健全医院房屋安全管理制度、成立医院房屋安全管理领导小组和工作小组，责任落实到科室、落实到人。

（二）开展房屋安全巡查

加强房屋安全巡查，发现问题及时处理，杜绝违建情况发生，严防房屋安全事故发生。

第二节　服务后勤

医院后勤服务保障卓越服务总方针为坚持以"人民至上、生命至上、健康至上、安全至上"目标，强化"患者至上"的服务理念，构建"让患者更安全、让诊疗更有效、让患者更舒适、让医患更忠诚"的卓越服务体系。后勤服务包含维修服务、餐饮服务、物资配送服务、保洁服务等，服务过程中要注意语言、仪表、礼节、礼貌、态度、关注、热情、得体、指导、负责、技巧等个人标准。

一、保洁服务

保洁服务由日常保洁和专项保洁两部分组成。

（一）日常保洁

日常保洁主要针对医院院区内含门诊、急诊、住院部及医院内部建筑楼宇的卫生进行日常清洁和消毒，为此，应建立日常保洁相关管理制度及工作流程，规范保洁人员的行为举止，严格执行院感相关要求，定人定岗定时对医疗区进行规范的保洁工作，并建立督查机制，确保医院环境整洁有序。

（二）专项保洁

专项保洁主要针对重点区域进行清洁和维护，包含地面保养、玻璃清洗、不锈钢材质养护等。应建立定期保养制度和相关保养工作流程，通过打造清洁、安全、整洁的诊疗环境，为患者和医护人员提供舒适的体验感。

二、维修服务

（一）建立维修管理制度

建立维修管理制度，定期对维修人员进行维修业务知识、服务态度进行规范化培训，建立维修责任制，执行 24 小时维修服务。

（二）建立报修服务平台

建立报修服务平台，全天 24 小时接收报修服务，维修服务快速响应，维修工作完成后进行回访，全面考核维修工作人员维修质量、服务态度、维修响应度。

三、餐饮服务

（一）餐饮安全管理制度

严格按照《国家食品卫生安全管理条例》建立、健全医院餐饮安全管理制度。

（二）执健康证上岗

食品卫生从业人员严格按要求执健康证上岗。

（三）落实食品留样制度

严格落实食品留样制度，制定食品卫生安全应急预案并进行应急演练。

（四）多样化的食品供应

为医护人员及病友提供多样化的食物品类，满足各种口味喜好的需求，对于有治疗需求的病友提供相关的治疗饮食服务。

（五）舒适温馨的就餐环境

打造舒适温馨的就餐环境，推行线上、线下订餐服务，提供送餐服务。

四、物资配送服务

（一）建立采购储存配送制度

建立、健全后勤物资采购、储存、配送制度，严格实行物资下收、下送服务。

（二）建立全程规范化管理制度

建立后勤物资管理系统实现后勤物资从申请到领用、从入库到出库的全程规范化管理制度，降低实物库存，降低采购成本，提升服务品质，全力保障临床工作正常开展。

五、便民共享服务

引进轮椅、平车、候诊椅、充电宝等共享设施，改善医院形象、方便病友。

第三节　规范后勤

一、后勤管理体系建设

（一）建立后勤三级质量管理体系

建立后勤三级质量管理体系，通过层级管理保障后勤安全。

（二）健全后勤管理制度体系

建立、健全后勤部门各项工作制度、工作职责、工作流程和应急预案，定岗定编定员，以制度管人，以工作流程管事，全面推进医院后勤规范化管理。

（三）建立巡查制度

建立运行设备日常巡查制度、质量安全月报制、通过清晰、科学、完善的管理制度提升后勤管理的效率效能。

（四）实行规范化培训

加强对后勤的规范化培训工作，运用国内先进的质量管理体系标准来规范医院后勤工作流程，实现后勤的卓越服务目标，全面升级医院后勤管理模式，树立后勤管理标杆，推进医院后勤卓越服务。

二、后勤安全体系建设

（一）落实安全十五字方针

始终贯彻"严制度、重宣传、抓管理、强监督、保安全"的十五字方针，落实院长行政查房，与临床面对面地沟通与协调，现场第一时间发现问题，整改问题，对安全隐患"零"容忍。

（二）落实安全生产责任体系

落实"一岗双责、齐抓共管"的安全生产责任体系，每年医院与各科室签订安全责任书。成立医院安全生产委员会，由党政一把手任组长，明确职责和分工。定期召开安全生产工作委员会的专题会议讨论安全生产工作，组织医院安全生产隐患排查及整改。

第四节 智慧后勤

通过"互联网＋后勤"的信息化方式，建立智慧后勤管理平台，将整个后勤体系的管理整合到智慧后勤管理平台中，包括能源管理、巡检管理、一站式报修服务、医废管理、物资供应服务、医疗设备全生命周期管理、医用耗材一体化、安防视频监控等板块，实现构建统一数据平台、信息共享的目的，同时打破各个业务间信息平台的壁垒，实现各科室、医院之间的信息互联互通，提供面向人、财、物、安全、服务、品质等多维度指标的管理框架，完善管理流程，优化服务体系，构建规范化、科学化、专业化、精细化智慧后勤，降低后勤运营成本，提高管理效能和服务质量。

一、建立能源管理系统

用多维数据分析能源消耗情况，通过 3D 可视化的地图查看各区域的能耗数据、重点设备运行数据等，挖掘节能潜力。监管重点设备的运行数据，分析设施设备的运行状况，任何不安全、不合理、不节能的设备或运维策略在隐患阶段就被发现并及时排出，确保医院后勤设施安全有序的运行。提高后勤管理效率，实现"安全、绿色、信息、可视和智能化"管理模式。

二、建立巡检管理系统

制订巡检计划，通过信息化手段进行巡检工作，按要求的周期、内容进行现场的巡检码扫描，管理者实时查看巡检的完成情况和巡检中发现的问题。

三、建立一站式报修服务系统

通过手机或电话报修，后勤服务人员快速响应临床的需求，整个维修过程可视化，并实现维修服务评价，使整个维修工作形成闭环管理。

四、建立医废管理系统

基于物联网技术的医疗废物管理，可实现对医疗废物的整个生命周期的跟踪管理，通过对医废的产生、收集、运送、入库、出库、运输环节进行全程跟踪管理，可以有效规范医废内部管理流程，规范医废的电子台账，实现医废的可追溯。

五、建立物资供应管理

形成对采购、储存、入库、出库等过程的一体化供应链管理体系,为管控医院后勤物资的整体流动提供可视化、透明化的管理效果,实现物资供给链全程可视、可追踪,实现物流作业精细化,减少物流节点,提升物流效率。

六、建立一键式报警系统

为实现医院内公共区域、重点区域视频监控全覆盖。积极快速应对突发事件,安装一键式报警系统与红外线报警系统,并与公安机关进行联网,发生意外伤医情况紧急报警,及时处置,不断提升医务人员的安全感。

七、建立设备全生命周期化管理系统

对医疗设备实行全流程、全生命周期化管理,其去中心化管理、安全性保障等特点与医疗器械管理的安全性、溯源性和全流程管控等高度吻合,其可视化管理使设备各个环节的现状和发展均有迹可循,实现医疗设备管理同财务管理、成本管理、绩效管理的融合交互。以绩效目标为导向,以单一指标评价向多指标评价,再向指标体系评价方向发展,从定量评价向定量和定性相结合评价方向发展,从经济效益分析向经济效益和社会效益相结合分析发展,从大型设备效益分析向全院单台设备效益分析发展,最终实现医院医疗设备的闭环管理,最大限度提升医疗设备的使用效益,助力公立医院医疗器械管理提质增效。

八、建立医用耗材一体化管理系统

以信息化技术手段、智能化设施设备和 RFID 芯片技术为支撑的 SPD 智慧物流服务模式,以第三方服务为核心,以全面、高度应用物联网、人工智能、大数据、图像识别为核心要素,实现医用耗材与诊断试剂在供应商、医院、科室、患者之间实现一体化、定数化和智能化管理。通过业务流程分区设置,提升医院中心库、科室二级库、手术室整体信息化水平和空间利用率,减少医院库存占用资金,有效降低医疗器械院内物流服务成本;通过耗材"一物一码"扫码消耗的可溯源管理及"定数包"主动配送管理,保障医用耗材临床使用安全,有效防控行业风险,提升耗材请领响应时间,大幅缩短术前材料准备时间，减少临床事务性工作，让医护回归临床，以优质的服务保障医疗安全。

九、破解 AI 时代，实现"人机协同"

医院后勤将通过把人工智能技术与实体设备产品深度融合，积极探索机器人在医院场景中的使用模式，助力医院后勤卓越服务，使后勤保障体系智能升级，例如智能物流机器人、导诊机器人、人工智能护理、清洁和运送机器人等的应用，同时还可以利用人工智能技术代替人员值班，实现远程值班。破解 AI 时代，实现医院后勤管理智能化、数字化，开启"人机协同"的新时代。

为满足未来医院高质量发展的需求，医院在数据积累的基础上，构建后勤管理知识库，探索 5G 移动通信技术的应用模式，拓展后勤智慧化的涵盖范围，利用 5G 技术加快智慧食堂、智慧消防、智能保洁、电子巡更、绿色景观、智慧停车等系统的落实和日常运行管理，实现全流程闭环监管和提前预警，进一步提升管理质量，避免突发故障，降低人力成本，保障医疗环境，优化医疗体验。

第五节　人文后勤

在后勤员工的工作中，人文精神最具体的体现是在面向服务对象的每一个工作过程和环节，工作人员的礼貌用语、整洁着装，特殊场所的温馨提示等，这些看似随意、简单的服务细节，都体现了对人的尊重、关心和关爱，培养本院职工以及外包服务人员"爱院如家"的理念，全心全意服务临床，创造良好的人文环境是后勤卓越服务的重要组成。

人文后勤是医院职工在工作中逐渐形成并自觉遵守的道德标准，医院文化基本上涵盖了医院人文后勤的全部内容，如管理技能、职业道德、技术标准、服务礼仪、服务程序、团队合作等。要坚持"以人为本"，在医院内部营造团结、和谐、互助的气氛，调动后勤人员的工作积极性，增强医院的凝聚力、向心力和感召力，提供后勤卓越服务。

第十四章

志愿者卓越服务

志愿服务是促进社会良性运行、推动社会各行业协调发展的重要机制，也是弘扬积极价值观、传递文明正能量、切实帮助有需求的个体与人群的有效方式。医院，是开展志愿服务需求旺地，也是价值高地。在全面推进医院卓越服务行动、构建卓越服务体系、打造卓越医院的理念下，无论是提升患者安全感、舒适度、满意度，还是提升诊疗有效性、职工幸福感、医院美誉度，都必然要持续加强和完善医院志愿者服务，打造有重点、有秩序、有温度、有品质、有成效的医院卓越志愿服务体系。通过做实做细、做专做优医院志愿服务，让乐于助人、无私奉献的暖心关怀覆盖到医院每一个有需求的场所，使更多的患者、家属和医务人员普遍受益。

第一节 志愿服务与医院志愿服务

一、志愿服务概述

（一）定义

现代意义上的"志愿服务"一词，是西方舶来品，在英文中对应词为"voluntary service"或"volunteerism"。其中"voluntary"一词来源于拉丁文，意为人们基于自由意志作出的行为，强调自愿性。但是，志愿服务的理念在我国传统文化中可谓早已有之。孔子主张的"仁爱思想"、孟子倡导的"恻隐之心"、墨子推行的"兼爱非攻"等思想理念，均是志愿精神的生动体现。

对于"志愿服务"的定义，国内外学者因研究视角不同而存在不同的观点。西方学者指出，志愿服务是个体（或组织）出于某种认知（信念）、文化和信仰等原因的推动所表现出来的外显或潜在的长期有利于他人、组织或社会而不计报酬的行为（Manetti，2015）。国内学者党秀云则总结指出，志愿服务是公民以信念、良知、爱心等为价值导向，运用自己的资源、技能等为他人、社会提供的具有公益性质的服务形式（党秀云，2011）。2017 年 8 月，我国国务院发布了《志愿服务条例》，其中定义"志愿服务是志愿者、志愿服务组织和其他组织自愿、无偿向社会或者他人提供的公益服务"。广义来说，志愿服务泛指利用自己的时间、技能、资源、善心为邻居、社区、社会提供的各类非营利、无偿、非职业化援助的行为，是任何人志愿贡献个人的时间及精力，在不为任何物质报酬的情况下，为改善社会、促进社会进步而提供的服务。

联合国前秘书长科菲·安南曾指出，志愿精神的核心是服务、团结的理想和共同使这个世界变得更加美好的信念。从这个意义上说，志愿精神是联合国精神的最终体现，更是人文精神的最高级表现形式。习近平总书记在致中国志愿服务联合会的贺信中称赞广大志愿者、志愿服务组织、志愿服务工作者"为他人送温暖、为社会作贡献，充分彰显了理想信念、爱心善意、责任担当"，并提出"立足新时代、展现新作为，弘扬奉献、友爱、互助、进步的志愿精神，继续以实际行动书写新时代的雷锋故事"的殷切期望。

（二）特征

经过多年的探索与实践，我国政府部门和社会各界普遍认同将志愿服务精神概括为奉献、友爱、互助、进步。这一关于志愿精神的表述，传承了中华文化中厚德仁爱、乐善好施、扶危济困等道德观念，也弘扬了社会主义核心价值观的部分要义。

由于志愿服务事业的发展具有历史性和地域性，其在不同历史阶段和不同地区所表现出来的特征也会有所不同。在西方国家，普遍认可志愿组织具有组织性、自治性、志愿性、公益性、非营利性、民间性六种特征。但对于韩国、新加坡及中国等亚太地区国家来说，志愿服务工作所呈现的特征并不完全与西方国家相吻合。总的来说，在我国，志愿服务普遍具有四个特征。

1. **自愿性**　自愿性是志愿服务的基本原则，它是指志愿者基于个人道义良知、理想信念、兴趣爱好及社会责任感而发自内心的自愿行为，自主服务于他人和社会的利益。

2. **非营利性**　非营利性是志愿服务的重要特征，甚至被视为志愿服务区别于市场服务与国家服务的本质特征。其主要体现为志愿服务组织和志愿者从事志愿服务，不以获取报酬为目的。

3. **公益性**　公益性是志愿服务的价值特征，同时决定了志愿服务行为的目的属性。是指志愿服务活动不以获取利益为目的，但这并不意味着志愿者在志愿服务中绝对不能获得任何报酬和奖励。给予适当的激励和保障，如交通补贴，免费用餐、精神鼓励等措施，有助于志愿者队伍的稳定和志愿服务事业的可持续发展。

4. **组织性**　目前国内开展的志愿服务活动，大部分还是依托于相对专业化的组织或政府机构，有一定的管理制度和工作机制。很少有以个人名义开展的志愿服务活动。

二、医院志愿服务

医院志愿服务，也被称为"医疗志愿服务""医务志愿服务"，其定义有广义与狭义之分。狭义上的"医院志愿服务"，是指发生在医疗机构的，围绕医疗过程开展的各类志愿服务。广义上的"医院志愿服务"则还包括医务人员走出医院、面向社会提供的医疗志愿服务，如健康教育、义诊巡诊等。

结合医院志愿服务特定的服务对象和服务场所，可将"医院志愿服务"定义为：任何人通过运用自己的知识、体力、技能和财富，在不为物质报酬的前提下，自愿贡献个人时间和精力，参加由医院或其他社会机构组织的各种专门为病患及其家属、医院、社区等提供相关服务和帮助的活动。

医院志愿服务具备志愿服务的一般属性（自愿性、公益性、非营利性、组织性），同时还具有"医疗服务相关性"，这是医院志愿服务区别于其他志愿服务活动的特殊属性。医院志愿服务的服务内容围绕医疗活动展开，对医院的正常运行和管理起到辅助作用。尤其在公立医院，是否开展医院志愿服务活动可从侧面体现医院的公益性。志愿者作为第三方参与医院的运行，为患者及其家属提供服务，弥补了医务人员因过大的工作量在服务上的欠缺，有助于缓解医患矛盾。医院志愿服务作为病患和家属的重要社会支持资源，在沟通医院与公众关系、倡导和整合社会资源、服务病患及家属方面发挥着重要作用，成为现代健康照顾体系中的重要组成部分，对促进患者社会康复、构建良好的医患关系有其独特的功能。

第二节 医院志愿服务与卓越服务

一、志愿服务与卓越服务的关系

医院卓越服务是在以人民生命健康为中心的理念下，体现人民至上、生命至上、健康至上、安全至上的服务观，倡导通过全面的医疗质量、护理能力、技术水平、人文医院等方面的管理与建设，达到服务对象安全、舒适、有效、忠诚的目标。医院志愿服务与医院卓越服务之间有着相互影响、相互促进的关系。二者有共同的目标导向，即坚持"人民至上、生命至上"，为服务对象提供安全、优质的服务。二者之间也有着统一的精神价值，都坚持以人为本，倡导奉献精神，追求极致服务。在医院开展卓越志愿服务，提升志愿服务品质，为就诊患者和医护人员提供帮助和优质服务，既是推进医院卓越服务的重要载体，也是构建医院卓越服务体系的必要组成部分。

目前，医院志愿服务的价值和功能主要体现在三个方面：一是弥补医院管理中的不足。医院管理服务流程的优劣直接关系到患者的就医体验。志愿者在就医高峰时段为患者提供引导，帮助患者及家属解决一些医务人员顾及不到的问题，能让医院就诊秩序更加有序，就诊环境更加安全。同时，志愿者作为第三方，在提供服务的同时能比较客观地发现医院管理和流程中存在的问题，帮助医院改善服务，优化流程。二是彰显医院公益性，改善医院形象。医务人员脱下白大褂，穿上志愿者服，利用个人时间参加各类义诊、讲座，在各诊疗环节帮助患者，有助于解决患者困难，改善医患关系，推动医院的精神文明建设，亦丰富医院公益性的内涵。三是满足患者非医疗方面的服务需求。对于首诊患者而言，他们的不满往往不是来自医生的治疗水平，而是因对医院流程和布局的不熟悉而无所适从，增加了焦虑情绪。志愿者的引导和帮助满足了他们的需求，使他们感到就诊从容、安全、有序，从而更加顺畅就医。

二、卓越服务理念下的医院志愿服务

推进医院卓越服务，必然要开展卓越志愿服务；卓越服务理念的提出，亦是驱动医院志愿服务工作进一步深化开展和提质升级的新动力。

（一）卓越服务带来了新机遇

卓越服务的理念为医院志愿服务带来了新机遇。随着时代的发展，医疗服务从"以治病为中心"向"以健康为中心"转变，人民群众对健康的要求

更高、需求更广。塑造医学人文精神，培养有情怀的医务人员，提供有关怀的医疗服务，打造有温度的医院，是公立医院高质量发展的必然要求。在我国，志愿服务起步晚、成熟度低，公众对医院志愿服务缺乏了解，志愿者在医院开展服务时常常不被患者所理解，甚至遭受患者及家属的身份质疑。医院卓越服务以患者需求为驱动力，将从社会思潮、价值观念、文化背景、医院经营方针、经营意识等方面对医院发展理念产生具体影响，使医院志愿服务的思路由"我为患者做什么"向"患者需要我做什么"转化。医院志愿者必须以患者需求为出发点，站在患者的角度提供服务，促使就诊过程得以顺利地进行，才能适应卓越服务的工作要求，这将倒逼医院志愿服务工作进一步深化。

（二）推动医院志愿服务品质提升、品牌升级

卓越服务的提出和推进将推动医院志愿服务品质提升、品牌升级。志愿服务是一种无偿的利他行为，是人类社会朝向文明发展的高层次追求。卓越人文服务的目标是全面贯彻落实党的二十大精神，以习近平新时代中国特色社会主义思想为指导，牢固树立以人民为中心的发展思想，以关爱患者身心、保障患者权益、改善患者就医和医务人员行医感受为核心加强医院人文关怀制度建设，必须将以人为本、生命至上的理念贯穿整个医疗服务流程，帮助医院提升患者就医体验，提升服务品质。以卓越人文服务为目标改善医疗服务，应当关爱患者身心、保障患者权益、改善患者就医和医务人员行医感受，针对性开展多方面、不同层次的卓越志愿服务，才能满足不同层次患者的需求，提升医院志愿服务品质。

第三节　卓越志愿服务的现实与理论基础

当前，开展医院卓越志愿服务，有着良好的现实条件和社会条件，也具备了一定的理论和经验基础。

一、卓越志愿服务的文化土壤与社会基础

从文化积淀层面来说，我国志愿服务工作起源于中西传统文化中慈善观念和慈善文化，又在扶危济困、尊老爱幼、人本主义的社会思想和中华人民共和国成立以来倡导和形成的社会主义核心价值观影响下不断孕育发展，形

成了有特色的志愿服务文化，为卓越志愿服务在医院推进奠定了文化基础。

在中国古代，儒家素有"仁者，爱人""恻隐之心，仁之端也"的思想，墨家亦提出"兼爱"的理念，道家则倡导"积德行善"，均体现着传统慈善思想，此外，佛教的"慈悲为怀"，民间重"义"的观念也是传统慈善文化的重要来源。这些传统文化元素融入民族的血液里，代代相传，构成"志愿服务"在我国发展的文化价值基础。

自20世纪起，公民社会理论在世界范围内兴起推动了非政府组织（志愿性社团、非营利组织）的发展，马克思主义关于社会和谐与人的全面发展的思想也呼唤着志愿服务行为，在此背景下我国现代志愿服务文化进一步发展。中华人民共和国成立以来，在"学习雷锋、奉献他人、提升自己"的助人理念和"奉献、友爱、互助、进步"为主要内容的志愿服务精神基础上，新时代中国志愿服务文化不断构建，包含了以中华美德为代表的民族文化、以雷锋精神为主体的时代文化、以邻里守望为表现的大众文化和以兼容并蓄为特点的国际文化等内容。其中，以中华美德为代表的民族文化，蕴含着扶危济困、见义勇为、敬业乐群、天下大同、孝老爱亲等文化要素；以雷锋精神为主体的时代文化，其核心是全心全意为人民服务，乐于助人，为了人民的事业无私奉献；以邻里守望为表现的大众文化，其核心是崇德向善、守望相助，远亲不如近邻，互相援手；以兼容并蓄为特点的国际文化，其核心是"自愿""奉献""公民精神""人道主义"等。

从社会基础方面来看，在过去40年中，我国经济社会加速发展，人民群众走向富裕，公益活动也大范围推广，志愿服务组织日益增加，参与群体不断扩大，志愿服务精神越来越深入人心，志愿服务渐渐成为当代青年的一种生活方式。我国志愿服务拥有良好的群众基础和社会基础，具有广泛的参与度和强大的服务力，已经成为一种时代新风尚。

中国志愿服务联合会理事、国家中长期青年发展规划专家委员会委员、广东省社工与志愿者合作促进会会长谭建光通过到全国13个省份、60多个县（市、区）、130多个乡村（社区）进行深入交流，并广泛发放调查问卷调研指出，在中国特色社会主义新时代的背景下，我国志愿服务发展将呈现出十个新趋势。

一是新思想引领志愿服务发展方向。新时代的志愿者不仅积极"献爱心""做好事"，且在奉献和服务中展现出强烈责任与担当精神，成为国家和民族发展的促进力量。

二是学雷锋志愿服务成为普遍现象。其中，"党员学雷锋志愿服务主体的多元结构，本质上是党领导下的党员全员性、多领域、广覆盖式参与，是志愿服务组织及其活动主体发展的进一步深化"，体现并增强了先进性、示范性与带动性。

三是党员志愿服务发挥示范作用。党和政府出台政策措施，给予支持和保障，党员志愿者参与志愿服务的热情日趋高涨，"党员先行、党员示范、党员带动"的积极作用进一步发挥。

四是团员青年成为志愿服务先锋。共青团组织发起建立各级青年志愿者协会，推动成立各类青年志愿服务组织和团队，发挥引领作用。

五是文明实践激活农村志愿服务。群众在参与文明实践志愿服务的过程中，获得体验和教育，也提升了自身的素质和能力。

六是基层治理志愿服务日趋重要。各地区的政法工作、综合治理、基层治理、网格管理等，从单纯的"硬性管理"转向"软硬结合"，发挥志愿者和志愿组织"柔性管理"的优势。

七是关爱帮困志愿服务深入细化。服务的内容、项目品质进一步提升。

八是文化民俗志愿服务掀起热潮。

九是志愿服务组织专业规范发展。

十是中国志愿服务国际影响扩大。新时代志愿服务将进一步发挥积极作用，助力人民美好生活、融入"两个大局"的发展、促进社会发展和治理创新、"助人"与"育人"双功能将日趋凸显。

二、卓越志愿服务的政策依据与行业基础

卓越志愿服务是对志愿服务工作更高层次的要求。在医疗机构，开展卓越志愿服务，依托于现有志愿服务工作的进一步深化，有着充分的政策依据和良好行业基础：

从国家政策推动方面来看，党和政府先后发起"爱国卫生运动""学雷锋"活动、"全民义务植树运动"等义务运动并发布了许多针对性的政策文件与行政指令，起到历史性推动作用。其中，1993年起，团中央等部门在《在建立社会主义市场经济体制进程中我国青年工作战略发展规划》等一些政策文件中对志愿服务工作进行部署，是志愿服务活动在各行业兴起的动力与依归。1996年10月，《中共中央关于加强社会主义精神文明建设若干重要问题的决议》印发，提出"深入开展'希望工程''青年志愿者'和'手

拉手'等活动，发扬互相关心、助人为乐的精神"，是党中央对志愿服务工作的明确支持，产生了深远的影响。1999年，广东省率先通过了中国第一部关于青年志愿服务的地方性法规——《广东省青年志愿服务条例》，开启了志愿服务在法律法规层面的制度供给。2005年，民政部、全国总工会、共青团中央、全国妇联、中国残疾人联合会、中国红十字会总会、全国老龄委办公室、中国关心下一代工作委员会、中国社会工作协会联合发文《关于进一步做好新形势下社区志愿服务工作的意见》（2005年10月27日），提出"建成参与广泛、形式多样、活动经常、成效明显、机制健全、城乡互补，与政府服务、市场服务相衔接的社区志愿服务体系"，使我国社区志愿服务进入了普及化、规范化发展阶段。2008年，中央文明委下发《关于深入开展志愿服务活动的意见》，志愿服务开始由中宣部、中央文明办统筹协调和组织推动，教育、民政、卫生、体育和工会、共青团、妇联、残联、科协、红十字、老龄办等部门发挥各自优势，各负其责，共同推进，并推动志愿服务主体由以青年为主向全体社会成员共同参与转变，志愿服务活动由以阶段性为主向经常性活动转变，志愿服务管理由松散型向规范化转变……到2011年年底18个省（自治区、直辖市）、7个副省级城市均颁布实施了志愿服务条例或办法，普及志愿服务的理念，推动志愿服务发展。

党的十八大以来，党中央、国务院把志愿者工作视为一项非常重要的工作来抓。习近平总书记两次主持中央深改委会议，审议部署志愿服务工作，多次给志愿者回信或在讲话交流时勉励志愿者弘扬志愿精神，做出新的更大贡献。党的十九大报告指出，要"推进诚信建设和志愿服务制度化，强化社会责任意识、规则意识、奉献意识"。党的二十大报告提出，要"完善志愿服务制度与工作体系"。中共中央、国务院印发《中长期青年发展规划（2016—2025年）》，将志愿者行动列入十大重点之一。《国民经济和社会发展第十四个五年规划和2035年远景目标纲要》提出，要"广泛开展志愿服务关爱行动""壮大志愿者队伍，搭建更多志愿服务平台，健全志愿服务体系"。党中央、国务院及中央部委印发的《关于推进志愿服务制度化的意见》（2014年2月19日）、《关于支持和发展志愿服务组织的意见》（文明办〔2016〕10号）、《志愿服务条例》（国令第685号，2017年）等相关政策和法规，为我国志愿服务进一步实现专业化、规范化、制度化和常态化发展，走向卓越志愿服务阶段提供了有力政策引导和制度保障。

就医疗卫生行业而言，提倡开展志愿者服务亦由来已久。2009年，为推动"志愿者医院服务"工作，原卫生部会同中共中央宣传部、中央文明办、教育部、民政部、中华全国总工会、共青团中央、全国妇联共同成立了全国"志愿者医院服务"工作组，印发了《关于开展 2009 年国际志愿者日"志愿服务在医院"活动的通知》（卫医政发〔2009〕114 号），在全国范围内启动了"志愿者医院服务"活动。2009 年 12 月 4 日，在北京大学人民医院举办的 2009 年国际志愿者日"志愿服务在医院"主题活动启动仪式上，原卫生部党组书记张茅在讲话中指出，志愿服务作为一种先进的社会动员服务方式，为公众搭建了参与社会服务，实现自身价值的全新的实践平台，志愿者在医院的服务是促进现代医学技术与社会人文精神更紧密结合的良好助推器，对于改善医院的服务，促进医患的和谐，实现深化医疗卫生体制改革的目标具有重要的作用，号召全国卫生系统立足国内志愿服务的实践，积极探索不断推进适合中国国情的志愿服务在医院的模式，为提高人民群众健康水平，促进和谐社会的建设做出贡献。在卫生主管部门的推动和部署下，全国各地，包括原湖南省卫生厅与湖南省内各大医疗机构，纷纷制定了"志愿者服务在医院"活动实施方案，积极推进和开展了志愿者医院服务。

2015 年以来，原国家卫生计生委、国家中医药局、国家卫生健康委办公厅等又发布了《关于印发进一步改善医疗服务行动计划的通知》（国卫医发〔2015〕2 号）、《关于印发进一步改善医疗服务行动计划实施方案（2015—2017 年）的通知》（国卫办医发〔2015〕33 号）、《关于印发进一步改善医疗服务行动计划（2018—2020 年）的通知》（国卫医发〔2017〕73 号）及《健康天使青年志愿服务行动计划》（国卫办党委发〔2018〕24 号）等文件通知，进一步对医疗机构大力推行志愿者服务、建立医务社工和志愿者制度提出了要求。特别是《健康天使青年志愿服务行动计划》，明确了推进卫生健康行业青年志愿服务到 2020 年要在组织、活动、项目、队伍、文化、机制建设等方面取得积极成效，制度化、专业化、常态化工作机制不断健全。经过多年探索，在国家卫健委统筹指导下，全国卫生健康系统构建了"党委（文明办）牵头统筹、团委具体落实、以青年医务志愿者为主力"的志愿服务网络，纵向上国家卫生健康委文明办负责卫生健康青年志愿服务顶层设计、统筹协调、培育推广、体系搭建，各级卫生健康委及委直属联系单位负责各地域内卫生健康青年志愿服务推进管理监督工作，横向上由各单位党委（文明办）或团委负责志愿服务日常工作，并以本单位为依托，延伸志愿服务触手，广泛与社区、企业、社会组织、相关单位共建共享、协同发展，形成了志愿服务专业、服务覆盖面广、惠及人群多、媒体传播有力的高效协作机制，组建了全国卫生健康行业青年志愿服务联盟，形成了全国卫生健康行业青年志愿服务项目大赛赛事品牌。系列举措的实施推动了全国医疗机构志愿服务组织和队伍日益壮大，具有行业特色的志愿服务活动广泛开展，志愿服务精神广泛传播，积极作用不断发挥。

在湖南，继 2010 年前后开启并推进湖南省"志愿者服务在医院"主题活动后，2016 年，省卫生主管部门又出台了《关于进一步推进我省医院志愿服务工作的指导意见》，指出医院志愿服务作为患者和家属的重要社会支持资源，在沟通医院与公众关系、倡导和整合社会资源、服务患者及家属方面发挥着重要作用，并且成为现代健康照顾体系中的重要组成部分，对促进患者社会康复、构建良好的医患关系有独特的功能，指导湖南省公立医院成立稳定的志愿者队伍，推进志愿服务工作制度化、规范化、常态化。2016 年 10 月，湖南省医院协会医院志愿者与社会工作管理专业委员会成立，该专业委员会是全省医院志愿服务和医务社会工作管理者自愿组成的非营利性学术组织和群众性行业组织，会员单位包括中南大学湘雅医院、湘雅二医院、湘雅三医院等省内各三甲医院和 100 多家市县级医院，专委会通过召开会议、组织培训、加强交流、促成合作、主编会刊等方式，对促进湖南省医院志愿服务工作的良性发展起到了极大作用。

在已有的国家、地方政策制度及行业发展环境下，进一步建章立制、弥补短板、强化覆盖、深化成效，推动医疗机构卓越志愿服务发展，可谓有据可依、有规可循、势在必行、大有可为。

三、卓越志愿服务的理论基础与实践经验

开展医院卓越志愿服务是深化公立医院改革、推动医疗机构高质量发展的内在要求，也是完善医院现代化管理、进一步改善医疗服务、构建和谐医患关系的有力补充。从理论维度审视，从事志愿服务，根植于人内生的、自发性的利他、成就、社会交往等动机和需求，国内外学界、业界对志愿服务领域的一些理论命题与实践发展情况进行了研究、分析和总结，形成了丰富成果。

一是研究分析了中国特色志愿服务发展的"四种模式"。

金伟、鞠彬彬提出发展"中国特色志愿服务"。其指出，中国特色志愿服务是中华优秀传统文化的延续与拓展，是社会发展改革创新的重要环节，

是中国特色社会主义核心价值观的实践载体，既具有自愿性、无偿性、公益性、服务性和组织性等志愿服务的基本特征，亦具有坚持党的领导，体现时代性、群众性和实践性等核心特征，其未来发展应坚持推进中国特色志愿服务思想理念创新、加强中国特色志愿服务法规标准建设、构建中国特色志愿服务长效激励机制、提升中国特色志愿服务治理模式效能、优化中国特色志愿服务能力素质构成五措并举。

丁元竹等提炼出新发展阶段志愿服务的"六项原则"。其结合我国新发展阶段的新趋势新特点，指出志愿服务要在继承中发展，在发展中创新，推动青年志愿服务创新应从六个方面着手：一是加强党对志愿服务事业的领导，二是坚持社会广泛关切的问题导向，三是通过项目化资源实现志愿服务与社会组织形式的有机统一，四是市场机制与社会机制的有机结合，五是建立和完善志愿服务的动员机制，六是发挥互联网在促进志愿服务中的积极作用。

衡霞在已有研究从制度论、过程论、层次论等方面对志愿服务进行研究分析的基础上，基于吸纳治理理论分析后指出，鉴于我国国情及志愿服务存在的组织化程度不高、制度供给失衡、合作共生难等不足，要解决志愿服务供给低效和失效问题，促进志愿服务吸纳增效，提升社会治理的现代化水平，应通过吸纳治理机制（制度吸纳、组织吸纳与利益吸纳）、多元嵌入机制与合作共生机制推进志愿服务的集体行动，实现价值耦合与理性供给志愿服务。

彭柏林依据我国志愿服务事业发展指导思想、社会主义核心价值观的主要倡导，以及《新时代公民道德建设实施纲要》的有关要求，结合中国特色社会主义志愿服务的特点及其发展实际，指出中国特色社会主义志愿服务应秉持五种道德理性，即公益至上、无私奉献、仁爱为怀、诚信无妄、知恩图报，并体现五个方面的伦理价值，即促进经济发展、促进劳动幸福、促进公民道德建设、促进国家安全和社会稳定、促进人类命运共同体构建。

二是总结提炼了医院志愿服务工作的"三类经验"。

首都医科大学宣武医院将项目化管理应用于医院志愿服务，取得了显著实践成效。其经验在于：一是明确负责人，建立三级矩阵式项目组织管理体系；二是应用目标管理理念，确立立项及考核标准；三是结合 PDCA 循环采用闭环管理机制，促进志愿服务项目科学推进；四是引入外部评价机制实现多层次效果评估，激励志愿服务项目常态化实施；五是多角度搭建"医院 -

学校""医院 - 国家部委""医院 - 事业单位""医院 - 公益组织"等合作平台，促进志愿服务项目持续改进；六是形成特色鲜明的志愿服务文化，为志愿服务发展注入不竭动力。

广州医科大学附属第一医院南山志愿服务队探索了新时代党建引领公立医院志愿服务的有效路径，其经验在于：以党支部为抓手，构建"全方位"志愿服务体系；制度建设为基础，制定志愿服务制度管理长效机制；以党建引领为导向，努力夯实志愿服务架构；以服务人民为目标，推进医务社工合作服务。

上海华山医院通过设计开发志愿者信息化管理系统，促进了志愿者档案管理规范化、志愿者管理工作高效化、志愿服务的内容优化和推广、志愿者管理精确化和科学化，以及志愿者文化建设的线上推进，不仅实现了志愿服务数据化管理，促进了志愿服务的精确化与科学化，且有效提升了志愿服务和志愿者管理的整体质量。

第四节　卓越志愿服务的组织与团队建设

志愿服务组织建设与团队建设是推进医院卓越志愿服务的领导基础、组织基础与重要一环，其内容包括建立医院志愿服务的领导机构与工作机构、设立专项志愿服务团队、结合项目制引导和发动各部门科室志愿服务分队，以及打造突发公共事件应急志愿服务团队等，建设目标是形成领导有力、管理有序、总队与分队相结合、日常志愿服务活动与应急医疗志愿服务相结合的卓越志愿服务组织体系，确保医院志愿服务工作满足需求。

一、领导机构与工作机构建设

为促进医院志愿服务工作制度化、规范化、常态化、专业化，推动人文爱心医院建设与医院高质量发展，医疗机构要整合院内力量，成立医院卓越志愿服务工作领导小组、工作小组及志愿服务工作办公室，构建全院性志愿服务团队。

医院志愿服务领导小组，一般由医院党政领导组成，其中组长由院党委书记和院长担任，其主要职责是全面指导医院志愿服务工作开展，审定医院志愿服务工作整体架构及总体方案，审议决定相关重要事项。

医院志愿服务工作小组，在领导小组之下，成立志愿服务工作小组，组长、副组长由分管志愿服务办公室（或其挂靠部门，如团委、社会服务中心等）和党建、医疗工作的院领导担任，成员则由党办、院办、医务部、护理部、门诊部、社会服务中心、人力资源部、教务部、研究生部、护理教研室、毕业后医学教育办、后勤保障部、安全保卫部、财务部、信息网络中心、各党总支及党委宣传部、工会、离退休处、团委主要负责人组成，其主要职责是落实志愿服务工作领导小组决策部署，牵头负责本党总支、科室、部门范围内的志愿服务活动，并协同推进医院志愿服务工作顺利开展。

医院志愿服务工作办公室（领导小组办公室）可设在医院团委、志愿服务中心、医务社工中心、病友服务中心或党办、院办、门诊部、医务部、社会服务部等部门，作为日常办事机构具体负责医院志愿服务工作的统筹、协调、管理，负责各具体志愿服务分队和志愿服务项目的领导、监督与推进，制定志愿服务发展规划，建立健全志愿服务评估机制，开展志愿服务集中总结表彰，使志愿服务工作有计划、有步骤地不断深入开展。

医院志愿服务总队（总会）在领导小组和工作小组基础上，医院可进一步组建成立志愿服务总队（总会），作为全院志愿服务团队的组织、管理载体。如湖南某医院，组建了志愿服务工作领导小组、工作小组及志愿服务工作办公室（志愿服务指导中心），2007 年医院正式组建成立了"阳光爱心志愿服务团"（志愿服务总队），团队遵循中国志愿者协会"奉献 友爱 互助 进步"的原则，以"伸出援手、奉献爱心、放飞希望"为宗旨，以"自愿参加 量力而为 以人为本 持之以恒"为行为准则，引领全体志愿者在帮助他人、服务社会的同时，在奉献中收获快乐和感动。志愿服务总队的组建为各志愿服务分队的建立及各志愿服务项目的开展提供了有力的组织保障，通过总队指导和联系全院各科室、各部门志愿服务分队，统揽院内及对外青年公益社会服务，定期举行志愿服务工作总结表彰，进一步弘扬了志愿服务精神，提高了工作水平，形成了志愿服务合力。

二、专项志愿服务团队的设立与组建

在组建成立志愿服务工作领导机构与工作机构的基础上，为统筹医院志愿服务工作点面结合、有序开展，医院应策划、组建成立一批专项志愿服务团队，开展具有行业特色的卓越志愿服务活动。

根据国家卫生健康委《健康天使青年志愿服务行动计划（2018—2020

年）》指引，医院专项志愿服务团队可包括以下方面：

（一）恤病助医专项志愿服务团队

聚焦医疗服务质量和水平提升，构建和谐医患关系，组织动员在校医学院校学生、社会各界志愿者和社会组织等社会力量，以及专业医务人员，以各级各类医疗卫生机构为主阵地，在导医导诊、咨询服务、医患调解、心理干预、住院陪护、人文环境营造、资金扶持等方面提供服务和支持，提升人民群众看病就医的获得感和满意度。

（二）健康促进专项志愿服务团队

聚焦健康意识提升、健康知识普及、健康生活方式宣传、健康社会氛围营造等方面，面向公众设计开展健康促进与健康教育志愿服务项目，通过公益活动、宣讲巡讲、文化产品推广等形式，逐步提高全民健康素养，改善影响健康的社会环境因素，不断增进群众健康福祉。

（三）乡村振兴（脱贫攻坚）专项志愿服务团队

围绕乡村振兴"三步走"战略，推进乡村振兴与精准扶贫有效衔接，充分调动社会力量、链接社会资源，继续发挥青年志愿者的生力军作用，广泛开展各类结对帮扶、爱心捐赠、能力提升等服务，加快推进脱贫地区乡村产业、人才、文化、生态、组织等全面振兴。

（四）疾病防控专项志愿服务团队

聚焦公共卫生服务、重大传染病、慢性病防治，以艾滋病、结核病等为重点疾病，以老人、儿童、孕产妇等为重点人群，设计开展有针对性的志愿服务项目，强化公众治未病意识，营造疾病防控良好社会氛围。

（五）心理援助专项志愿服务团队

聚焦精神卫生和心理健康服务，针对儿童和青少年心理行为问题、老年性痴呆和抑郁、药物滥用、自杀和重大灾害后受灾人群心理危机等方面，吸纳精神科医师、心理治疗师、社会工作师和护士等专业人员成为志愿服务骨干力量，动员社会力量广泛参与，及时、有序地开展心理援助志愿服务项目和活动。

（六）家庭关爱专项志愿服务团队

聚焦提升家庭发展能力和家庭成员健康状况，以家庭和谐、人人幸福为理念，针对婴幼儿、青少年、妇女、老年人、流动人口等重点人群，设计开展建档立卡、入户探访、结对帮扶、优生优育、宣传倡导等服务，做好失独家庭关怀关爱活动。

（七）应急救援专项志愿服务团队

聚焦重大突发事件卫生应急救援，吸纳和依托具有专业知识的医疗卫生机构和医学院校人员成为医疗卫生应急志愿者的重要力量，开展重大灾害救援、疫情救助、心理疏导等服务，动员社会力量有序有效参与应对突发事件，推动专业志愿组织和队伍成为国家医疗服务体系的有益补充力量。

（八）无偿献血专项志愿服务团队

聚焦提升血液保障能力、最大限度满足医疗用血，创新社会化宣传动员方式方法，围绕推广无偿献血理念、普及无偿献血知识、解读无偿献血政策、弘扬互助共济奉献精神，设计开展有针对性地志愿服务项目，调动社会参与，壮大志愿服务力量，积极培育良好的社会献血氛围。

（九）为老服务专项志愿服务团队

聚焦应对人口老龄化，以"老有所养、老有所依"为理念，以老龄化程度较高的街镇社区为重点区域，以贫、病、孤、残等为重点人群，设计开展人文关怀、心理疏导、生活服务、卫生义诊等各类志愿服务项目，弘扬尊老敬老的传统美德。

（十）平台支撑专项志愿服务团队

聚焦卫生健康行业志愿服务项目支持和提升，搭建信息发布、活动跟踪、人员招募、公益捐赠、活动参与、项目推广等全方位、立体化公益平台，着力解决卫生健康类志愿服务组织在人员、品牌、宣传、资金、机制等方面存在的问题，促进卫生健康志愿服务可持续发展。

对于以上十类专项志愿服务团队，各级医疗机构可结合本单位的工作重点方向、行业专业优势、志愿服务资源情况，有针对性地建立院级志愿服务队伍，确定热爱志愿服务、工作责任心强、组织协调能力良好、有一定专业特长的志愿者担任队长、副队长，并建立常态化联络、运行机制，带动全院志愿服务工作专业化、规范化开展。

三、项目制与各部门、科室志愿服务分队发动

打造医院卓越志愿服务体系，不仅要加强顶层设计，做好统筹规划，成立牵头/主管组织机构，组建专项志愿服务团队，还要把准抓手，充分发挥"项目制"在志愿服务活动中的积极作用，有效激发医院各部门、科室建设志愿服务分队，最大限度地形成志愿服务合力。

根据《中国志愿服务大辞典》定义："志愿服务项目开发是通过识别社

会需求和可能的利益相关方期望，确定开展志愿服务项目的目标、范围，并进行资源筹措和整合，形成项目建议书，实施志愿服务活动的行为。"通过项目化筛选、管理，不仅可以有效提高志愿服务活动开展的计划性、完整性、科学性、竞争性和执行力，还可以借助组织项目立项或结项竞标答辩搭建项目风采展示的舞台、资源对接的平台、文化传播的通道，提升参与主体的积极性，营造比学赶超的良好氛围。

开展志愿服务项目比赛，对参赛项目应有一定的规范性要求：一是志愿服务项目应具有可持续性，开展 3 次以上系列活动；二是志愿服务项目要有稳定的运行团队，人员合理，分工明确；三是志愿服务内容要精心设计，具有一定的社会需求和较强的可操作性；四是项目可执行度要高，实施过程连续、公开透明、管理科学；五是志愿服务项目目标定位要准，院内志愿服务项目以服务患者和家属为主，体现志愿服务精神，提升患者与职工满意度，院外志愿服务项目应彰显公立医院公益性，服务对象精准，推动优质医疗资源下沉基层。

根据已有经验，医院各部门、科室开展志愿服务项目可从以下维度考虑：

（一）院内日常志愿医疗服务项目

以各部门、科室组织院内职工、学生志愿者或院外志愿者，利用休息时间，为门（急）诊、住院患者提供包括导医、导诊、预约诊疗、排队、咨询、解释、护送、取药、陪同检查、取送检查检验报告单、费用查询、健康教育、投诉等服务，或为住院患者提供一般生活护理、沟通交流、陪同检查、咨询、费用查询、健康教育、陪护、阅读报纸杂志、投诉、出院后回访及预约诊疗等服务为主。

（二）基层卫生机构志愿医疗服务项目

一般为医院部门、科室组织医务人员、学生志愿者利用休息时间和节假日到社区卫生服务机构、乡村两级医疗卫生机构，为城乡居民提供诊疗、健康教育、咨询、预约诊疗等服务，促进医疗结对帮扶。

（三）主题性活动志愿医疗服务项目

针对世界癌症日、高血压病日、全国护肝日、爱眼日、爱耳日、爱牙日等健康相关节点开展一系列主题性志愿服务活动，为广大城乡居民提供健康教育、咨询、宣传、诊疗等志愿服务。

（四）社区和乡村志愿医疗服务项目

组织医疗服务志愿者参与"三下乡"等活动，进入城市社区、农村乡镇，开展义诊、宣传、教育、咨询等志愿服务活动，引导群众形成健康生活方式。

（五）大型活动保障志愿医疗服务项目

组织医疗服务志愿者到重大活动、重要会议和大型赛事现场，提供秩序维护、健康保健咨询、现场医疗救援等志愿服务。

（六）特殊对象志愿医疗服务项目

深入城乡残疾人康复机构、聋哑学校、孤儿院等，送温暖、献爱心，开展康复辅导志愿服务，或深入城市、农村居民家庭，对慢性病患者、长期卧床患者及其家属进行以生活照料和康复辅导为主的志愿服务活动。医院志愿服务项目管理一般包括"宣传发动-组织申报-竞标答辩-公布立项-监督考核-总结宣传-项目结项"等过程。在立项评审环节，可主要从项目意义、项目内容设计、项目创新性、服务/收益人数、可持续与可推广性等方面进行评审。

对"项目制"竞标评选出的优质志愿服务项目，医院可给予一定人力、物力、财力或其他政策支持，促进项目顺利开展，并在逐年深化、持续开展的基础上，依托志愿服务项目组建志愿服务分队，建立志愿服务基地，形成常态化运行机制，使项目开展获得稳定的组织依托，取得更好的成效。

第五节　志愿者的招募、管理与退出

推进医院卓越志愿服务，要加强志愿者的招募、培训与管理，通过建设一支思想先进、道德高尚、富有爱心、有所专长、身体健康、遵规守纪的志愿者队伍，为医院志愿服务工作开展提供充足的有生力量。

一、志愿者的招募条件与方式

在规范医院志愿者招募、录用程序，保证志愿者队伍素质，完善志愿者与志愿服务活动管理方面，可结合医院特点及人员分类，制定合适的志愿者招募条件与方式。

（一）本院职工、学生志愿者招募

1. 对于本院职工（含离退休职工），归属于本院管理的研究生、本科生、住培生，认同医院《志愿服务管理办法》并愿意无偿向社会或者他人提供公益服务的，均可申请加入医院志愿服务总队（志愿服务团）成为志愿者。

2. 志愿者自愿填写志愿者申请表，由所在部门、科室主任或护士长审核通过，交各分队队长汇总后交医院志愿服务主管部门（志愿服务办公室）注册登记，达到条件的，成为注册志愿者，可颁发注册志愿者证。

（二）院外、社会志愿者招募

1. 招募条件　为践行社会主义核心价值观，建设人文爱心医院，给患者创造安全健康温馨的环境，医院招募、接收院外、社会志愿者在医院开展志愿服务。志愿者需具备以下条件：

（1）为年满十八周岁或十六至十八周岁以自己劳动收入为主要生活来源者；十四至十八周岁者，须经其法定代理人同意；未满十八周岁的在校学生申请注册的，按所在学校有关规定办理。

（2）遵守国家法律法规和医院各项规章制度，无既往犯罪及其他不良记录。

（3）具有良好的思想品质和道德修养，认同"奉献、友爱、互助、进步"的志愿服务理念，有强烈的服务社会公益事业的意愿，不追求物质报酬或其他任何私利，富有责任心，甘于付出自己的时间、精力、智力和经验。

（4）身体健康，具备从事志愿服务相应的基本能力和身体素质，自愿参加医院志愿服务，并服从领导和管理。

（5）认同《医院志愿服务管理办法》，并自觉遵守执行。

（6）每次至少开展志愿服务半小时以上，申请成为注册志愿者的，全年参加志愿服务时间累计不少于 20 小时。

2. 申请方式　采取组织推荐或个人自荐的形式。各学校志愿者协会，政府和企事业单位，社会公益组织及志愿服务基地等可在自行把关的基础上，向医院推荐志愿者；个人自荐可采用现场报名、电话报名和网络报名等多种途径，网络和电话报名者第一次参加活动时须带身份证件原件、复印件及学生证等有效身份证明。

3. 提交申请材料

（1）志愿者申请表；

（2）有效证件，包括身份证、学生证、退休证、工作证等有效证件的原件和复印件。

4. 报名审批流程

（1）申请者报名申请，并提交上述申请材料；

（2）志愿者招募工作由各科室、护理单元、相关部门及医院志愿服务主管部门（志愿服务办公室）依照申请条件进行审核；

（3）视情况对符合条件者预约面谈。面谈内容主要包括对申请人基本情况的了解，讨论有关具体志愿服务项目等。面谈合格者，进入志愿者培训环节；

（4）各级组织推荐的志愿者由推荐单位进行前期审核、面试、面谈，并由医院科室、护理单元及医院志愿服务主管部门（志愿服务办公室）核准；

（5）组织岗前培训及相应准备：根据岗位需要，医院对志愿服务活动组织相关培训。临床重点岗位须完成岗前培训课程考核合格后，才正式具备志愿者资格。岗前培训分为通用培训和岗位专业培训，通用培训内容包括志愿精神宣讲、医院志愿服务管理办法解读、医院历史及环境介绍、医院志愿服务工作历史性回顾，以及医院规章制度（例如患者隐私权保护）、医源性感染预防、相关医疗知识培训、医院应急措施与预案等。岗位专业培训内容包括志愿服务岗位职责、服务内容、服务流程、服务规范介绍，以及岗位所需专业知识和技巧培训等；

（6）注册登记：完成各项程序并考核合格后，填写《志愿者服务承诺书》及登记表，即可成为医院志愿者。

二、志愿者基本工作条例

为更好地规范医院志愿服务活动，保障医院、志愿者及志愿服务对象的合法权益，结合医院实际，可制订志愿者基本工作条例。

1. 开展志愿服务，应当遵循自愿、无偿、平等、诚信、合法的原则，不得违背社会公德、损害社会公共利益和他人合法权益，不得危害国家安全。

2. 志愿者应确保本着奉献、服务患者的目的提供无偿服务，应当尊重志愿者的人格尊严。

3. 志愿者应对工作尽职尽责，体现人文关怀与专业水平。

4. 确保保密信息（包括患者个人资料、健康信息，医院职工信息及医院私密资料等），在未经医务人员和医院志愿服务主管部门（志愿服务办公室）授权或许可的情况下不在院外和任何情况下被提及、复印及外流。

5. 遵守医院和志愿者管理部门的各项规章制度，按要求着志愿者服或佩戴相关标志上岗，实行签到制度，按时参加志愿服务工作，不能无故缺席。

6. 确定工作时间及地点后，如有变动须提前通知接收科室以便安排候补人员。

7. 每次至少开展志愿服务半小时以上，注册志愿者全年参加志愿服务时间累计不少于 20 小时。

8. 不得以医院志愿者身份从事营利性活动或其他违背社会公德的活动。

9. 不得为患者提供不安全物品，发表任何关于病情的判断，关于治疗效果的意见或关于治疗方案选择的意见。

10. 非医院专门组织或授权，不得进行诊疗活动或推荐治疗活动。

11. 不得违反国家法律、法规、部门规章等其他禁止性规定。

12. 遇疫情等公共卫生事件时，医院志愿者服务工作须在符合公共卫生事件防控要求的前提下进行。

13. 在服务中，一旦发现志愿者违反志愿者条例及管理办法，不履行志愿者义务的，将视其情节严重程度，考虑取消志愿者服务资格。

14. 利用或者变相利用志愿服务标识或者以志愿服务、志愿服务工作组织、志愿者的名义进行营利性活动的，由有关部门追究法律责任。志愿者在进行志愿服务活动中，侵害他人合法权益或由于个人违规言行、操作造成损失的，应当承担相应法律责任。

三、志愿者的权利和义务

经医院许可、在医院提供服务的志愿者，享有的基本权利及应履行的基本义务。

（一）志愿者享有的权利

1. 获得开展志愿服务真实、必要的信息。

2. 获得从事志愿服务的必需条件和必要保障。

3. 获得志愿服务活动所需的教育和培训。

4. 在岗位确定之前表达对工作岗位的意愿。

5. 请服务接收科室及医院志愿者管理机构帮助解决工作期间遇到的问题。

6. 有困难时优先获得医院志愿者组织和其他志愿者提供的服务。

7. 对志愿服务工作进行监督，提出意见和建议。

8. 参加志愿者评比表彰的权利，符合条件的获得医院奖励、餐补等。

9. 相关法律、法规、政策所赋予的权利。

10. 申请取消注册志愿者身份。

（二）志愿者应当履行的义务

1. 在法律法规规定的范围内开展志愿服务。

2. 遵守团组织、志愿者组织的相关规定及医院各项规章制度。

3. 履行志愿服务承诺或者协议约定的义务，传播志愿服务理念，认真完成志愿服务工作。

4. 服从医院志愿者管理机构的指挥和调配，服从志愿服务期间所在科室、团队的管理。

5. 每次至少开展志愿服务半小时以上，注册志愿者全年参加志愿服务时间累计不少于 20 小时。

6. 自觉维护服务对象的合法权益，保守在参与志愿服务活动过程中获悉的个人隐私、商业秘密或者其他依法受保护的信息。

7. 自觉维护医院、团组织、志愿者组织和志愿者的形象。

8. 不得向接受志愿服务的组织或者个人索取、变相索取报酬。

9. 自觉抵制任何以志愿者身份从事的营利活动或其他违背社会公德的活动（行为）。

10. 履行相关法律法规及志愿服务工作组织规定的其他义务。

四、志愿者的信息化、智能化管理

随着大数据、云计算、物联网、区块链、人工智能、5G 通信等新兴技术的不断发展，为了充分发挥志愿者的重要作用，更好地提供志愿者服务，方便志愿者管理，有必要以新兴技术赋能志愿者的信息化、智能化管理，建立一个较为完善的志愿者管理系统，以合理地调配志愿者和管理志愿服务活动，使志愿服务能长期有效地延续下去。

志愿者的信息化、智能化管理应从建立志愿队伍、管理志愿队伍，发布志愿活动、公布活动资讯，统计队伍成员及其时间、服务积分等方面着手，实现志愿服务信息数据互通互联、高效对接，全方位提高志愿队伍的管理和服务能力。志愿服务智能化管理平台的搭建思路如下：首先，从为志愿者服务的角度，实现"线上管理"功能，建立智能管理平台，实现志愿者注册、招募、服务项目发布、考勤及服务时间统计、在线培训、经验交流、督导等移动管理功能，从而实现志愿服务的智能化和高效化，实现志愿者队伍和志愿者的线上便捷管理。其次，从搭建志愿者和服务对象之间的对接平台角度，促进"线上对接"，推行志愿服务"结对"管理模式，即群众点单、组织下单、志愿者接单。通过这种方式有效实现供需实时有效对接，实现志愿者与被服务者在时空、信息、资源上的无缝对接，增强志愿服务的针对性和有效性。同时，志愿服务结束后，民众还可以对志愿者活动进行点评打分和意见反馈，增强志愿服务的透明度。最后，从激励志愿者的角度，完善活动记录功能，促进激励回馈落实，通过手机 APP 对志愿者的服务时间进行登记，探索志愿服务时间储蓄模式，推行"志愿者星级制"和"志愿服务积分制"。组织者按照时间对志愿者服务进行计算，以此作为评定星级志愿者的依据，并定期给予表彰，不断激发志愿者的认同感和荣誉感。同时，还可探索志愿者根据自身志愿服务时长和服务项目难度进行积分统计，凭"志愿服务积分"可到指定超市或加油站等合作购物、消费场所进行实物或服务换购，以提升志愿者的自我价值感。

结合以上应用场景，志愿者信息化、智能化管理系统的基本功能结构图及主要功能模块如图 2-14-1 所示：

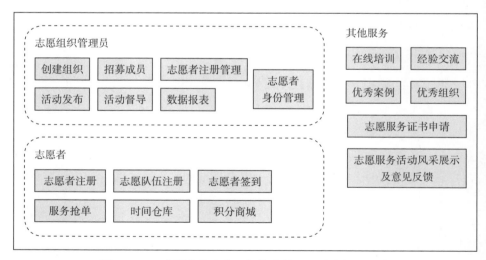

图 2-14-1　志愿者信息化、智能化管理系统功能结构图

（一）志愿者注册管理功能模块

统计实名注册的志愿者，记录志愿者个人基本信息、服务积分，重置志愿者账号密码，导出志愿者数据信息等，实现用户信息化便捷管理。志愿队伍负责人可根据志愿者信息、积分等策划更有意义的服务项目。

（二）志愿队伍注册管理功能模块

方便团队负责人建立队伍，后台审核通过后，其可查看队伍成员基本信息、加入时间等，科学管理志愿队伍，有效筛选或招募志愿者。

（三）志愿者身份管理功能模块

志愿者通过志愿者身份功能，可随时随地编辑、更新、完善志愿者个人信息。

（四）志愿者签到功能模块

活动结束一个小时内，参与活动的志愿者可在手机端 APP 上点击"签到"，扫一扫活动现场的二维码签到成功后，系统自动识别志愿者身份并计算服务时长与积分。

（五）志愿服务活动发布功能模块

志愿队伍负责人发起志愿活动项目，公益团体发起公益活动，志愿者可以通过线上报名的方式参与活动，活动结束后系统根据活动实际情况分配核算出时间币，存入每位志愿者的"时间银行"账户中；后台还可以发布推荐精彩的活动资讯，以推广志愿服务活动和提高市民参与志愿服务活动的积极性。

（六）志愿服务抢单功能模块

志愿者可在规定的时间内通过线上抢单的方式预约加入志愿服务活动，时间截止后系统将根据各抢单者的服务记录，合理分配志愿服务工单。

（七）时间仓库功能模块

根据服务分类预设的时间分配比例，系统自动结算志愿者服务时长及对应时间币，并将每次志愿服务累计获得的时长和时间币存入志愿者专有的"时间银行"账户中。

（八）兑换商城功能模块

对兑换商城内商品统一发布及管理，志愿者使用时间币/志愿时长在线上兑换商品，系统生成实时订单信息，前往就近兑换和核销。

（九）数据报表功能模块

管理志愿者业务数据，进行分类、整合、筛选、关系匹配，通过可视化的图形图表将各类业务数据直观展示，帮助志愿者管理部门及其负责人及时做出决策和预判。

五、志愿者的退出机制

在志愿服务开展前后，注册志愿者自愿退出者，应填写《退出申请表》，并携带志愿者注册登记证、身份证原件及复印件至医院志愿服务主管部门（志愿服务办公室）办理志愿者退出、注销手续。

有下列行为之一的，医院可取消其志愿者资格，并办理退出注销手续：

1. 违反医院或上级组织志愿服务规章制度，造成不良后果的；

2. 因故意或者重大过失造成服务对象或者第三人受损害的；

3. 以志愿者或者服务单位的名义组织或者参与违反医院志愿服务原则的活动，并损害了医院或其他服务单位声誉的；

4. 志愿者在开展志愿服务过程中存在违法行为的；

5. 无故不服从工作安排或不参加志愿服务工作的。

第六节　卓越志愿服务的流程、岗位与工作模式

推进医院卓越志愿服务，要规范志愿服务开展的工作流程，设立合理的服务岗位，形成高效的工作模式。在互联网时代，要注重发挥"互联网原住民"的优势，借助新媒体平台推进志愿服务工作开展。同时，建立有前瞻性、可行性的志愿服务活动／项目评价体系，起到"指挥棒"与"风向标"的作用。

一、志愿服务基本流程

根据志愿者类别及身份差异，医院卓越志愿服务的基本流程可从四个方面来规定。

（一）本院职工、学生志愿者

1. 组织方至少提前一周将志愿服务活动方案报医院志愿服务主管部门（志愿服务办公室）备案。

2. 志愿者统一着装，前往指定服务区域，开展志愿服务。

3. 结束服务后，组织方将志愿者名单、服务时间、服务内容报志愿服务指导中心登记。

4. 志愿者结束服务，交还相关物品，并向工作人员反馈工作及建议。

5. 医院志愿服务主管部门（志愿服务办公室）视情况牵头或联合相关部门、科室组织志愿服务总结表彰。

（二）院外、社会志愿者

1. 根据志愿服务类型，提前一周向医院临床科室、护理单元、相关部门或医院志愿服务主管部门（志愿服务办公室）预约志愿服务服务时间、内容。

2. 到志愿服务工作科室报到，登记志愿者基本信息，并接受培训。

3. 组织方向医院志愿服务主管部门（志愿服务办公室）提交《志愿者申请登记表》，领取相关物资。

4. 志愿者统一着装，前往指定服务区域，在医护人员指导下开展服务。

5. 志愿者结束服务，交还相关物品，并向工作人员反馈工作及建议。

6. 组织方向医院志愿服务主管部门（志愿服务办公室）提交志愿服务证书申请及志愿者名单、服务时间、服务内容等工作图文资料。

7. 医院志愿服务主管部门（志愿服务办公室）视情况牵头或联合相关部门、科室组织志愿服务总结表彰。

（三）"爱心病房"专项志愿者

1. 提前一周同医院志愿服务主管部门（志愿服务办公室）联系备案。

2. 到志愿服务工作科室报到，登记志愿者基本信息，并接受培训。

3. 按照志愿服务组织排班表排班时间到指定科室护士站签入。

4. 志愿者统一着装，前往指定服务区域，在医护人员指导下开展服务。

5. 志愿者结束服务，交还相关物品，并向工作人员反馈工作及建议。

6. 负责人向医院志愿服务主管部门（志愿服务办公室）提交志愿服务证书申请及志愿者名单、服务时间、服务内容等工作图文资料。

7. 医院志愿服务主管部门（志愿服务办公室）视情况牵头或联合相关部门、科室组织志愿服务总结表彰。

（四）"爱心门诊"专项志愿者

由门诊部（病友服务中心）参照以上流程制定门诊志愿服务工作流程，并定期向医院志愿服务主管部门（志愿服务办公室）备案。

二、志愿服务的服务内容与常设岗位

医院志愿服务的工作内容根据工作场所、对象、地域、范围的不同通常会有所区别。

在医院院内，针对门诊患者，一般主要提供导医导诊、咨询答疑、预约服务、政策介绍、秩序维护、用品提供、看诊陪同、医患调解、情绪抚慰、爱心音乐会、人文环境营造、帮助行动不便患者顺利就医等服务内容；针对住院患者，除提供与门诊志愿服务相同、相似的服务项目，还可以提供病房爱心活动组织、患者及家属健康宣教、爱心义剪、爱心营养汤、爱心图书角、爱心生日会、节假日关怀、患友会组建、协助筹款与公益资源链接等服务内容；针对一线医护人员，志愿者可提供节日关怀、鼓励祝福、工作协助等服务内容。

在开展院外志愿服务活动过程中，医院职工、学生志愿者及共同参与的社会志愿者一般可提供公益义诊、医疗指导、科普讲座、业务培训、政策宣讲、咨询答疑、心理干预、爱心捐赠等服务内容。

以医院"爱心门诊"志愿服务为例，常见基本岗位设置参考如下：

一号岗：门诊大厅学雷锋志愿服务站

服务内容：为来院就诊的患者介绍挂号流程；介绍各专科、专家信息，协助挂号；介绍医院各项服务开始的时间和注意事项。

二号岗：门诊自助机服务区

服务内容：帮助门诊患者及家属办理医院就诊卡或申领电子诊疗卡；协助患者家属完成充值、挂号、缴费流程。

三号岗：门诊挂号填单处

服务内容：帮助部分患者填写单据相关内容，提供填写指导；协助维持挂号窗口秩序，引导患者自觉排队。

四号岗：门诊化验、检验单领取处

服务内容：帮助、引导患者打印化验、检验单；为患者讲解自助系统使用方法；向患者及家属介绍化验单领取时间；帮助维持秩序。

五号岗：门诊大厅通道及电梯口

服务内容：向患者及其家属介绍就诊地点；介绍医院各楼栋位置几个科室所在区域；引导患者及家属有序乘梯、有序上下。

六号岗：门诊综合治疗中心

服务内容：对抽血室、注射室患者进行疏导、分流和进行秩序维护；为患者提供饮用水；陪伴、搀扶有需要的患者，进行无药提醒。

医院志愿服务岗位可根据实际情况灵活设立，并与医院已有工作岗位形成互补，以更好地满足患者及其家属的各项需求。

三、志愿服务的一般工作模式

（一）本院职工、学生志愿者

医院层面组织的全院性、主题性志愿服务（活动），由指定党群、行政管理部门牵头，院内志愿者由各科室安排协调，由活动牵头组织方掌握志愿者名单、服务时间、服务内容，并及时向医院志愿服务主管部门（志愿服务办公室）提交备案。

各党总支、党支部、科室、部门、团总支、党支部、团支部、团小组等作为组织方开展的志愿服务，由组织方牵头负责，以各志愿服务分队队长自主组织和管理为主，及时向医院志愿服务主管部门（志愿服务办公室）提供志愿服务基本资料和新闻链接，须纳入志愿服务支持激励体系的，定期向医院志愿服务主管部门（志愿服务办公室）送交志愿者名单、服务时间、服务内容等工作图文资料。

（二）院外、社会志愿者

向医院志愿服务主管部门（志愿服务办公室）自主报名参加医院志愿服务的志愿者，由医院志愿服务主管部门（志愿服务办公室）负责接收及协调安排。

1. 志愿服务时间预约　提前一周致电医院志愿服务办公室或直接发电子邮件预约服务时间及服务内容等。

2. 变更志愿服务时间　尽可能提前告知医院志愿服务办公室，以便调整志愿者服务时间。

各科室、部门作为接收方承接的志愿服务，以各科室、部门牵头负责和自主组织、管理为主，活动开始前报医院志愿服务主管部门（志愿服务办公室）备案，活动开始后以月为单位向医院志愿服务主管部门（志愿服务办公室）送交志愿者名单、服务时间、服务内容等工作图文资料。

（三）"爱心病房"专项志愿者

医学院校参加"爱心病房"志愿服务的学生志愿者，由医院志愿服务主管部门（志愿服务办公室）统筹协调，所在单位团委、志愿服务机构根据其课余时间、专业知识水平进行具体安排，志愿者名单、服务时间以月为单位报医院志愿服务指导中心，如有特殊情况须调整时，应提前致电所分配科室负责人，以便调整志愿服务时间。志愿服务记录时间以病房记录为准，原则上半天性活动不超过 4 个小时，全天性活动不超过 8 个小时（交通时间不计在志愿服务时间之内）。活动开始后以月为单位向医院志愿服务主管部门（志愿服务办公室）送交志愿者名单、服务时间、服务内容等工作图文资料。

（四）"爱心门诊"专项志愿者

参加"爱心门诊"志愿服务的志愿者，可由门诊部（病友服务中心）等部门统筹安排，由所在单位志愿服务主管机构根据其课余时间、专业知识水平进行具体安排，志愿者名单、服务时间、服务内容等工作图文资料以季度为单位报医院志愿服务办公室，志愿服务记录时间以门诊志愿服务站记录为准，原则上半天性活动不超过 4 个小时，全天性活动不超过 8 个小时（交通时间不计在志愿服务时间之内）。

四、新媒体在卓越志愿服务中的应用

随着互联网技术的不断发展，媒介传播形态因此发生了翻天覆地的变化，传播内容拥有了全新的载体，传播效率大幅度提高。新兴媒体以移动通信技术、数字媒体技术等一系列新兴技术为依托，通过图像、文字、音频、视频等多种形式为受众提供信息服务，具有多元性、个性化、高效性、交互性等特点。在卓越志愿服务开展过程中，可利用新媒体在前期志愿者招募和管理、中期服务开展与团队运营、后期活动评估与服务跟进等全流程中发挥作用，提升志愿者参与度，提高志愿服务效率，拓展服务领域。

（一）新媒体在卓越志愿服务宣传推广方面的应用

宣传工作是影响一个志愿服务项目或活动顺利进行的重要因素，基于新媒体的宣传推广常贯穿于志愿服务的每个环节，成为不可或缺的一部分。

首先，志愿服务前期，项目管理者可以通过建立专门的志愿服务微信公众号或今日头条号、微博号、小程序、抖音号、微信视频号、小红书号等，吸纳志愿者和目标受众。通常，各平台账号内容的发布需要根据志愿服务内容和新媒体平台特点设计，如抖音、微信视频号适合发布一分钟内的视频内容，西瓜视频、哔哩哔哩弹幕网（B 站）适合发布五到十分钟的中视频，微信公众号则适合发布文字、图片内容和漫画等。志愿服务组织者可以通过提炼活动亮点制作短视频、拍摄宣传图片、设计海报等形式在新媒体平台进行宣传，提高志愿服务项目的曝光率，使志愿者有机会了解到志愿服的信息，并根据自己的时间和兴趣进行选择和报名。

其次，志愿服务活动开展过程中，组织者和负责人可以利用新媒体直播平台对志愿服务内容与亮点进行视频、图文直播或报道，提高项目热度和关注度。活动或服务开展后期，组织方可通过筛选"精彩瞬间""服务对象感言""志愿者感悟"等内容，进行多种形式的推广宣传，提高志愿服务影响力。

（二）新媒体在卓越志愿服务组织协调方面的应用

传统的志愿服务通常需要线下人工组织协调，工作量相对较大、有时间、空间限制。新媒体时代，医院卓越志愿服务中可以积极利用新媒体技术，进行志愿服务活动的组织和安排，降低人工成本，提高服务效率。例如，利用腾讯会议、zoom 等在线会议平台、飞书、石墨文档的协作工具，可以进行志愿者间的协调、沟通和培训，避免沟通壁垒，提高志愿服务的组织效率；利用"志愿汇"等应用软件、网站可以实现志愿服务的在线报名、签到、服务记录等功能。同时，志愿服务管理者可以利用各类新媒体平台搭建交流和互动渠道，使志愿者在平台上交流经验、分享心得、互相支持，从而增强凝聚力和认同感，提高参与度和积极性。此外，志愿服务组织方和志愿者还可以利用新媒体技术，通过在线问卷调查、数据分析等，对服务对象的需求进行分析，匹配更精准的志愿服务项目，提高志愿服务的服务质量。

（三）新媒体在拓展卓越志愿服务形式方面的应用

除在活动宣传推广、组织协调方面的应用，志愿服务组织方和志愿者通过新媒体平台，还能实现一些志愿服务在线上进行，通过网络直接向需要帮助的人提供服务，如开展在线教育、在线咨询、在线心理疏导等。尤其是心理援助等志愿服务项目，可以利用新媒体设计线上一对一的服务，也能更好地兼顾服务对象隐私保护。此外，借助在线会议等平台，可以开展健康宣教、线上病友会等志愿活动，可以突破空间限制，照顾到行动能力欠缺的服务对象，体现人文关怀。结合新媒体优势，组织者还可以设计针对性志愿服务活动，如线上接力志愿服务活动，帮助到更多有需要的人。

五、卓越志愿服务的评价考核体系构建

有序、高效开展志愿服务项目，推动卓越志愿服务落地见效，要抓牢评价考核体系建设这个"牛鼻子"，制定体现新时代、新思想、新理念要求的考核办法与奖惩机制，以卓越服务理念的"标尺"引领和驱动医院志愿服务。结合卓越服务的目标，医院志愿服务活动和项目的评价考核应更加注重服务质量、组织结构和社会效益，更加注重病患者的多层次需求，特别是情

感需求，全面展现"人民至上、生命至上、健康至上、安全至上"的服务理念。

卓越志愿服务的开展涉及医院志愿服务管理人员、院内医护人员、社会志愿者和病患者及其家属等多个利益相关方，在评价考核时应采取多元互评的评价原则，根据评价主客体不同，制定不同的评价指标。在笔者来看，医院卓越志愿服务的评价考核体系应包括以下几个方面：志愿服务的贡献度、志愿者的成长度、服务对象的受益度、志愿服务的创新性、志愿服务的可持续与可推广性。

在考核评价过程中，应根据实际情况进行具体分析进而制定和选取指标，同时要确保评估过程公平、透明和科学，并建立反馈机制，及时为志愿者提供评估结果和改进意见，鼓励志愿者不断提高服务质量和水平（表2-14-1）。

表 2-14-1　卓越志愿服务评价考核体系

维度	指标及解释
志愿服务的贡献度	评估志愿者所提供的服务对社会的贡献度,主要考察志愿者的服务时长、服务的范围和效果等
志愿者的成长度	评估志愿者在服务过程中是否提高了相应能力,如沟通能力、组织能力、团队协作能力等
服务对象的受益度	评估志愿服务对于志愿者和服务对象的影响,包括是否促进了志愿者的成长,服务对象的受益情况等
志愿服务的创新性	评估志愿者的服务是否具有创新性,能给社会带来新的解决方案,或满足了新的志愿服务需求等
志愿服务的可持续与可推广性	评估志愿服务是否具有可持续性,志愿服务的预期前景如何？与国家未来政策方针的倡导是否一致？有没有长效机制、物资储备？是否有固定的工作场所和固定的人员队伍等

此外，根据医院志愿服务过程中不同的主客体之间的互评体系，可建立三个多元互评的评价体系，评价的主客体间相互督促，相互促进。一是志愿者与志愿组织互评。志愿组织作为评价主体，对志愿者从服务热情、服从管理、团队意识、服务动机、团队贡献等作出评价；志愿者作为评价主体，对志愿组织从队员招募、服务培训、安全保障、团队建设、品牌树立等作出评价。二是志愿者与病患者及其家属互评。志愿者作为评价主体，对病患者及其家属从受助心理、受助原因、总体需求等方面作出评价；病患者及其家属

作为评价主体，对志愿者从服务效果、积极影响、总体表现等作出评价。三是病患者及其家属与志愿组织和志愿者互评。病患者及其家属作为评价主体，对志愿组织和志愿者从公益性与功利性、物质资助与心理辅导、服务的专业性与随意性等方面作出评价。志愿组织和志愿者作为评价主体，对医院病患者及其家属从参与度、配合度等方面作出评价。

第七节　卓越志愿服务的保障与激励机制

一、卓越志愿服务的基本条件保障

（一）志愿者随身物品的保管

志愿者参加医院志愿活动应尽量避免携带随身物品，贵重物品保管自行负责。院内志愿者随身物品由自己保管。院外志愿者随身物品（非贵重物品）由接收部门、科室或医院志愿服务主管部门（志愿服务办公室）尽可能提供保管箱等协助保管。

（二）志愿者休息场地

服务间隙，志愿者可在医院提供的指定场所进行休息。

（三）志愿者工作支持

医院志愿服务主管部门（志愿服务办公室）应协同服务科室、部门为志愿者提供志愿者服或相关徽标作为身份标识，提供必要的工作环境和健康保障，并为符合条件的注册志愿者提供的一定的餐补或交通补贴。鼓励各科室、部门为志愿者提供不同形式的工作支持。

（四）紧急特殊情况处理

志愿者应随时关注医院志愿服务主管部门（志愿服务办公室）及接收科室发布的即时信息，保持通信设备畅通，并遵守各项安全条例。在志愿者服务过程中如遇到突发事件，应及时向活动组织者、志愿服务接收科室负责人、志愿团队负责人或医院志愿服务主管部门（志愿服务办公室）汇报相关情况。如在提供服务时，感到身体不适，应同就近科室的志愿服务管理人员、志愿服务接收科室负责人、志愿团队负责人及医院志愿服务主管部门（志愿服务办公室）联系。

二、卓越志愿服务的制度保障

为完善医院卓越志愿服务的志愿者注册管理，志愿活动的规范化、常态化开展，健全志愿服务工作体系，各医院应根据共青团中央《中国注册志愿者管理办法》（中青发〔2013〕23号），中宣部、中央文明办、民政部等8部门联合印发《关于支持和发展志愿服务组织的意见》（文明办〔2016〕10号）、国务院《志愿服务条例》（国令〔2017〕第685号），团中央、教育部《关于推进青年志愿服务工作改革发展的意见》（中青发〔2018〕3号）、民政部《志愿服务记录与证明出具办法（试行）》（民政部令〔2020〕第67号）等文件规定及国家卫健委《进一步改善医疗服务行动计划》《健康天使青年志愿服务行动计划》等相关要求，结合医院工作实际，制定《志愿服务管理办法》《志愿者招募细则》《志愿者工作条例》《志愿者权利与义务》《志愿者激励表彰办法》《志愿者退出条例》等规章制度，确保志愿者安全、志愿活动顺利。

三、卓越志愿服务的激励与表彰机制

为更好地开展志愿服务工作，医院可按照有关上级组织、部门要求完善志愿者评价机制，针对性组织实施志愿者"时间银行"、星级认证制度和评选表彰活动。鼓励各志愿服务接收科室、部门开展志愿者激励表彰活动。

（一）星级认证制度

星级认证制度由医院志愿服务主管部门（志愿服务办公室）牵头组织实施。由志愿服务组织方及接收科室、部门提供志愿者参与志愿服务的服务时间、服务内容、工作成效等工作资料，医院志愿服务主管部门（志愿服务办公室）根据志愿者注册后参加志愿服务的时间累计，录入"时间银行"。根据国家有关规定，对顺利开展服务且未造成不良影响的，可认定为以下各级志愿者：

1. 志愿者注册后，参加志愿服务时间累计达到20小时的，认定为"医院一级志愿者"。

2. 志愿者注册后，参加志愿服务时间累计达到45小时的，认定为"医院二级志愿者"。

3. 志愿者注册后，参加志愿服务时间累计达到75小时的，认定为"医院三级志愿者"。

4. 志愿者注册后，参加志愿服务时间累计达到 100 小时的，根据国家规定，认定为"一星志愿者"。

5. 志愿者注册后，参加志愿服务时间累计达到 300 小时的，根据国家规定，认定为"二星志愿者"。

6. 志愿者注册后，参加志愿服务时间累计达到 600 小时的，根据国家规定，认定为"三星志愿者"。

7. 志愿者注册后，参加志愿服务时间累计达到 1 000 小时的，根据国家规定，认定为"四星志愿者"。

8. 志愿者注册后，参加志愿服务时间累计达到 1 500 小时的，根据国家规定，认定为"五星志愿者"。

（二）评选表彰制度

依据注册志愿者的服务时间、服务业绩，根据有关规定，医院可定期组织开展评选表彰活动，对各级志愿者授予志愿者荣誉称号或服务奖章，并视情况予以一定表彰。积极推报表现优异的志愿者参评国家卫健委、共青团中央、中央文明办、民政部、中国青志协及对应省市级部门组织开展的优秀志愿服务个人奖、组织奖、项目奖评选表彰。

第八节　"医务社工 - 志愿者 - 医务人员"联动型志愿服务体系构建

2021 年 2 月，中央全面深化改革委员会第十八次会议审议通过了《关于推动公立医院高质量发展的意见》，文件指出，要建设公立医院高质量发展新文化，从"强化患者需求导向""建设特色鲜明的医院文化"等方面进行，其中提及要"开展公益慈善和社工、志愿者服务"。同年 9 月 14 日，国家卫生健康委、国家中医药管理局《关于印发公立医院高质量发展促进行动（2021—2025 年）的通知》（国卫医发〔2021〕27 号）印发，提出要实施患者体验提升行动，"建立健全预约诊疗、远程医疗、临床路径管理、检查检验结果互认、医务社工和志愿者、多学科诊疗、日间医疗服务、合理用药管理、优质护理服务、满意度管理等医疗服务领域十项制度"。近年来，国务院及国家卫生健康委多次将医务社会工作和志愿者工作同强调、同部署、同推动，具有鲜明的政策导向性。

　　社会工作是一种职业化的助人活动，医务社会工作是社会工作者在医疗领域提供的专业社会工作服务或是针对医疗健康问题所开展的社会工作，是医务社会工作者在社会工作价值观和医学伦理的指导下，运用社会工作的知识、技能，协助受疾病、失能、伤害影响的服务对象及其家庭或相关社群，恢复身心及社会功能的专业化服务活动，基本职责是协助患者及其家属处理因患病、创伤、残疾等引起的情绪、生活、社会适应问题。医务社会工作与医院志愿者服务工作具有诸多相似点——均是主要面对病患者及其家属开展服务，均秉持利他主义价值观，以帮助他人、奉献社会为宗旨，均致力于从物质、精神、情感等多方面着手，帮助在医疗过程中遇到困难的人们摆脱困境。因此，两者尽管有着职业化/非职业化、有偿/无偿的区别，但同时亦有着紧密联系和互补关系，可统一于医院卓越医疗服务的建设实践之中。在医院卓越志愿服务发展过程中，可结合本院实际情况，整合各方面资源，探索性开展"医务社工-志愿者-医务人员"联动型志愿服务。

　　相较于常规型医院志愿服务，"医务社工+志愿者+医务人员"相结合的联动型志愿服务更具有优势。传统医院志愿者服务普遍存在志愿服务形式单调、服务专业性不够、志愿者主观能动性有待激发、志愿者队伍构成单一等问题。随着经济社会发展、疾病谱变化、社会问题与风险事件不断增多等因素影响，人们对于医疗健康领域的需求逐渐提高，呈现出需求多元化、个性化、多层次的特征；同时，相比门诊患者，医院住院患者面对的形势更加复杂、病情通常也更严重，住院期间患者的身体、精神、心理、感情、经济状况等均面临考验，更容易产生问题。在此情况下，一般性、简单性医院志愿服务往往难以有效满足医院患者的需求，而通过医务社工、志愿者和医务人员之间的联动志愿服务，则可以更好地为患者提供多样化、个性化服务，提升服务质量、水平和效率。通过引入医务社会工作者牵头"医务社工-志愿者-医务人员"联动型志愿服务，可以提高志愿服务团队的主观能动性和工作积极性，可以进行多维度的志愿服务培训，凝聚志愿服务合力，可以减轻医务人员的负担和压力，同时改善患者就医感受、提高就医依从性，可以实现资源共享和资源挖掘，更好地满足患者各方面需求，提高医疗服务质量。因此，构建联动型志愿服务模式，是十分必要的。

　　随着行业发展与大环境改善，"医务社工-志愿者-医务人员"联动型志愿服务发展也迎来了一些新契机。一是在政策层面，目前越来越多的省市，如湖北、天津、北京、云南等，均出台了加强医疗机构医务社会工作的专门文件，普遍提出要在三级医疗机构或全体医疗卫生机构实现医务社会工作全覆盖，符合条件的均应设立医务社工部门，配备一定数量的专（兼）职医务社工，鼓励和引导其他医疗机构开展医务社会工作，同时各地民政、人社等部门也开始联合制定加强社会工作专业岗位开发与人才激励保障的具体政策。二是在行业和社会层面，相关行业协会医务社会工作专委会和健康、慈善领域公益基金会，以及各类社会工作中心和爱心企业、机构、个人等的大力推动，起到重要作用，一些社会机构纷纷推出医务社工支持计划、建设项目或人才培养计划，以公益机构派驻医务社工的形式协同医疗机构共同建立了医务社会工作站、岗。三是医院自身层面，一批医疗机构或因认同医务社会工作的理念、目标与发展趋势，或者出于推动已有相关实务工作专业化、科学化、职业化的目的，开始尝试推进"医务社工 - 志愿者 - 医务人员"联动型服务，如中南大学湘雅医院、湘雅二医院、湘雅三医院、湖南省人民医院、湖南省妇幼保健院、湖南省儿童医院等。

在卓越医疗服务推进过程中，政府、行业、各级医院可进一步在"医务社工 - 志愿者 - 医务人员"联动型志愿服务模式创建方面发力，通过将医务社工、志愿者和医务人员的优势有机整合起来，构建一个全方位、多层次的卓越人文服务网络，为服务对象提供更加全面、专业、人性化的服务，从而提高服务质量、提升服务效率、降低服务成本，增强患者获得感和满意度。同时，为了实现联动型志愿服务模式的良性发展，需要各方进一步加强协作、加强投入、加强研究和实践，进一步探索和完善联动型志愿服务模式的工作方法和实施方案，提高专业化和规范化水平，从而为医院卓越服务发展作出更大贡献。

参考文献

[1] 王魁. 医院概论 [M]. 2 版. 合肥：中国科学技术大学出版社，2020：24-26.

[2] 曹桂荣. 医院管理学 [M]. 北京：人民卫生出版社，2011.

[3] 陈静，张新庆，陈芳. 探究医院行政管理方法的机制和成效——行政领导干部联系临床一线科室 [J]. 管理观察，2015（02）：162-164.

[4] 郭伟秀. 医院行政管理效能提升浅析——以某基层医院为例 [J]. 投资与创业，2021，32（22）：214-216.

[5] 刘文峰. 北京康复医院后勤精细化管理研究 [D]. 燕山大学，2020.

[6] 陈毅波. 医院后勤服务质量管理研究 [D]. 华南理工大学，2018.

[7] 吕文平，张文智，蔡守旺，等. 医学随访体系在临床教学中的应用初探 [J]. 中华医学教育杂志，2012，32（2）：269-270.

[8] 刘远立. 医疗行业到底特殊在哪 [J]. 健康大视野，2015（03）：100-103.

[9] 李少冬，仲伟俊. 关于医疗服务连续性的研究 [J]. 中国医院管理，2010，30（12）：14-16.

[10] 顾建钦. 从患者需求角度认识医疗服务特征 [C]//. 2008 中国医院院长高层论坛论文集，2008：17-23.

[11] 梁海伦. 现代医院医疗服务管理——公立医院高质量发展之改善医疗服务行动篇 [M]. 北京：化学工业出版社，2022.

[12] 顾建钦. 医院该给患者什么——现代医院的经营与管理 [M]. 郑州：河南科学技术出版社，2006.

[13] 胡争光，贾兴洪. 战略管理 [M]. 西安：西安交通大学出版社，2021.

[14] 任真年，白继庚. 现代医院卓越服务管理 [M]. 北京：清华大学出版社，2008.

[15] 张宗久. 中国医院评审务实 [M]. 北京：人民军医出版社，2013.

[16] 马丽平. 中外医院评审 - 研究与实践 [M]. 北京：人民军医出版社，2014.

[17] 朱恒鑫，洪计灵. 现代医院经营策略：医院一对一营销学实务 [M]. 北京：清华大

学出版社，2006.

[18] 韦铁民. 医院精细化管理实践 [M]. 3 版. 北京：中国医药科技出版社，2021.

[19] 王炳龙. 医疗质量与安全管理 [M]. 北京：中国协和医科大学出版社，2022.

[20] 胡新桥. 图解 6S 管理全案 [M]. 北京：化学工业出版社，2019.

[21] 高国兰. 现代医院 6S 管理实践 [M]. 北京：人民卫生出版社，2021，11.

[22] 王文，许平. 公立医院绩效考核研究综述 [J]. 中国卫生产业，2019. 16（23）：
      187-190，193.

[23] 董军. 公立医院绩效考核问题及对策探讨 [J]. 质量与市场，2022（05）：103-105.

[24] 李霞. 公立医院绩效考核指标精细化管理的分析 [J]. 商讯，2021（35）：140-142.

[25] 李成龙. 医疗服务管理论析 [D]. 武汉大学，2003.

[26] 姜小鹰. 护理理论学 [M]. 北京：人民卫生出版社，2012.

[27] 徐波，陆宇晗. 肿瘤专科护理 [M]. 北京：人民卫生出版社，2018.

[28] 吴欣娟. 安宁疗护专科护理 [M]. 北京：人民卫生出版社，2020.

[29] 史瑞芬，刘义兰. 护士人文修养 [M]. 北京：人民卫生出版社，2017.

[30] 林彩频，陈莉莉，曹艳雯. 人文关怀在终末期癌症患者姑息护理中的应用研究 [J].
      中医肿瘤学杂志，2019，1（05）：32-36.

[31] 常志学，陈丽君. 肿瘤护理人文关怀实施及评价的研究进展 [J]. 中国癌症防治杂
      志，2021，（02）：226-230.

[32] 谢金岁. 恶性肿瘤护理中人文关怀的应用效果 [J]. 中国现代医药杂志，2021，
      （10）：91-92.

[33] 郑国燕，张玲玲. 基于岗位胜任力的专科护士培养研究进展 [J]. 中国临床护理，
      2022，14（02）：124-127.

[34] 王会楠，宁德花，杨剑英. 专科护理发展现状与展望 [J]. 中医临床研究，2015，7
      （10）：130-133.

[35] 李少寒，尚少梅，等. 基础护理学 [M]. 6 版. 北京：人民卫生出版社，2018.

[36] 刘虹，张宗明，林辉. 医学哲学 [M]. 南京：东南大学出版社，2004.

[37] 任真年，白继庚. 现代医院卓越服务管理 [M]. 北京：清华大学出版社出版，2008.

[38] 常乙玲，张姐，马丽丽，等. 医疗新技术临床准入与应用的伦理审查实践及思考 [J].
      中华医学科研管理杂志，2022，35（2）：86-90.

[39] 赵锐，高晶磊，肖洁，等. 我国医疗联合体建设现状与发展思考 [J]. 中国医院管

理，2021，41（2）：1-4.

[40] 赵奕华，邢昌赢，刘佳，等. 科室管理中刚性与柔性管理相结合提升医院卓越服务 [J]. 南京医科大学学报（社会科学版），2007，7（2）：134-137.

[41] 李惠玲. 转变护理理念 追求卓越服务——论创建基本现代化医院的护理思维与服务 [J]. 江苏卫生事业管理，2003，14（3）：27-30.

[42] 郭梦林，孙明辉. 基于卓越绩效模式的医院药品调剂服务过程管理 [J]. 中国医院，2018，22（6）：17-20.

[43] 钟小婷，李蕾蕾，江杰荣，等. 基于卓越绩效管理模式的医院质量体系构建 [J]. 智慧健康，2020，6（20）：26-28.

[44] 张汉，曾艺鹏，杜忠华. 医院软文化中卓越绩效与品质安全元素的塑造与思考 [J]. 医院管理论坛，2021，38（3）：34-35，90.

[45] 丁一，孙燕，谢霜. 整合背景下医院卓越文化战略建设研究初探 [J]. 健康必读，2021（10）：289.

[46] 任真年. 现代医院医疗质量管理. 北京：人民军医出版社，2001.

[47] 任真年. 急诊急救医学常用方法图解. 北京：人民军医出版社，2003

[48] 李刚，彭芳，涂顺桂，等. 基于卓越绩效评价的综合医院门诊过程管理 [J]. 中国医院，2018，22（6）：5-7.

[49] 李佳勋，赵向辉，田贵平，等. 基于卓越绩效模式的精神专科医院价值创造过程探讨 [J]. 中国卫生质量管理，2010，17（4）：35-38.

[50] 潘卫兵，李准，孙国平. 卓越绩效管理模式在医院全面质量管理中的应用 [J]. 现代医院，2017，17（6）：794-797.

[51] 羊晶璟，孙炳伟，郭剑峰，等. 基于卓越绩效模式的医院药事信息化管理过程 [J]. 中国医院管理，2019，39（8）：64-65.

[52] 郭程，俞晔. 浅析卓越绩效模式下的医院高质量发展 [J]. 上海管理科学，2019，41（4）：109-111.

[53] 贺秀君，张幸国，李双凤，等. 卓越绩效模式在提升医院护理管理品质中的应用研究 [J]. 中国现代医生，2019，57（19）：1-5.

[54] 房振环，杨诚. 医院追求卓越绩效的内部管理环境 [J]. 中国医院，2009，13（4）：54-55.

[55] PANCHAL AR, BARTOS JA, CABAÑAS JG, et al. Part 3: Adult Basic and Advanced

Life Support: 2020 American Heart Association Guidelines for Cardiopulmonary Resuscitation and Emergency Cardiovascular Care[J]. Circulation, 2020, 142（16_suppl_2）：S366-S468.

[56] 中华医学会神经病学分会，中华医学会神经病学分会脑血管病学组. 中国脑出血诊治指南（2014）［J］. 中华神经科杂志，2015，48（6）：435-444.

[57] 中国医师协会心血管外科医师分会，大血管外科专业委员会. 主动脉夹层诊断与治疗规范中国专家共识（2017）［J］. 中华胸心血管外科杂志. 2017，33（11）：641-654.

[58] 杨瑞红，谢金霞. 卓越绩效管理模式在共同护理单元优质护理服务中的应用 [J]. 海南医学，2017，28（24）：4115-4116.

[59] 朱美玲. 卓越绩效管理在医院中的探索 [J]. 中医药管理杂志，2016，24（15）：90-92.

[60] 田贵平，李佳勋. 卓越绩效模式在医院质量管理中的应用进展 [J]. 护理实践与研究，2012，9（2）：113-115.

[61] 李莉，廖世燕. 卓越服务理念在手术室护理中的应用 [J]. 齐鲁护理杂志，2012，18（2）：119-120.

[62] 李广泰. 卓越品质管理. 深圳：海天出版社，2005.

[63] 许湛珠，阮华娟，李小红. 基于卓越服务理念的采血优化流程联合细节管理在体检患者中的应用 [J]. 齐鲁护理杂志，2018，24（7）：117-118.

[64] 张启瑜，谢红莉. 现代医院核心竞争力的构建和提升 [J]. 中国医院，2005，9（6）：32-34.

[65] 安康，张林，毛婷睿，等. 卓越全科医学专科医师规范化培训方案的探索与实践 [J]. 四川大学学报（医学版），2022，53（3）：431-436.

[66] 吴万宝，王为人. 2019 年波多里奇卓越绩效美国国家质量奖介绍：玛丽·格里利医疗中心 [J]. 中国卫生质量管理，2020，27（4）：153-155.

[67] 曹红军，林龙英，易正金，等. 六西格玛管理在优化患者入院服务流程中的应用 [J]. 重庆医学，2015（28）：4007-4009.

[68] 李瑞全. 卓越医学之医药专业质素：中国传统医患关系之现代功能 [J]. 医学与哲学，2013，34（7）：27-31.

[69] 欧阳明，苏成威，李紫薇，等. 基于 CAF 的我国三级公立医院卓越绩效管理实现策略 [J]. 广州医药，2022，53（02）：135-138.

[70] 叶云，张幸国，谢雪飞，等. 卓越绩效管理模式在三级公立医院的运行实践与体会
[J]. 中医药管理杂志，2021，29（05）：97-100.

[71] 陈仁义，包春艳，王志国. 医院质量管理的卓越绩效模式的应用进展 [J]. 航空航天
医学杂志，2015，26（02）：223-224.

[72] 任志勇，王丽新. 关于培育新时代中国志愿服务文化的思考 [J]. 学校党建与思想教
育，2018，（16）：88-90.